Surviving I

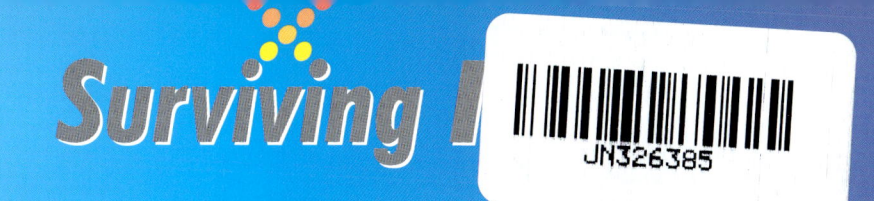

ICU合併症の
予防策と発症時の戦い方

**真剣に向き合う！
現場の知恵とエビデンス**

萩原祥弘, 清水敬樹 編

羊土社
YODOSHA

謹告

　本書に記載されている診断法・治療法に関しては，発行時点における最新の情報に基づき，正確を期するよう，著者ならびに出版社はそれぞれ最善の努力を払っております．しかし，医学，医療の進歩により，記載された内容が正確かつ完全ではなくなる場合もございます．

　したがって，実際の診断法・治療法で，熟知していない，あるいは汎用されていない新薬をはじめとする医薬品の使用，検査の実施および判読にあたっては，まず医薬品添付文書や機器および試薬の説明書で確認され，また診療技術に関しては十分考慮されたうえで，常に細心の注意を払われるようお願いいたします．

　本書記載の診断法・治療法・医薬品・検査法・疾患への適応などが，その後の医学研究ならびに医療の進歩により本書発行後に変更された場合，その診断法・治療法・医薬品・検査法・疾患への適応などによる不測の事故に対して，著者ならびに出版社はその責を負いかねますのでご了承ください．

序

　ICUにおいてIntensivistが正しいと判断した治療や処置，手技，管理を継続していくうえで，ある一定頻度の合併症は避けられません．合併症のなかでも不可抗力のものや医原性と言わざるを得ないものまで幅広く存在します．合併症は当然ながらゼロが望ましいですが現実的にはそううまくはいきません．また合併症の結果として患者さんが被る不利益の程度もさまざまです．そのため医療安全や危機管理の観点からも重要なことは，生じ得る合併症に関して患者さんおよびご家族に事前に適切なICを施行しておくことです．合併症を強調しすぎて患者さん，ご家族に恐怖心のみを与えてしまうことは良くありませんが，患者さん，ご家族はもとより，われわれ治療する側の医療スタッフを守る意味からも適切な事前のICは必要不可欠で重要な問題と言えます．ときにはわれわれも全く予想できなかった合併症が生じる場合もあり，適宜適切なICおよび対応が必要になります．また，その対応も迅速さ，やスピード感が要求されます．

　近年，集中治療医学を専攻する若手医師が増加傾向であり，看護師スタッフなども旺盛な知識欲，モチベーションを保持しています．彼らを納得させるエビデンスや参考文献の提示なども教育の観点からも重要になってきます．実際に合併症が生じた場合にはまずは実際に何が生じたのか，またその際に施行し得る最大限の対応は何かを当事者および責任医などを含めてチームで対応することです．集中治療はチーム医療であり，問題が生じた場合にも文殊の知恵ではありませんが多くの医師や各科の専門医なども巻き込んで相談することが重要です．また，同時にその状況に関して正確にカルテ記載を医師や看護師も行うことも重要になります．並行して患者さん，ご家族にも情報公開，共有をすることになります．

　また，合併症という特殊な状況およびその性質などから，症例報告として通常の学術集会や論文などとして発表できない，あるいは発表しにくいケースも多いと考えられます．そのため一般論という形で，ICUではこのような合併症が生じている，生じ得る，ということをレジデントの先生や若手医師，さらには各施設でIntensivistとして日々奮闘している先生方，ICUスタッフの皆さんにお伝えできればとの思いで本書が企画され，刊行に至りました．

　今回は，ICUで集学的治療を行っていくうえで生じ得るメジャーからマイナーまでの合併症に関して経験豊富な全国のIntensivistの先生方に執筆を依頼しました．手前味噌と言われてしまえばそれまでですが，どの執筆者の原稿もすばらしく，感謝しています．練りに練られた原稿で，客観的な根拠やエッセンスも宝石のようにちりばめられていますので各執筆者の先生方の経験，執筆力，ICU力を御堪能ください．臨床経験が豊富なIntensivistはそれだけICU合併症などの困難な状況での経験も豊富といえます．読

者の皆さんの施設で経験していない合併症などは本書で疑似体験していただければそれに越したことはありません．また，これらを踏まえて，予防可能な合併症やリスクを軽減できる合併症に関しては可能な限りその努力をしましょう．近年の臨床医学は遺伝子分野の進歩に伴い「予防」というキーワードが重要視されています．少しニュアンスは異なりますが，集中治療においても「予防」の重要性は高まっていると思います．そのうえ，「予防」の方法や，どこまで「予防」するかの判断もIntensivistには要求されます．日本の高いICU力をますます高めていくためにも防ぎ得る合併症を避けて患者さんの良好な予後につなぐお手伝いの一端を本書が担えることを願います．

　最後になりましたが本書の企画，編集，刊行にあたりわれわれを叱咤激励していただきました羊土社編集部の保坂早苗氏，谷口友紀氏，溝井レナ氏，編集部スタッフの皆様，およびご執筆いただきました各先生方には心より御礼を申し上げます．また，清水と萩原の両編集者の師匠である昭和大学医学部救急医学講座の三宅康史教授にも深く感謝を申し上げます．

　2016年　2月

萩原祥弘
清水敬樹

執筆者一覧

編　集

萩原祥弘	東京都立多摩総合医療センター 救命救急センター
清水敬樹	東京都立多摩総合医療センター 救命救急センター

執　筆 (掲載順)

萩原祥弘	東京都立多摩総合医療センター 救命救急センター
清水敬樹	東京都立多摩総合医療センター 救命救急センター
菅野敬之	東邦大学医療センター佐倉病院 麻酔科
稲田眞治	名古屋第二赤十字病院 救命救急センター
内山宗人	横須賀共済病院 救命救急センター
佐藤　祐	東京都立多摩総合医療センター 呼吸器・腫瘍内科／救急総合診療センター
横山仁志	聖マリアンナ医科大学病院 リハビリテーション部
宮﨑裕也	済生会川口総合病院 救急・総合内科
小谷　透	東京女子医科大学 麻酔科学教室
古川力丸	弘仁会板倉病院 救急部
鈴木茂利雄	東京都立多摩総合医療センター 救命救急センター
網野真理	東海大学医学部内科学系 循環器内科
吉岡公一郎	東海大学医学部内科学系 循環器内科
青景聡之	かわぐち心臓呼吸器病院 集中治療部
灘浜徹哉	国立循環器病研究センター 心臓血管内科部門
田原良雄	国立循環器病研究センター 心臓血管内科部門
金田浩太郎	山口大学医学部附属病院 先進救急医療センター
鶴田良介	山口大学医学部附属病院 先進救急医療センター
田宗秀隆	東京都立多摩総合医療センター 精神神経科
永山正雄	国際医療福祉大学熱海病院 神経内科
小丸陽平	東京大学医学部附属病院 集中治療部
土井研人	東京大学医学部附属病院 集中治療部
金子　仁	東京都立多摩総合医療センター 救命救急センター
今　明秀	八戸市立市民病院 救命救急センター
大城　雄	国立がん研究センター中央病院 肝胆膵内科
佐々木満仁	国立がん研究センター中央病院 肝胆膵内科
宮本和幸	昭和大学藤が丘病院 救急医学科
松尾耕一	新東京病院 集中治療部
讃井將満	自治医科大学附属さいたま医療センター 麻酔科・集中治療部
小倉崇以	前橋赤十字病院 集中治療科・救急科／Cambridge University Health Partners Papworth Hospital NHS Foundation Trust
阿部建彦	東京慈恵会医科大学附属病院 集中治療部
内野滋彦	東京慈恵会医科大学附属病院 集中治療部
小田智三	公立昭和病院 感染症科
上山伸也	倉敷中央病院 臨床検査・感染症科
福地貴彦	神戸大学医学部附属病院 感染症内科／自治医科大学附属さいたま医療センター 総合診療科
柳井真知	聖マリアンナ医科大学 救急医学
高氏修平	市立札幌病院 救命救急センター
田頭保彰	東京都立多摩総合医療センター 感染症科
畠山淳司	横浜市立みなと赤十字病院 集中治療部
武居哲洋	横浜市立みなと赤十字病院 集中治療部
江木盛時	神戸大学医学部附属病院 麻酔科

Surviving ICU シリーズ

ICU合併症の予防策と発症時の戦い方

真剣に向き合う！現場の知恵とエビデンス

Contents

序	萩原祥弘, 清水敬樹	3
執筆者一覧		5
Color Atlas		10
本書でとりあげる合併症	清水敬樹	14

第1章 気道

1. 気管挿管後の合併症	菅野敬之	18
2. 気管切開・輪状甲状靱帯切開の合併症 Pro/Con	稲田眞治	27
3. 抜管に関する合併症（自己抜管, 再挿管, 喉頭浮腫）	内山宗人	33
Column 1　CVC穿刺の最適部位はどこか？	萩原祥弘	41

第2章 呼吸

1. 人工呼吸器関連肺炎（VAP） Pro/Con	佐藤 祐	42
2. 無気肺	横山仁志	53
3. VILI/VALI Pro/Con	宮﨑裕也, 小谷 透	62
4. 人工呼吸器離脱困難	古川力丸	72
Column 2　胸腔ドレナージの排液が…	萩原祥弘, 鈴木茂利雄	79

Pro/Con：各テーマにおける賛成論・反対論をあげている項目です

第3章 循環

1. ICUにおける心房細動 .... 網野真理, 吉岡公一郎 80
2. ECMOに関連した合併症 .... 青景聡之 88
3. たこつぼ型心筋症 .... 灘浜徹哉, 田原良雄 96
- Column 3 ICUでの急変．ICUなのに急変． .... 萩原祥弘, 鈴木茂利雄 105

第4章 意識・中枢神経

1. 鎮痛・鎮静に関連する合併症（ASAC）........................... 金田浩太郎, 鶴田良介 106
2. ICU関連せん妄（ICU-AD）.. 田宗秀隆 115
3. 非痙攣性てんかん重積状態 .... 永山正雄 125

第5章 腎臓・電解質

1. 急性腎障害（AKI）... 小丸陽平, 土井研人 133
2. 横紋筋融解症 Pro/Con .... 金子仁 146
3. 腹部コンパートメント症候群（ACS）............................. 今明秀 157

第6章 消化管・肝臓

1. ICUにおける消化性潰瘍の予防 Pro/Con .... 大城雄, 佐々木満仁 167
2. ICUにおける肝機能障害 .... 宮本和幸 176

第7章 血液・凝固

1. 静脈血栓塞栓症（VTE） ……………………………………………… 松尾耕一, 讃井將満　185
2. 輸血副作用 Pro/Con ……………………………………………………………… 小倉崇以　195
3. ヘパリン起因性血小板減少症（HIT） ……………………………… 阿部建彦, 内野滋彦　210
- Column 4 抗凝固薬使用中の出血合併症への対応 …………………………… 萩原祥弘　218

第8章 感染症

1. CRBSI（カテーテル関連血流感染症） ………………………………………… 小田智三　219
2. CAUTI（カテーテル関連尿路感染症） ………………………………………… 上山伸也　235
3. ICUでの予防的抗菌薬投与?! Pro/Con ……………………………………… 福地貴彦　242
4. ICUにおける耐性菌 ……………………………………………………………… 柳井真知　250

第9章 栄養・代謝

1. 経腸栄養に関する合併症 ………………………………………………………… 高氏修平　262
2. 抗菌薬関連下痢症〜プロバイオティクスは有用か〜 Pro/Con ………… 田頭保彰　271

第10章 運動・リハビリ

1. ICU神経筋障害（ICU-AW） Pro/Con …………………………… 畠山淳司, 武居哲洋　280

第11章 全身

1. ICU患者の発熱 Pro/Con .... 江木盛時　289
2. ICU患者のスキントラブル（MDRPU）........................ 萩原祥弘　297

索　引 306

■ 本文中の文献一覧の★はエビデンスレベルを表しています

◆ 文献

必読 1）The Acute Respiratory Distress Syndrome Network：Ventilation with lower tidal volumes as compared with traditional tidal volumes for acute lung injury and the acute respiratory syndrome. N Engl J Med, 342：1301-1308, 2000 ★★★

2）Esteban A, et al：Prospective randomized trial comparing pressure-controlled ventilation and volume-controlled ventilation in ARDS. For the Spanish Lung Failure Collaborative Group. Chest, 117：1690-1696, 2000 ★★

3）Eichacker PQ, et al：Meta-analysis... trials testing low tidal volumes.

★★★：大規模（概ねワンアーム100症例以上）のRCT（LRCT）
★★：上記以外のRCT
★：大規模（概ね200症例以上）の観察研究（LOS）

Color Atlas

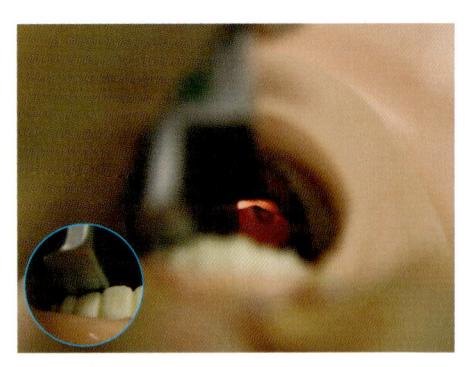

❶ **初心者の喉頭展開**（p.23 図3参照）
声門周囲に意識が集中し，喉頭鏡ブレードが上切歯に接触していることに気付いていない（○）

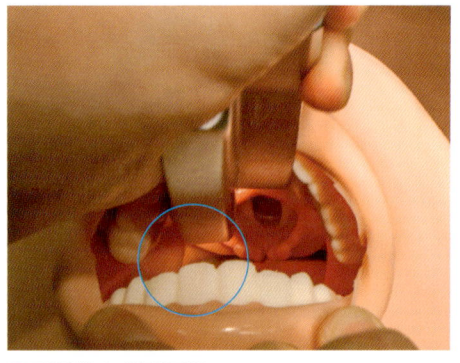

❷ **理想的な喉頭展開**（p.23 図4参照）
声門周囲のみならず喉頭鏡ブレードと上切歯にも意識が配られており，ブレードと上切歯が接触していない（○）

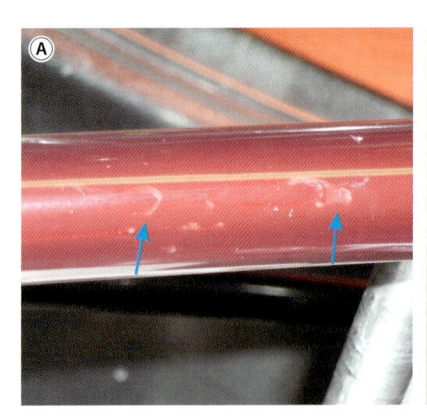

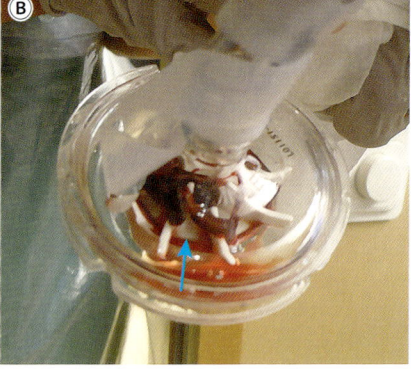

❸ **血栓形成の例**（p.89 図1参照）
A：チューブに付着した血栓，B：遠心ポンプにトラップされたミミズ状の血栓（溶血が生じたため回路交換）

Color Atlas

Ⓐ 落差による人工肺のプライミング

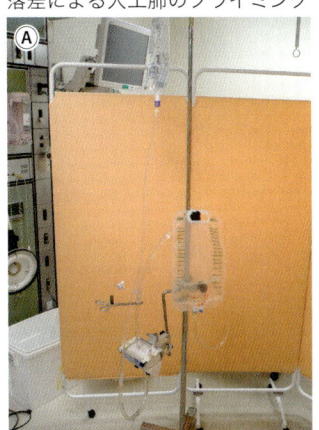

Ⓑ 人工肺交換前の配置（左：古い肺，右：新しい肺）

Ⓒ チューブのカットと交換時のスタッフ配置

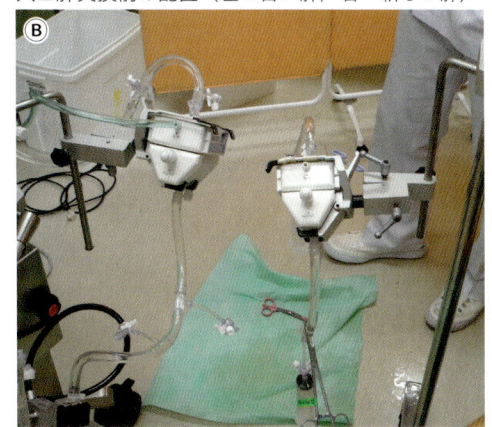

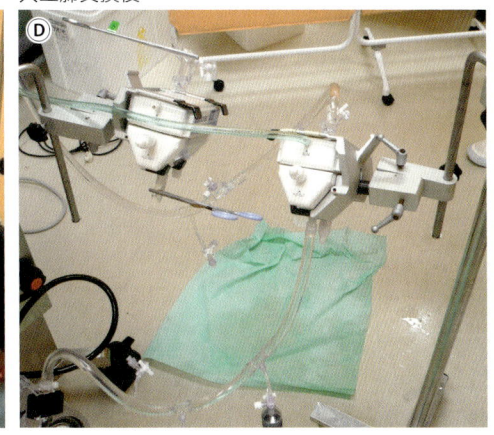

Ⓓ 人工肺交換後

❹ **人工肺交換の手順（トレーニング）**（p.93 図2参照）

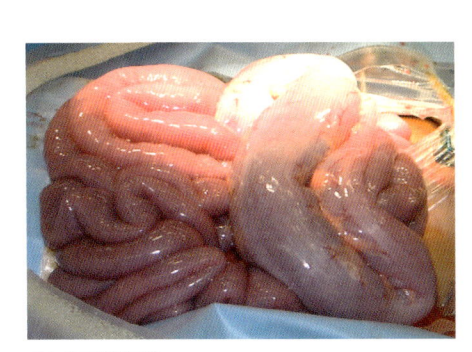

❺ **減圧開腹術**（p.163 図5参照）
ACSと診断し，開腹手術を施行した．腫脹した腸管が腹腔外へ飛び出した．腹水800 mLだった

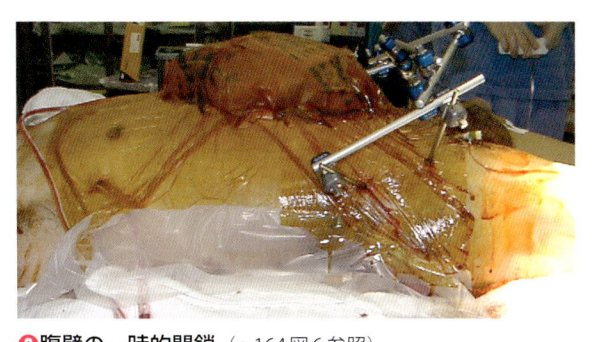

❻ **腹壁の一時的閉鎖**（p.164 図6参照）
骨盤骨折後に合併したACS．腸管の被覆にプラスチックの静脈輸液バッグを使用した

ICU合併症の予防策と発症時の戦い方

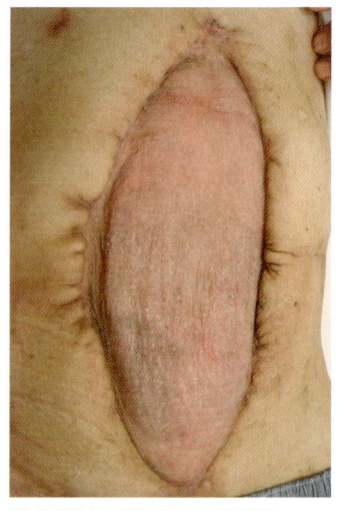

❼**分層植皮術による創閉鎖**
（p.165 図7参照）

分層植皮術は筋膜一次閉鎖が行えない場合に使われる．露出腸管に肉芽組織が出てきたときに行う．
planned giant ventral hernia として管理し，植皮層の下で腸管浮腫が改善し癒着が落ち着くのを待つ

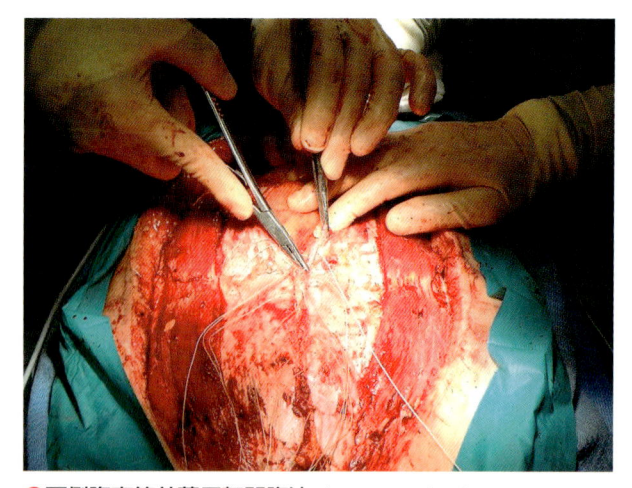

❽**両側腹直筋前葉反転閉腹法**（p.165 図8参照）
創の離開距離がおおむね15 cm以下になれば考慮してよい．左右の腹直筋の前葉を剝離し，正中に反転させて縫合する

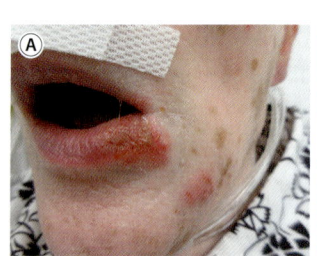

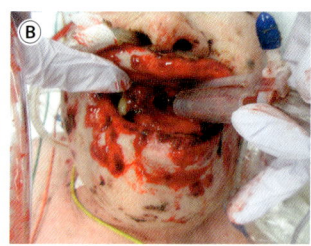

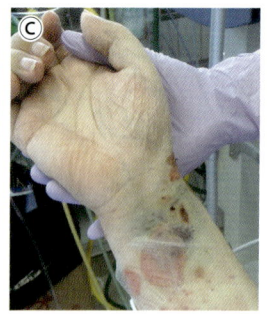

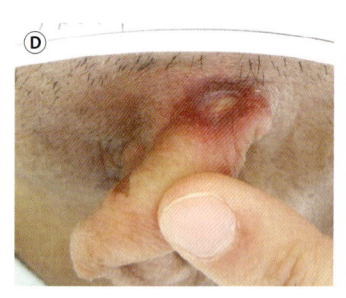

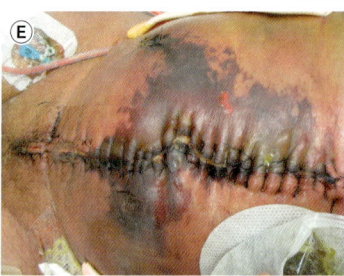

❾**MDRPUの具体例**（p.300 図2参照）
A：気管挿管チューブの圧迫により生じた口唇部潰瘍
B：気管挿管チューブ・バイトブロックの圧迫により生じた口腔内潰瘍．潰瘍部からの出血コントロールに難渋した
C：橈骨動脈カテーテルの圧迫により生じたMDRPU
D：酸素マスクの圧迫により生じた耳介部潰瘍
E：過剰な圧力の縫合により形成されるMDRPU
（Dは文献8より転載）

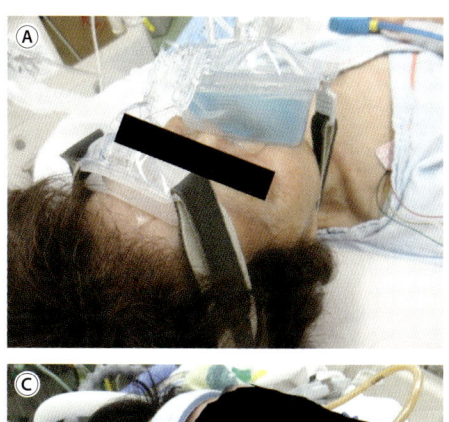

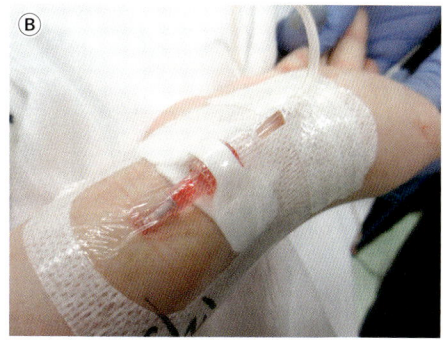

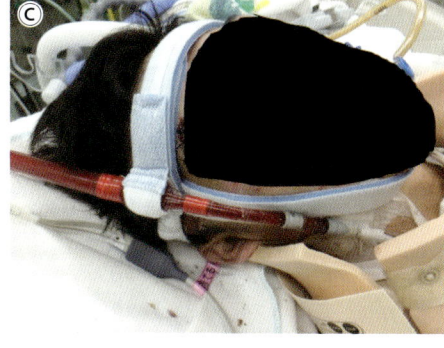

⑩医療機器接触面の保護（p.303 図3参照）

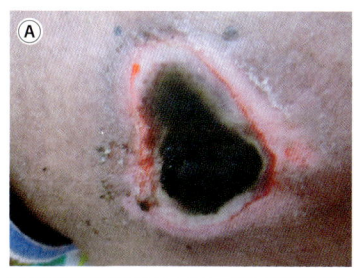

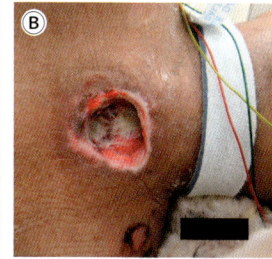

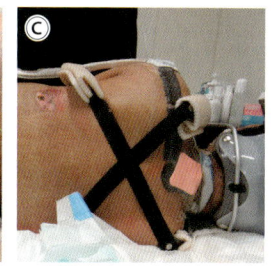

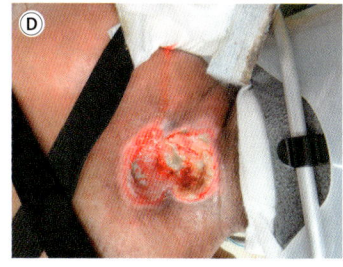

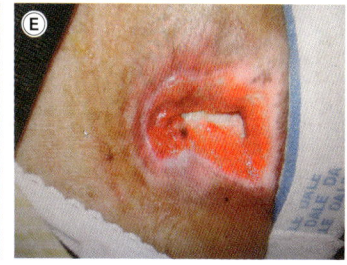

⑪MDRPUへの対応例（p.303 図4参照）

ICU合併症の予防策と発症時の戦い方　13

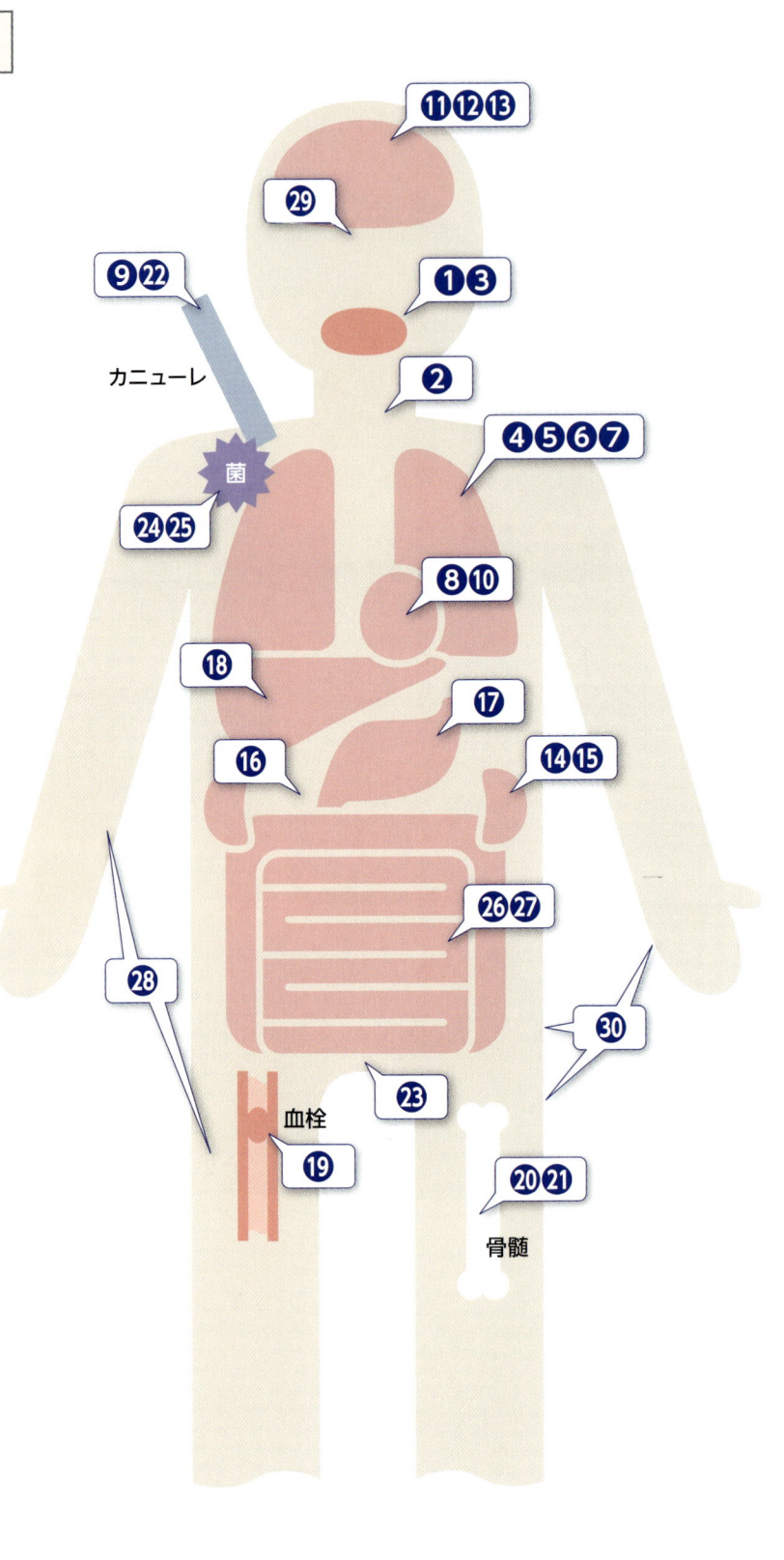

本書でとりあげる合併症

清水敬樹

部位

カニューレ

菌

血栓

骨髄

本書でとりあげる合併症

❶ 気管挿管後の合併症	第1章-1	⓱ 消化性潰瘍	第6章-1
❷ 気管切開，輪状甲状靭帯切開	-2	⓲ 肝機能障害	-2
❸ 自己抜管，再挿管，喉頭浮腫	-3	⓳ 静脈血栓塞栓症	第7章-1
❹ 人工呼吸器関連肺炎	第2章-1	⓴ 輸血合併症	-2
❺ 無気肺	-2	㉑ ヘパリン起因性血小板減少症	-3
❻ VILI/VALI	-3	㉒ カテーテル関連血流感染症	第8章-1
❼ 人工呼吸器離脱困難	-4	㉓ カテーテル関連尿路感染症	-2
❽ 心房細動	第3章-1	㉔ 予防的抗菌薬投与	-3
❾ ECMO関連	-2	㉕ 耐性菌	-4
❿ たこつぼ型心筋症	-3	㉖ 経腸栄養に関する合併症	第9章-1
⓫ 鎮痛・鎮静に関連する合併症	第4章-1	㉗ 抗菌薬関連下痢症	-2
⓬ せん妄	-2	㉘ 神経筋障害	第10章-1
⓭ 非痙攣性てんかん重積状態	-3	㉙ 発熱	第11章-1
⓮ 急性腎障害	第5章-1	㉚ スキントラブル	-2
⓯ 横紋筋融解症	-2		
⓰ 腹部コンパートメント症候群	-3		

合併症が起こりうる時期 (あくまでも一つの典型例であり時期の変化は生じうる)

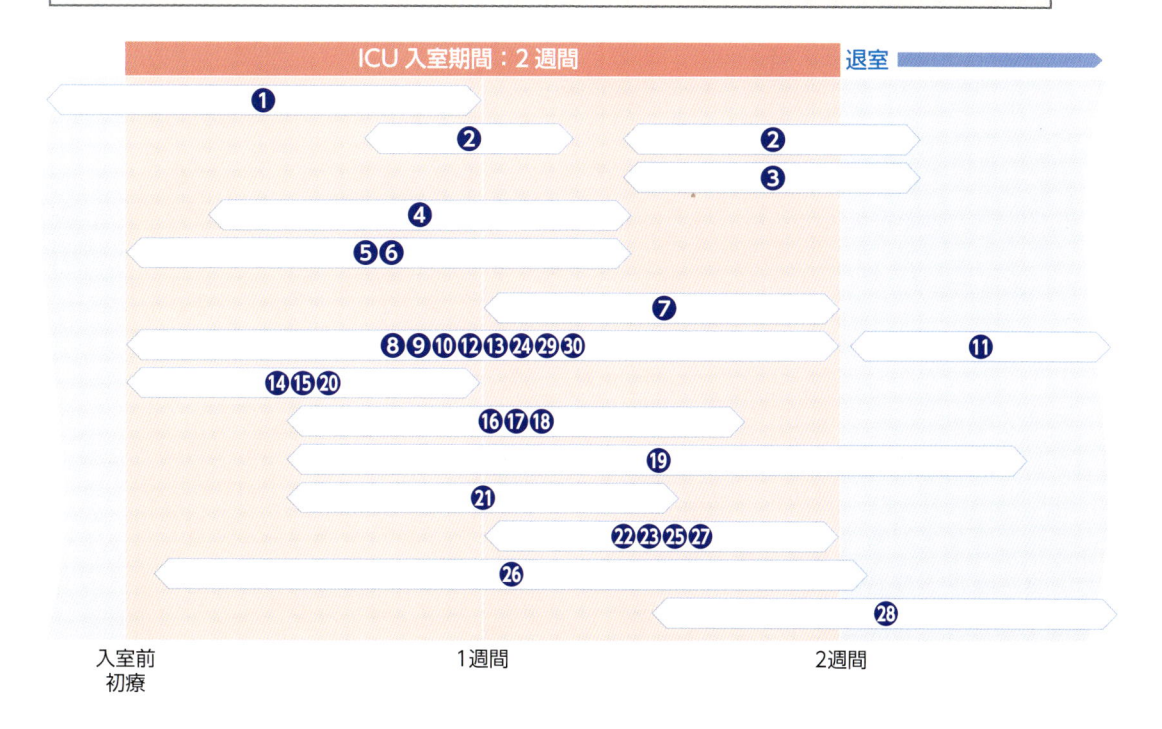

ICU入室期間：2週間　　　　退室

入室前　　　　　　1週間　　　　　　2週間
初療

ICU合併症の予防策と発症時の戦い方　15

Surviving ICUシリーズ

ICU合併症の予防策と発症時の戦い方

真剣に向き合う！ 現場の知恵とエビデンス

第1章 気道

1. 気管挿管後の合併症

菅野敬之

Point

- 気管挿管後の低酸素血症はD・O・P・Eを鑑別する
- 胃内容量を評価し，誤嚥の危険がある場合は輪状軟骨圧迫を行う
- 挿管後は歯の損傷を確認し，脱離歯は必ず回収＆保護液で保存する
- 乱暴な挿管→喉頭浮腫・被裂軟骨脱臼・気管裂傷が起こりうる

はじめに

　気管挿管後の合併症は大きく「低酸素血症」「誤嚥」「挿管操作による傷害」に分けられる．いずれも敵を知らなければ予防も鑑別も対処もできないため，本稿に記載されている内容は最低限知っておきたい．頻度は全身麻酔関連のものしか渉猟し得なかったものもあるが，条件の悪いICUではそれより多いと考えよう．

1 気管挿管・人工呼吸器管理患者のSpO₂低下

　パルスオキシメーターがきちんと患者に装着されているかを確認した後，**まず四大原因＝D・O・P・E（表1）を鑑別する**．これらが否定的な場合，無気肺，心原性肺水腫，胸水，ARDSを鑑別する．

D：気管チューブ位置異常

　挿管直後でまず鑑別すべきは食道挿管である．多くは「心窩部（胃）のみ膨張し胸郭は挙上しない」呼吸パターンで鑑別できるが，大量の空気を胃に送ってしまった後や肥満患

表1 ● 気管挿管患者の低酸素血症の四大原因：D・O・P・E

		原因
D	Displacement of tube：気管チューブ位置異常	食道挿管，誤抜管，片肺換気
O	Obstruction of tube：気管チューブ閉塞	痰詰まり，屈曲，噛み潰し
P	Pneumothorax：気胸	ブラ破裂，胸部外傷，中心静脈穿刺時の肺誤穿刺 ※他にPTE（肺血栓塞栓症），Pulselessness（脈拍微弱・心肺停止）
E	Equipment failure：機器不具合	酸素残量ゼロ，バルブ閉，接続外れ，エアリーク，故障，設定不良

者では分かりにくい．聴診で呼吸音のように聞こえてしまうこともある．呼気中のCO_2を検出するカプノグラムは非常に有用だが，CO_2産生のない心肺停止患者では検出されない．**最良の気管挿管の証明法は，気管挿管時に声門にチューブが通過していることを指導医も含め皆に示すことである**．この観点からもビデオ喉頭鏡の使用は有用である．

片肺換気はチューブが深すぎることにより起こる．聴診および胸部の視診で確認可能である．チューブの深さは，成人男性では口角22 cm，女性では20 cmに調整する．なお，胸骨切痕直上を指で圧迫しパイロットバルーンにその圧が返ってくるなら，チューブの深さは適切である．

O：閉塞

閉塞の原因はチューブの屈曲，患者による噛み潰しと痰詰まりである．目に見える屈曲・噛み潰しがなければ，気管内吸引を行う．粘稠痰がチューブ内に大量に付着している場合には，チューブの入れ替えを考慮する．

P：気胸

気胸はブラ破裂・胸部外傷・中心静脈穿刺時の肺誤穿刺といった理由により肺が損傷し，肺外胸腔内に空気が漏れる病態である．陽圧換気時には空気が胸腔内臓器（肺・心臓・大血管）を圧迫する緊張性気胸が起きやすく，急速にSpO_2低下・血圧低下・頻脈が起こる．胸部X線写真を待てないこともあるので，気道内圧の上昇，胸郭運動の左右差，頸静脈怒張，患側胸郭の呼吸音減弱・消失・打診上鼓音，皮下気腫といった**身体所見のみで診断できるようにしたい**．なお，圧迫による気道狭窄であたかも気管支喘息のような高調性ラ音が聞こえることもあるので注意が必要である．緊張性気胸と診断した場合，18G以上の十分な長さの静脈内留置針を鎖骨中線上第2肋間より刺入し緊急脱気を行い，その後すみやかに胸腔ドレナージを行う[1]．

なお，**気胸以外の"P"として，Pulselessness（脈拍微弱，心肺停止），Pulmonary thrombo-embolism（肺血栓塞栓症）も想起する．後者は経胸壁心エコーで右心系拡大の有無を確認し，疑わしい場合は経食道心エコーあるいは造影CTで肺動脈内の血栓を証明する．

E：機器不具合

機器不具合には酸素ボンベ残量ゼロ・バルブ閉・接続外れ・エアリーク・故障・設定不良があるが，いずれも酸素供給源から呼吸器を経由し患者まで**指差ししながら確認**することで発見できる．移動中に酸素ボンベ残量がゼロとなると致命的なため，**出発前に十分な酸素残量があることを確認**する．

❷ 誤嚥

1）合併症の具体的内容/発生要因・機序

口腔・胃内容物が気道に流入することをいう．胃液の場合は**化学性肺臓炎（Mendelson症候群）**とよばれ，強酸性胃内容物による化学的火傷と二次性炎症反応により肺上皮細胞が傷害される．一方，口腔内常在菌の誤嚥による細菌性肺炎は誤嚥性肺炎とよばれ区別されるが，前者に後者が続発することもある．本稿は前者について記載する．

2）頻度/発生時期

全身麻酔導入時の誤嚥の頻度は定時手術で1/2,000〜1/3,000，緊急手術で1/400〜1/900[2]である．胃内容の空虚化が得にくい症例（食後・外傷・消化管通過障害・妊婦），挿管困難は危険因子である．多くは喉頭展開時に発生[3]する．

3）合併症の生命予後や機能予後への影響

全身麻酔導入時の誤嚥患者において，化学性肺臓炎は21％（その1/4が細菌性肺炎に移行），ARDSは11％[4]，死亡率は0〜16.7％[5]で，消化管閉塞患者は死亡の危険性が高い[4]．

4）具体的な予防策

CTの胃内容量を確認する．挿管時は**太い吸引管をスタンバイ**し，マスク換気で胃に空気を吹き込まないようにする．**輪状軟骨圧迫**（図1）は，一部症例で画像上食道の圧迫が不十分である可能性も指摘されている[6]が，不適切な圧迫による気道閉塞を除き有害性もないため実施が望ましい[7]．

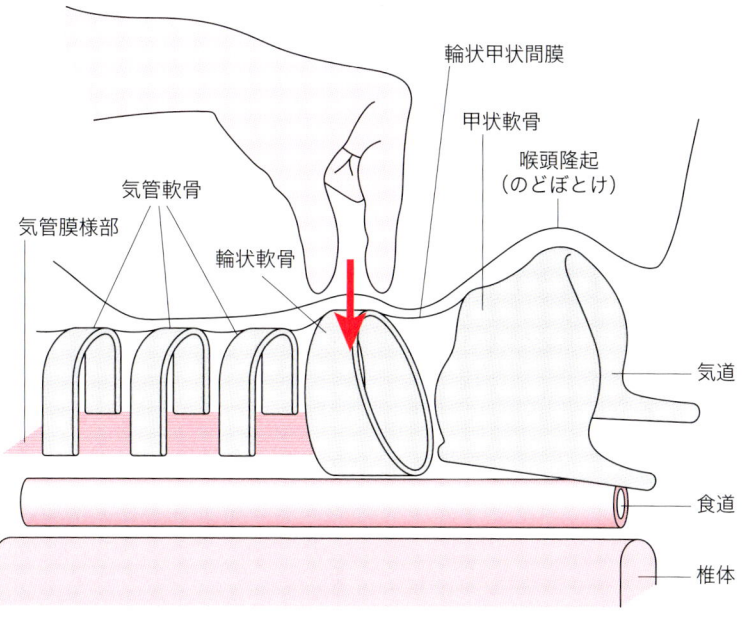

図1 ● 輪状軟骨圧迫（Sellick手技）
喉頭隆起（のどぼとけ）から尾側に指をなぞり，陥凹（輪状甲状間膜）の尾側に触れる突起が輪状軟骨である．喉頭の軟骨で輪状軟骨だけがO字状になっており，体表から圧迫し，椎体と挟み込むことで食道を圧迫・閉塞できるとされる．患者意識消失からカフ送気・気管挿管確認まで輪状軟骨圧迫を継続する

5）発症時の戦い方〜対処法・トラブルシューティング〜

　気管支鏡を使用し気管内を吸引する．ARDSに準じた人工呼吸管理を行い，重症低酸素血症ではV-V ECMOを考慮する．

　ステロイド・予防的抗菌薬投与・肺胞洗浄に有効無効のエビデンスはない．シベレスタット（エラスポール®）はARDS全体に対しては効果が否定的[8]だが，強酸性液体誤嚥によるARDSに著効の症例報告[9]が多数あるため，重症例では早期投与を考慮[10]する．

❸ 歯牙損傷

1）合併症の具体的内容/発生要因・機序

　挿管前の口腔内操作（エアウェイ・指交叉法による圧迫）・**喉頭鏡操作・挿管後の外力**（バイトブロックの圧迫，患者の噛み締め）により歯牙が一部欠損・脱臼・脱離することを指す．

　多くは齲歯・差し歯・ブリッジ・歯周病等の非健常歯で発生する．また，挿管困難症例で起きやすい．

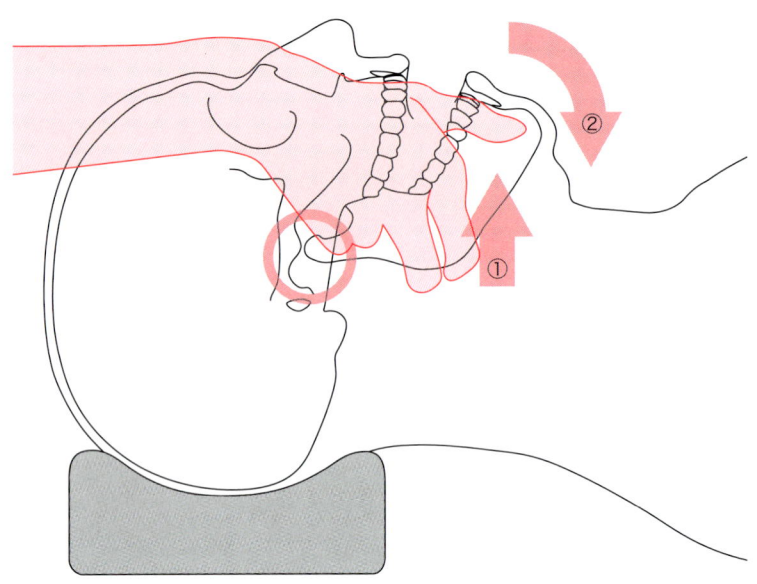

図2● 指交叉法を用いない開口法
左右の示指・中指を下顎角に当て天井方向に引き上げながら（①），両拇指を下顎体に当てて最大開口（②）させる（顎関節が亜脱臼しているのに注目：○）．次に，右手のみでこの状態を保持しながら，左手で喉頭鏡を操作する

2）頻度 / 発生時期

気管挿管による歯牙損傷の頻度は1/1,000[11]であり，エナメル質破折が32.1％，動揺/亜脱臼/脱臼が26.9％，脱落が9.0％とされる．**上切歯で最も高頻度に起こる**．挿管から24時間以後の発見も15.4％あり[12]，挿管操作以外の原因も考えられる．

3）合併症の生命予後や機能予後への影響

脱離した歯牙が**気道異物となった場合，無気肺→低酸素血症，閉塞性肺炎**に進展し，長期間放置すると易出血性肉芽腫を形成し気管支鏡で摘出困難となる[13]．食道異物となった場合，大きさや形状によっては食道穿孔を起こす．

4）具体的な予防策

歯牙損傷は非健常歯に発生しやすいため，**挿管前に動揺・齲蝕・差し歯・歯根部黒化歯（動揺がなくても容易に折れる）の有無を確認**し，それらに負担をかけない挿管を心がける．具体的には，開口時には口腔内に指を入れず（図2），喉頭展開時には声門と歯を同時に目視し，**喉頭鏡を歯に接触させないようにする**（図3，4）．これらが難しい場合は，指導医に歯牙損傷の可能性が高いことを伝え，介助か挿管そのものを依頼し，**挿管後は動揺歯・脱離歯がないか，不審な歯肉出血がないかを確認**する．

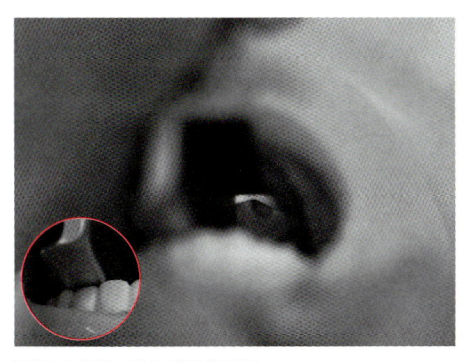

図3● 初心者の喉頭展開
声門周囲に意識が集中し,喉頭鏡ブレードが上切歯に接触していることに気付いていない(〇)(p.10 Color Atlas ❶参照)

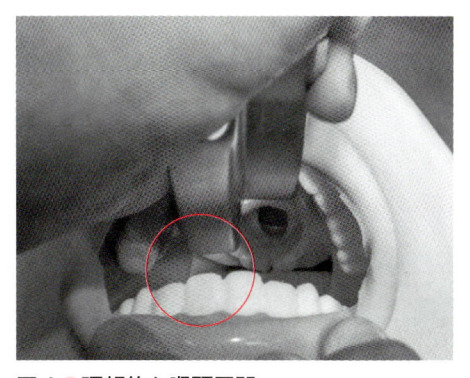

図4● 理想的な喉頭展開
声門周囲のみならず喉頭鏡ブレードと上切歯にも意識が配られており,ブレードと上切歯が接触していない(〇)(p.10 Color Atlas ❷参照)

5) 発症時の戦い方～対処法・トラブルシューティング～

　歯牙損傷が動揺で留まっている場合,固定のうえ安静を保つことで再生着する可能性があるため,チューブやバイトブロックの固定位置を工夫し,歯科受診までそれ以上の外力を加えないようにする.

　脱離の場合,感染や気道・食道損傷を防ぐため,**脱離した歯牙を回収**する.回収後は,再植の可能性を残すため,**脱離歯の歯根部表面に付着している歯根膜の温存(触らない・乾燥させない)に努める**.入手が容易で最も望ましい歯牙保存液は**ティースキーパーネオ**[14]で,一部学校に常備されており4℃で24時間保存可能である[15].次に望ましいのが冷たい牛乳(ロングライフミルク・低脂肪乳を除く)[16]で,これらが準備できない場合は生理食塩水で冷蔵し,すみやかに歯科にコンサルトする.

　上切歯損傷は審美上の問題が大きく,ブリッジ損傷は周囲歯も損傷し,インプラント損傷では損害額も大きくなる.**気管挿管の同意書には歯牙損傷の可能性を明記し口頭でも説明し**,齲蝕が主因である場合は回収した歯を見せ脆弱性を説明し「止むを得なかった」という理解を得る.

❹ 気管裂傷[17]

1) 合併症の具体的内容/発生要因・機序

　スタイレットが飛び出た状態での挿管・太すぎるチューブでの挿管・カフ過膨張・カフ膨張状態でのチューブ深さ調節により,**気管が裂ける**ことをいう.頸胸部皮下気腫・気胸で覚知される.診断にはCTが有用で,気管支鏡で観察し確定診断する.

2）頻度 / 発生時期

頻度は0.01％未満〜0.37％である．**挿管操作時だけでなく，不適切な管理でいつでも発生しうる**．また，傷害発生から臨床徴候発生までの時間には幅があり，240時間後という報告もある．

3）合併症の生命予後や機能予後への影響

重症例では手術を要する．緊張性気胸では低酸素血症・循環不全→死亡となる可能性がある．縦隔炎は稀だが発症すると重篤となる．

4）具体的な予防策

①スタイレットを気管チューブから突出させた状態で挿管操作を行わない．②挿管時に抵抗を感じた場合はチューブを細くする．③カフへの送気は必要最小限にする（1 mLずつ送気しリーク消失で中止）．④カフを膨張させたままでチューブを抜き差ししない．

5）発症時の戦い方〜対処法・トラブルシューティング〜

2 cm以上の粘膜裂傷，食道壁の気管腔への脱垂，気縦隔 / 気胸の進展，胸腔ドレナージ後の多量のエアリーク，縦隔炎徴候は手術療法の適応である．2 cm未満の裂傷，気管遠位2/3の損傷（チューブを深めての挿管が可能）は非手術療法（経過観察，フィブリン糊散布）を選択可能である．

❺ 嗄声[18]

1）合併症の具体的内容 / 発生要因・機序

気管挿管後嗄声の原因には，浮腫，血腫，**反回神経麻痺**（浅いチューブ位置でのカフ過膨張による圧排），**被裂軟骨脱臼**（喉頭鏡先端が輪状軟骨後面にある状態での喉頭展開，チューブ先端による被裂軟骨の押し込み），**喉頭肉芽腫**（中長期挿管，過剰カフ圧）があげられる．

2）頻度 / 発生時期

数時間で抜管される全身麻酔患者での嗄声の頻度は14.4〜50％で多くは3日以内に消失するが，挿管期間の長いICU患者では頻度・期間とも増えると考えられる．被裂軟骨脱

臼の頻度は成人の全身麻酔時の気管挿管では 2.3/10,000 である．

3）合併症の生命予後や機能予後への影響

嗄声〜失声のほか，**呼吸困難，気道閉塞，誤嚥，嚥下時痛，嚥下障害**が起こりうる．

4）具体的な予防策

声門を直視し挿管する．抵抗を感じたらチューブを進めない．カフ送気はリークが生じる最低量とし，挿管後は定期的にカフ圧をチェックする．

5）発症時の戦い方〜対処法・トラブルシューティング〜

抜管後の嗄声が3日以上続く場合は耳鼻科へコンサルトする．**被裂軟骨脱臼は治療開始時期が機能改善度を左右する**．

文献

1) 「外傷初期診療ガイドライン改訂第4版」（日本外傷学会，日本救急医学会/監），へるす出版，2012
2) Kalinowski CP & Kirsch JR：Strategies for prophylaxis and treatment for aspiration. Best Pract Res Clin Anaesthesiol, 18：719-737, 2004
3) Warner MA, et al：Clinical significance of pulmonary aspiration during the perioperative period. Anesthesiology, 78：56-62, 1993
4) 志馬伸朗，他：日本麻酔科学会認定指導病院における麻酔関連誤嚥の現況．麻酔，54：1177-1185, 2005
5) Janda M, et al：Management of pulmonary aspiration. Best Pract Res Clin Anaesthesiol, 20：409-427, 2006
6) Smith KJ, et al：Cricoid pressure displaces the esophagus：an observational study using magnetic resonance imaging. Anesthesiology, 99：60-64, 2003
   → 前向きに得た22のMRI画像で，食道直径の40％以上が椎体と相対していない割合は，輪状軟骨圧迫（CP）なしで5.3％，CPありで33.3％であり，CP中の1/3の症例では画像的に食道が閉塞していない可能性があった

必読 7) Bhatia N, et al：Cricoid pressure：Where do stand? J Anaesthesiol Clin Pharmacol, 30：3-6, 2014
   → CPについての総説．CPのエビデンスは「誤嚥の危険が高い患者での麻酔導入においてCPの有無を乱数割付した研究は倫理的理由により不可能であり，もし行われたとしても誤嚥の発生率は低いため多くの情報をもたらさないであろう」とし，「誤嚥による母体死亡率を減少させてきた麻酔手技の一環であることを考えると，CPはやってみないと無効であるとはいえない」という英国の判決文を引用している

8) 井上 彰，他：薬物療法の過去・現在・未来2015．Intensivist, 7：125-139, 2015
   → ARDSの薬物療法についてよくまとまった総説
9) 岩下義明，他：温泉水誤嚥によるARDSの一例．人工呼吸，28：83-88, 2011
   → シベレスタット開発の下となった動物実験はpH1台の塩酸を直接肺内に注入することでARDSモデルを作って有用性を示しており，pH1.72の強酸性水誤嚥を起こした報告症例は実験モデルに近いため奏功した可能性があると考察している．同様の事例も紹介
10) 西原 功，他：シベレスタットの早期投与によるALI/ARDSの転帰改善効果．日救急医会誌，20：67-76, 2009
11) Lockhart PB, et al：Dental complications during and after tracheal intubation. J Am Dent Assoc, 112：480-483, 1986
12) Newland MC, et al：Dental injury associated with anesthesia：a report of 161, 687 anesthetics give-

nover 14 years. J Clin Anesth, 19：339-345, 2007
13) 竹中 賢，他：気管支異物症例の検討．産業医科大学雑誌，33：157-161, 2011
　　→ 症例報告集ではあるが，ライブ感溢れる記載
14) 長門 佐：日常診療で陥りやすいピットホール　口腔領域の診かた．日本小児科医会会報，47：102-105, 2014
　　→ ガイドラインと異なる記載もあるが，リアルな診療経験が学べる
15) ティースキーパー「ネオ」製品紹介ページ．ネオ製薬工業株式会社〔http://www.neo-dental.com/ip/index2.htm（2015年12月1日閲覧）〕
16) 歯の外傷治療ガイドライン（日本外傷歯学会）〔http://www.ja-dt.org/file/guideline.pdf（2015年8月31日閲覧）〕
[必読] 17) Paraschiv M：Iatrogenic tracheobronchial rupture. J Med Life, 7：343-348, 2014
　　→ 気管裂傷について良くまとめてある総説
[必読] 18) 高畑 治，他：嗄声．麻酔科診療プラクティス14 麻酔偶発症・合併症，110-111，文光堂，2004
　　→ 披裂軟骨脱臼の写真は一度見たら忘れられない．必見

第1章 気道

2. 気管切開・輪状甲状靭帯切開の合併症

稲田眞治

Point

- 気道確保に関わる経路での処置であり，術中の合併症はとりわけ生命危機につながりかねない
- 輪状甲状靭帯切開は，気道確保が困難な際に行われる緊急処置であるため合併症の危険は高まる
- 気管切開中の合併症発生時は，いったん気管挿管に戻る心がまえが重要である

はじめに

　重症患者で確実に気道確保が必要な場合，まずは気管挿管が適応になる．しかし，気管挿管が困難で，なおかつ用手的確保も含めた他の方法で気道が確保できない場合，外科的な気道確保を考慮する必要がある．こうした状況で行われる外科的な気道確保が，**輪状甲状靭帯切開**である．その名の通り，輪状甲状靭帯から気管内へアクセスする．

　一方，上記のような切迫した状況ではなく，気管挿管が長期化する場合には肺合併症を含むさまざまな不利益が生じる．こうした不利益を避けるために行われる外科的な気道確保が**気管切開**である．通常，第一・第二気管輪もしくは第二・第三気管輪から気管内へアクセスする．

　両者はともに，同じように患者前頸部から気管切開チューブを挿入する手技であるが，実施する状況，アクセスする場所が全く異なることに留意して双方の合併症を理解する必要がある．

❶ 合併症の発生時期と具体的内容／発生要因・機序

合併症は，処置中に発生するものと，処置後に発生するものに分けると理解しやすい．以下，生命予後に危険を生じうる合併症を中心に述べる．

1）処置中の合併症

処置中に発生する合併症は，外科的手技により発生する．すなわち，**出血，隣接臓器の損傷，隣接臓器へのチューブ迷入**である．

輪状甲状靭帯切開では，輪状甲状靭帯から気管内へアクセスする．この場合，皮膚から気管への距離は短く，解剖学的に太い動静脈が走行していないため，理論的にはこうした処置中の合併症は少ないはずである．しかし，実施する状況は，気道管理困難によりきわめて危機的状況であるため術者の緊張感は高く，加えて，患者の呼吸は早く促迫しているため技術的にも困難なことが多い．必然的に合併症の頻度は高くなると考えるべきであるが，病院前で施行された輪状甲状靭帯切開術50例についての検討[1]では47例で気道確保に成功したとの記載もある．

- 出血

出血による循環血液量減少以上に，気道に隣接している場所で出血が発生することによる誤嚥，気道閉塞が危険である．

- 隣接臓器の損傷，チューブ迷入

解剖学的に，甲状腺・食道・縦隔にチューブが到達する危険がある．結果，気胸（0.8〜1.4%[2]）を生じることもありうる．

2）処置後の合併症

- 早期の事故抜去に伴う再挿入困難

処置直後に何らかのアクシデントにより，気管切開チューブが抜去されてしまった場合，再挿入が困難なことがある．皮膚の切開部位と気管内への到達経路があるのでたやすく再挿入できるというものでもない．抜去直後には，咳反射による頻呼吸により，皮膚切開部から気管内への経路が視認できなくなることも多く，再挿入に難渋しているうちに低酸素をきたすことも少なくない．

- 肉芽形成による気道狭窄

チューブ留置による接触反応で気管内に肉芽が形成され，気管閉塞を生じることがある．

- 気管—腕頭動脈瘻（0.6〜0.7%[3]）

気管下方で隣接している腕頭動脈と気管との間に瘻孔を生じることがある．輪状甲状靭帯切開では気管上方からのアプローチとなるうえ，抜去後の気道狭窄の頻度が高くなるとして長期留置を避ける傾向があるためあまり報告がないが，気管切開後の合併症として知

られる．いったん発症すると致死的である．

❷ 合併症の生命予後や機能予後への影響

　　処置中に発生する合併症はいずれも気道確保を危うくするため，ただちに対処できなければ死に直結する．

　　処置後の合併症も，早期事故抜去後の再挿入困難，肉芽形成による気道狭窄では気道確保が危うくなり危険である．気管―腕頭動脈瘻は，大血管との交通であり，大量出血を生じるため生命危機につながる．22年間で544人の気管切開患者を追跡した論文[3]では5例の気管―腕頭動脈瘻を報告しているが，5例とも死亡している．

❸ 具体的な予防策

1）処置中の合併症

　　外科的処置と経皮的処置による合併症の差異は後述するが，処置中の合併症予防は，解剖学への習熟と，しっかりした術野の確保を熟練した指導者のもとに念入りに行うことに尽きる．

　　外科的処置の場合は，**術野をしっかり展開し常に直視下での止血を心がけ，気管内へのアクセス時もしっかり直視下で気管内腔を確認**すべきである．また，経皮的処置の場合は，外科的処置と比べ盲目的手技となりがちな弱点を自覚し，気管支ファイバースコープの併用など，「補助的手技を怠らない」ことが重要である．

2）処置後の合併症

- ●早期の事故抜去に伴う再挿入困難

　　いったん抜けてしまえば再挿入は必発であり，とりわけ初回の処置時には，「抜けない」ようにする工夫が必要である．気管切開チューブ固定の際，チューブ付属の紐ではなく，直接皮膚に縫い付けるのを好む術者もいる．また，抜去時に気管孔を展開しやすくするため，弁状に気管壁を開口し，弁に縫合糸を留める場合もある．

- ●肉芽形成による気道狭窄

　　最も危険な，カニューレ開口部の狭窄は，早期に発見することが重要である．気管内吸引のチューブ挿入が困難になる，気道内圧が時に上昇するといった徴候を見逃さないように心がける．

● 気管—腕頭動脈瘻

下位気管切開が危険因子と知られている[4]ので，可能な限り，第一・第二気管輪もしくは第二・第三気管輪からアプローチする．

❹ 発症時の戦い方〜対処法・トラブルシューティング〜

処置中の合併症は予防第一であるが，経口気管挿管が困難な状況で行われる輪状甲状靱帯切開時はともかく，気管切開時には「気管切開にこだわることなく，いつでも経口気管挿管に戻る」ことで気道確保を確立することが重要である．

同様なことは，処置後の合併症である早期の事故抜去時に伴う再挿入困難でもいえる．抜去されてしまった気管切開チューブの再挿入にとらわれるあまり，経口気管挿管を行うという頭の切り替えができず，低酸素の危険に陥る状況を，とりわけ病棟急変時に経験する．

気管—腕頭動脈瘻については筆者は経験ないが，文献上は，出血しているであろう部位を越える長めの気管切開カニューレに入れ替えて止血を得たのち，緊急手術を行い救命し得た報告例[5]を散見するので，万が一遭遇した場合は参考にするとよいだろう．

❺ 気管切開のタイミングは早期がよいか，晩期がよいか？

この問題は，気管挿管による長期人工呼吸管理のデメリットに置き換えて議論されることが多い．気管への到達経路は，気管挿管のほうが気管切開より長くなり，これによって，気管内吸引は困難になる．また，気管チューブ留置による咽頭反射のため通常，鎮静薬の併用が必須となり，咳反射は弱くなる．当然，気管挿管管理は一般病棟では困難であり，集中治療室相当の施設が必要となる．

こうした観点で，人工呼吸器関連肺炎の発生頻度を早期気管切開群（挿管後6〜8日で施行）および晩期気管切開群（挿管後13〜15日で施行）とで比較した論文では，肺炎の発生頻度に有意差が認められなかった[6]．また，早期気管切開群（挿管後4日以内で施行）および晩期気管切開群（挿管後10日以内で施行）で，30日後の生命予後を比較した論文でも有意差を認めなかった[7]．

しかし，こうした大規模研究は，早期の気管切開だけで長期間の人工呼吸管理を必要とする患者の予後が改善するわけではない，と読み取るべきである．すなわち，人工呼吸管理を必要とする基礎疾患や患者背景，治療している医療圏で使用可能な医療資源など，さまざまな要因で医療の手段は変わってくるからである．

北米，南米，スペイン，ポルトガルで1,638人の患者を対象に行われた調査では，気管

切開は人工呼吸開始から平均11日で施行されており[8]，世界的には，比較的早期に気管切開が施行されているようである．

❻ 気管切開は外科的か，経皮的か

　経皮的気管切開術が世に出てきた頃，麻酔科診療を背景に救急・集中治療領域で専従していた筆者は「ずいぶん便利な手技が生まれたものだな」と感じていたが，自ら外科的気管切開術を修練していくうちに，経皮的気管切開術の手技が処置する場所を直接視認できない盲目性の怖さも実感していた．大規模研究の多くも，手技の迅速性，合併症（気管壁損傷など）の頻度などを多く比較しているようである．

　初期のメタアナリシスでは，周術期合併症は経皮的（10%）＞外科的（3%）であり，とりわけ死亡例，心停止例が多かったと報告している[9]．

　近年では，経皮的気管切開術の盲目性を補うために，術中に気管支鏡を併用して穿刺部位を視認する手技の有用性[10]や，超音波機器の併用の有用性[11]も検討されている．

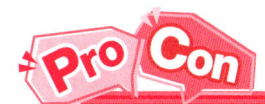

Pro Con 論点のまとめ

気管切開のタイミングは早期がよいか，晩期がよいか？

【早期派】
- 長期気管挿管は，呼吸管理に手間がかかり，肺合併症が多くなる危険が高い．
- 気管切開は，患者の苦痛が少なく，必ずしも集中治療室滞在を必要としない．

【晩期派】
- 気管切開術は外科的処置であり合併症が生じる．
- 大規模研究の結果では，必ずしも早期気管切開により，予後が改善するわけではない．

気管切開は外科的か，経皮的か？

【外科派】
- 外科的処置は直視下で行うのが安全である．
- 慣れた術者が担当すれば，迅速性も問題はない．

【経皮派】
- 初期に比べて合併症の発生頻度は減ってきている．
- 気管支鏡や超音波検査を併用することで安全な処置が可能になってきている．

文献

1) Jacobson LE, et al：Surgical cricothyroidotomy in trauma patients：analysis of its use by paramedics

1) in the field. J Trauma, 41 : 15-20, 1996
2) Fikkers BG, et al : Emphysema and pneumothorax after percutaneous tracheostomy. Chest, 125 : 1805-1814, 2004 ★
3) Scalise P, et al : The incidence of tracheoarterial fistula in patients with chronic tracheostomy tubes : a retrospective study of 544 patients in a long-term care facility. Chest, 128 : 3906-3909, 2005 ★
4) 久貝忠男：気管腕頭動脈瘻4例の検討．日血外会誌，13：691-694, 2004
必読 5) 吉田 誉, 他：気管切開術後の気管腕頭動脈瘻の2救命例 - 予防, 止血, 術式についての検討. 日血外会誌, 36：265-268, 2007
→ 致死的合併症の気管—腕頭動脈瘻では稀な救命例が報告されている
6) Pier Paolo Terragni, et al : Early vs late tracheotomy for prevention of pneumonia in mechanically ventilated adult ICU patients. A randomized controlled trial 1. JAMA, 303 : 1483-1489, 2010 ★★★
→ 人工呼吸器関連肺炎の発生頻度というわかりやすいアウトカムで, 早期気管切開の有用性を検討している
7) Duncan Yong, et al : Effect of early vs late tracheostomy placement on survival in patients receiving mechanical ventilation. The TracMan randomized trial, JAMA, 309 : 2121-2129, 2013 ★★★
8) Esteban A, et al : How is mechanical ventilation employed in the intensive care unit? An international utilization review. Am J Respir Crit Care Med, 161 : 1450-1458, 2000
→ 人工呼吸管理に関する世界的な現状がレビューされている
9) Dulguerov P, et al : Percutaneous or surgical tracheostomy : A meta-analysis. Crit Care Med, 27 : 1617-1625, 1999
10) Jackson LS, et al : Percutaneous tracheostomy : to bronch or not to bronch--that is the question. J Trauma, 71 : 1553-1556, 2011 ★
必読 11) Rudas M, et al : Traditional landmark versus ultrasound guided tracheal puncture during percutaneous dilatational tracheostomyin adult intensive care patients : a randomised controlled trial. Crit Care, 18 : 514, 2014 ★★
→ 超音波ガイド下の経皮的気管切開術に関する初のRCT

第1章　気道

3. 抜管に関する合併症（自己抜管，再挿管，喉頭浮腫）

内山宗人

Point

- 鎮静が不十分であることは計画外抜管の危険因子であり対策が必要である
- 再挿管の要因となる気道の要素として意識レベル，喀痰量と喀痰の排出力，喉頭損傷がある
- 再挿管リスクが高い患者にチューブエクスチェンジャーを留置するのは有用である
- 喉頭浮腫が考えられる場合には抜管前にステロイドの複数回投与を考慮する

はじめに

　抜管は気道管理のなかで気管挿管と並び重要な局面である．これまでの多くの文献では抜管成功（successful extubation）の定義として「抜管後48〜72時間以内に再挿管を必要としないこと」とされ，反対に「48〜72時間以内に再挿管を必要とすること」を抜管失敗（failed extubation）とされるものが多い[1〜3]．

　すべてが抜管成功となることが望ましく，優れた抜管基準の確立が望まれているが，現実的には臨床医の判断によるところが大きく，臨床経験のなかでは残念ながら抜管失敗を経験することもある．ここでは，抜管前後に発生する計画外抜管，抜管後喉頭浮腫を中心に予防方法や発生時の対応について記述する．

❶ 計画抜管と計画外抜管

　計画抜管（planned extubation）はその名の通り計画的に抜管されたものに対し，計画外抜管（unplanned extubation）は医療スタッフが意図しない抜管で，自己抜管（self-extubation）と医療スタッフによるベッドサイドの処置中に誤って抜管されるものがある．

表1 ● 計画外抜管の危険因子

・経口挿管（経鼻挿管に比して）
・チューブ固定が不十分
・鎮静が不十分
・慢性呼吸不全の既往

（文献4を参考に作成）

頻度としては気管挿管中の患者の10.8%に発生していると報告されている[4]．

計画的に抜管された計画抜管では抜管失敗は約9.9%発生したのに対し，計画外抜管では60.8%で抜管失敗となったという報告がなされ[4]，計画外抜管の再挿管リスクが高いことが示されている．計画外抜管それ自体による死亡率の増加はないと報告されているが，計画抜管も含めて再挿管時に誤嚥性肺炎などの合併症が発生しているという報告がある[3]．

計画外抜管の危険因子としては**表1**のようなものがあげられており，勤務時間帯による看護師の人数は影響しなかったと過去の文献では報告されている[4]．また60%の患者が興奮状態であったと報告されており[4,5]，鎮静を良いレベルに保つ必要性があると考えられる．鎮静のプロトコル化が気管挿管の合併症を減らすという報告もあるが，効果が認められないという報告もあり[6,7]，施設の体制に依存するものと思われる．計画外抜管の発生率の減少には定期的な教育の継続が有効との文献報告もあり，施設としての地道な取り組みが必要である[8]．

◆実際の治療方針

われわれは計画外抜管予防のために**表1**の事項に留意し，特に鎮静および鎮痛の状況を看護師より情報を得ながら調整している．

鎮静方法はJ-PADガイドライン[9]に準ずる形でコスト面も考慮し，予想される挿管期間に応じてミダゾラム（ドルミカム®）やプロポフォールで開始し，経過中の鎮静具合も参考に抜管時期に近づいたら必要に応じてデクスメデトミジン（プレセデックス®）の追加や変更を行っている．

鎮痛薬は特段の理由がない限りフェンタニルの持続静注を行う．デクスメデトミジンの至適投与量は文献的には確立していないが，使用により患者が落ち着く印象がある．われわれの施設では行っていないが，人工呼吸管理早期よりデクスメデトミジンの使用をするのも有用であると考える．

❷ 計画抜管の基準

人工呼吸器離脱の過程において自発呼吸トライアル（spontaneous breathing trial：

表2 ● 再挿管の原因

原因	割合
上気道閉塞	7.1%
分泌物喀出不良	8.2%
呼吸不全	24.0%
低酸素血症	37.4%
高二酸化炭素血症	4.0%
気道確保困難	4.9%
心不全	14.8%
意識障害	5.2%
その他	3.7%

（文献10を参考に作成）

SBT）の成功と抜管の成功をもって人工呼吸離脱が成功したと考えることが一般的だと思うが，ここではSBTに成功した患者が抜管に成功する因子を検討する．

再挿管の要因（表2）としては心肺負荷の増大によるものと，気道に関連するものがある．心肺負荷の増大によるものはSBT失敗と共通する部分があり，この稿では記述しない．気道に関連する要因としては①意識レベル，②喀痰量と喀痰の排出力，③喉頭浮腫に代表される喉頭損傷，といったものがあげられる．

意識レベル低下（GCS＜8）は再挿管の危険因子であるが，喀痰量が少ないなどの条件が整えば抜管が成功することも報告されており，個々に判断すべきであるとされている．

喀痰量と喀痰の排出力の評価は，喀痰量に関しては喀痰の吸引の間隔が2時間未満の患者では2時間以上の患者に比べリスクが高かった．また喀痰量に関しては人工呼吸回路を外し，気管チューブ接続部より1〜2 cm離れたところに白いカードをおいて，患者に咳をさせて分泌物が付着するかをみるwhite card test（WCT）の結果では付着しないものが付着したものに比してリスクが高かったと報告されている[11]．咳反射の評価の強さをcough peak expiratory flow（PEF）を用いて評価し，カットオフ値を60 L/分とした場合，抜管失敗のリスクが5倍上昇したという報告がある[12]．

簡単な4つのテスト（開眼，追視，握手，舌を出す）が可能か，PEFが60 L/分以下，喀痰量が2.5 mL/時以上をそれぞれ1つの項目とすると，いずれも満たさない場合は再挿管率が約5％程度であるが，満たす項目が増えるほど再挿管率が上昇し3項目すべてを満たすと再挿管率が80％にまで上昇すると報告されている[12]．

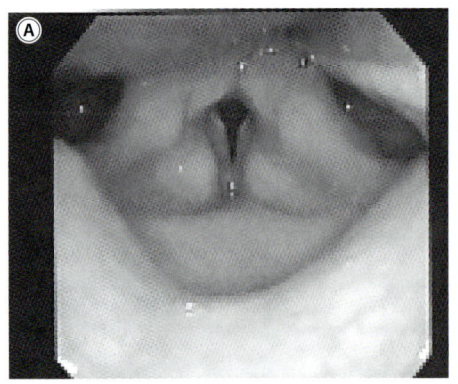

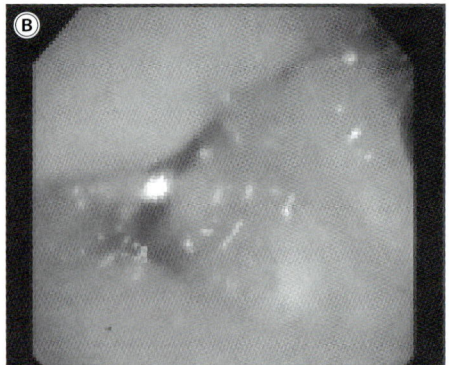

図1 ● 喉頭浮腫の内視鏡写真
A：正常，B：喉頭浮腫

表3 ● カフリークテストの方法

① 口腔内吸引，カフ上部吸引，気管内吸引を行う
② 人工呼吸器設定をアシスト／コントロール（A/C）とし，吸気・呼気の1回換気量 V_T を計測，記録する
③ 気管チューブのカフを抜く（デフレート）
④ 患者の呼吸が安定したところで呼気 V_T を測定，記録する
⑤ ②の V_T と④の V_T の差分を算出しカフリークボリュームとする
⑥ カフリークボリュームが110 mL以下の場合を陽性とする

❸ 喉頭浮腫

1）気道管理中の喉頭浮腫

　喉頭浮腫（図1）はカフによる圧迫とそれに伴う虚血が粘膜浮腫を引き起こし，喉頭浮腫へと進展すると考えられ，可逆的であり1カ月程度で治癒するとされる．発生頻度は定義により5〜30％程度の報告とばらつきがみられる．危険因子としては挿管期間，性別（女性），大口径の気管チューブの使用，外傷患者をあげている文献がみられる．

2）診断方法

　喉頭浮腫の診断方法としてカフリークテスト（表3）がある．これに関するシステマティックレビューによると，抜管後上気道狭窄とカフリークテスト陽性の相関を検討すると，陽性尤度比5.90（95％CI 4.00〜8.69），陰性尤度比0.48（95％CI 0.33〜0.72）であった．また，抜管後上気道狭窄による再挿管とカフリークテスト陽性の相関を検討すると，陽性尤度比4.04（95％CI 2.21〜7.40），陰性尤度比（95％CI 0.26〜0.82）であっ

た[13]．このことより，カフリークテスト陽性の場合，高い確率で抜管後上気道狭窄が発生すると予測される．しかし，カフリークテスト陰性でも上気道狭窄が否定されたわけではなく，またカフリークテスト陽性でも上気道狭窄を起こさない例も臨床的には経験することがある．しかしながら，**カフリークテスト陽性であれば喉頭浮腫の予防治療を先行して行うことができること**から有用である．

3）治療

　喉頭浮腫の治療として以前よりステロイドの投与が試みられていた．投与方法，用量により結果に有効性を示す場合，示さない場合がみられたが，メタアナリシスでは12～24時間前からのステロイドの反復投与が成人における抜管後喉頭浮腫の予防に有効であった[14]．また24時間以内の短期間ステロイドの使用と因果関係が明らかな合併症は確認されておらず，安全に施行できると思われる．

4）挿管後の喉頭浮腫・気道狭窄

　抜管後に喉頭浮腫が確認された場合には再挿管をまず検討するが，喉頭浮腫が発生している場合には再挿管が困難である可能性がある．そのため，抜管後に喉頭浮腫が予想される場合には，細径のチューブエクスチェンジャー（tube exchanger：TE）を留置し，再挿管が必要となったときにはTEをガイド下に再挿管を試みる方法がある．最近の製品では，TE自体が中空構造になっており酸素投与も可能である．少量の鎮静と鎮痛を継続していれば，特に苦痛もなくしばらく管理することができる（図2）．また，抜管後の治療としては有効性，至適投与量が確立していないがステロイドの全身投与，アドレナリンの吸入投与が試みられている．

　抜管後の気道狭窄は喉頭浮腫が要因であることが多いが，声帯麻痺，粘膜潰瘍，肉芽形成によることもあり，その場合には上記治療では効果が得られない．状況により内視鏡などを用いて原因の特定が必要である．例えば両側の声帯麻痺では短期での回復は期待できず再挿管が必須となる．

5）実際の治療方針

　われわれの施設では抜管前にはin-outバランスや体重変化量を必ず確認し，利尿薬の使用等により改善を図る必要があるかを検討する．カフリークテストが陽性の場合で，他の臨床的徴候では喉頭浮腫が考えにくい場合には，内視鏡による直接評価を加え喉頭浮腫の所見が得られなければ抜管を考慮する．

　臨床的徴候からも喉頭浮腫が妥当であると考えた場合には，抜管12時間前から4時間おきにメチルプレドニゾロン20 mg静注を行い翌日再評価する．

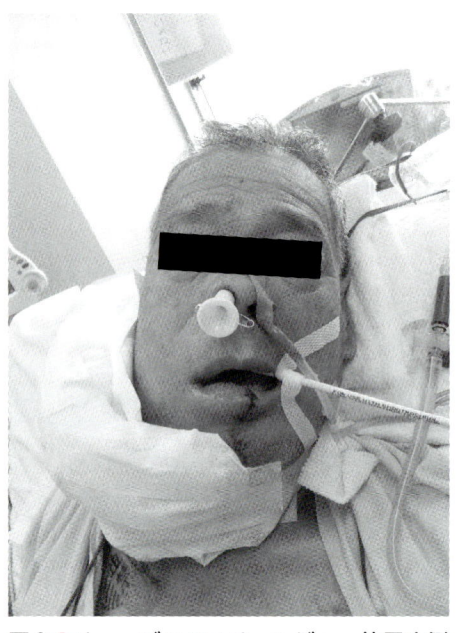

図2 ● チューブエクスチェンジャー使用症例
喉頭損傷が予測される患者に対してチューブエクスチェンジャーを留置し左口角に固定した．本人の留置による違和感の訴えはなかった

　危険因子，カフリークテスト，臨床徴候などから抜管後喉頭浮腫のリスクが高い状況で抜管することを選択した場合にはTEを留置した抜管を行い，少なくとも30分は留置する．抜管後に喘鳴があればプレドニゾロン0.5 mg/kgの静注，アドレナリン0.5 mg＋生理食塩水5 mLの吸入を考慮する．改善が得られなければ再挿管を行う＊．

＊施設により非侵襲的換気（non-invasive ventilation：NIV）の使用を検討する場合があると思うが，現時点では効果が確立していないこと，またわれわれの施設の体制においては判断を遅らせることになり致死的状況が発生することを危惧し行っていない．

● まとめ

　抜管成功を予測する基準は確立しておらず，現在も臨床的判断によるところが大きい．われわれの施設でのSBT成功後のフローを図3に示すので参考にしてもらいたい．われわれ個人の意見となるが，抜管の最終判断にはパラメーターだけで判断するのではなく，看護師からの吸引時の反応や頻度といった看護情報が有用であると感じる．その情報を引き出すための日頃からのコミュニケーション能力が集中治療医には必要と考える．

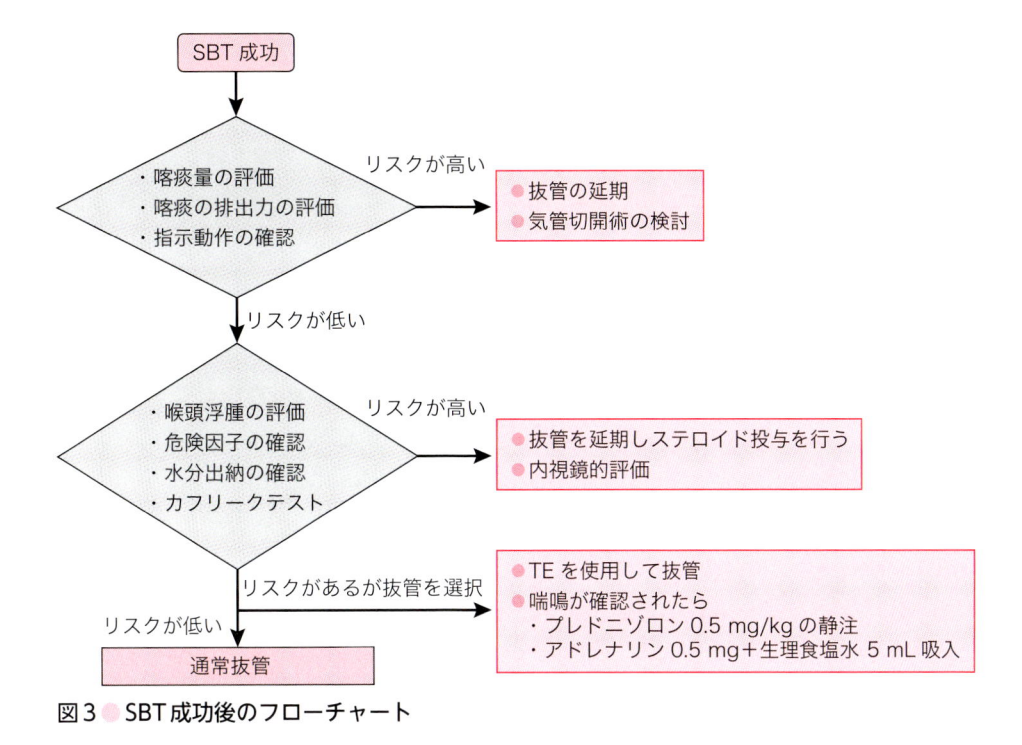

```
                    ┌─────────┐
                    │ SBT 成功 │
                    └────┬────┘
                         ↓
                    ╱─────────╲
             ・喀痰量の評価      リスクが高い    ●抜管の延期
             ・喀痰の排出力の評価 ─────────→   ●気管切開術の検討
             ・指示動作の確認
                    ╲─────────╱
                         │ リスクが低い
                         ↓
                    ╱─────────╲
             ・喉頭浮腫の評価    リスクが高い    ●抜管を延期しステロイド投与を行う
             ・危険因子の確認   ─────────→   ●内視鏡的評価
             ・水分出納の確認
             ・カフリークテスト
                    ╲─────────╱
                         │ リスクがあるが抜管を選択    ●TE を使用して抜管
                         │ ─────────→                ●喘鳴が確認されたら
                         │ リスクが低い                  ・プレドニゾロン 0.5 mg/kg の静注
                         ↓                              ・アドレナリン 0.5 mg＋生理食塩水 5 mL 吸入
                    ┌─────────┐
                    │ 通常抜管 │
                    └─────────┘
```

図3 ● SBT 成功後のフローチャート

文献

1) Epstein SK & Ciubotaru RL：Independent effects of etiology of failure and time to reintubation on outcome for patients failing extubation. Am J Respir Crit Care Med, 158：489-493, 1998
   → 74人の抜管失敗となった患者の原因や予後について検討した論文

2) Salam A, et al：Neurologic status, cough, secretions and extubation outcomes. Intensive Care Med, 30：1334-1339, 2004
   → 抜管成功と喀痰の量，排出力，意識との相関について検討した論文

3) Moons P, et al：Development of a risk assessment tool for deliberate self-extubation in intensive care patients. Intensive Care Med, 30：1348-1355, 2004

4) Boulain T：Unplanned extubations in the adult intensive care unit：a prospective multicenter study. Association des Réanimateurs du Centre-Ouest. Am J Respir Crit Care Med, 157：1131-1137, 1998 ★
   → 計画外抜管と危険因子を検討した論文

5) Tanios M, et al：Influence of Sedation Strategies on Unplanned Extubation in a Mixed Intensive Care Unit. Am J Crit Care, 23：306-314, 2014 ★
   → 鎮静方法と計画外抜管の関連を評価した論文

6) Tracey K, et al：A randomized trial of protocol-directed sedation management for mechanical ventilation in an Australian intensive care unit. Crit Care Med, 36：1444-1450, 2008 ★★
   → オーストラリアでは鎮静のプロトコール化は従来法に比べて効果がないと報告

7) Curley MA, et al：Protocolized sedation vs usual care in pediatric patients mechanically ventilated for acute respiratory failure：a randomized clinical trial. JAMA, 313：379-389, 2015 ★★★
   → 小児においては鎮静のプロトコール化は挿管期間の短縮にはつながらなかった

8) Merkel L, et al：Reducing unplanned extubations in the NICU. Pediatrics, 133：e1367-e1372, 2014
   → NICUにおいて教育の継続が計画外抜管の減少に有用である

必読 9) 日本集中治療医学会J-PADガイドライン作成委員会：日本版・集中治療室における成人重症患者に対する痛み・不穏・せん妄管理のための臨床ガイドライン．日本集中治療医学会雑誌, 21：539-579, 2014

10) Kulkarni AP, et al：Extubation failure in intensive care unit：predictors and management. Indian J Crit Care med, 12：1-9, 2008

11) Khamiees M, et al：Predictors of extubation outcome in patients who have successfully completed a spontaneous breathing trial. Chest, 120：1262-1270, 2001
    → 抜管成功と喀痰量と排出力の相関を検討した論文

12) Smina M, et al：Cough peak flows and extubation outcomes. Chest, 124：262-268, 2003
    → 咳の強さと抜管成功の相関を検討した論文

13) Ochoa ME, et al：Cuff-leak test for the diagnosis of upper airway obstruction in adults：a systematic review and meta-analysis. Intensive Care Med, 35：1171-1179, 2009
    → カフリークテストのシステマティックレビュー

14) Fan T, et al：Prophylactic administration of parenteral steroids for preventing airway complications after extubation in adults：meta-analysis of randomised placebo controlled trials. BMJ, 337：a1841, 2008
    → 抜管後喉頭浮腫と，ステロイドによる予防のメタアナリシス

Column ❶

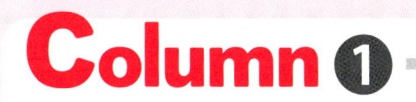

CVC穿刺の最適部位はどこか？

萩原祥弘

　ICUで頻用されるデバイスの1つである中心静脈カテーテル（CVC）．使用頻度が高いゆえにCVCに関連する合併症には注意を払いたい．**挿入時合併症では動脈損傷，気胸・血胸の合併が問題となり，留置後には感染や血栓合併症が問題となる．**

　CVC留置を鎖骨下，内頸，大腿静脈の3部位で合併症を比較した研究は今までも数多く報告されている[1~4]が，最近では多施設RCTで3SITES studyが記憶に新しい．この研究ではCRBSIとDVTの発症リスクは鎖骨下穿刺で最も少なく，大腿と内頸穿刺では有意差はなかったことが示された[5]．クロルヘキシジンが研究に考慮されてなかったのは残念ではある．

　ではCVCの最適ルートはどこか問われると，未だ答えは出ないのではないか．大事なのは，「誰が（熟練者？），どのような手法で（超音波ガイド下？），どれくらいの期間を予定して（長ければCRBSIとDVTの発症リスクはアップ），どのような患者に対してCVCを留置するのか」，挿入前に明確にしておくことのようだ．それにしても3SITES studyの鎖骨下穿刺の失敗率15％はちょっと多すぎはしないだろうか．

◆ 文献

1) Merrer J, et al：Complications of femoral and subclavian venous catheterization in critically ill patients：a randomized controlled trial. JAMA, 286：700-707, 2001
2) Sznajder JI, et al：Central vein catheterization. Failure and complication rates by three percutaneous approaches. Arch Intern Med, 146：259-261, 1986
3) Mansfield PF, et al：Complications and failures of subclavian-vein catheterization. N Engl J Med, 331：1735-1738, 1994
4) McGee DC & Gould MK：Preventing complications of central venous catheterization. N Engl J Med, 348：1123-1133, 2003
5) Parienti JJ, et al：Intravascular Complications of Central Venous Catheterization by Insertion Site. N Engl J Med, 373：1220-1229, 2015

第2章 呼吸

1. 人工呼吸器関連肺炎（VAP）

佐藤 祐

Point

- VAPの診断基準は複数提唱されているものの，ゴールドスタンダードといえるものはない
- 予防に関しては数多くの方法が報告されており，それらがまとめられたバンドルなども利用し，メディカルスタッフと共同して対応することが重要である
- 迅速かつ適切な抗菌薬治療が重要であるが，そのためには起因菌の推定が必要である．発症時期や，多剤耐性菌が起因菌となるリスク因子が起因菌推定のために重要な役割を担う

1 定義・診断

VAP（ventilator-associated pneumonia）は，概念としては気管挿管に伴う人工呼吸器管理中に発生する感染性の肺炎であり，気管挿管，人工呼吸器管理開始後48時間以降に発生したものを指す．

VAPの診断基準は，1972年のJohanson criteria[1]（表1）にはじまり，1991年のCPIS[2]（表2），2013年のCDC/NHSNのventilator associated event（VAE）サーベイランス基準[3]（図1）やそれらの組み合わせなどさまざまな基準が提唱されているものの，各々一長一短であり，未だ診断のゴールドスタンダードは定まっていない[4]（表3）．実際には臨床的にVAPを診断せざるを得ない場面が多い．実際にVAC（ventilator-associated complication），IVAC（infection-related ventilator-associated complication）と既存のVAP診断の一致率は決して高くない（VAC・IVACの多くはVAPに進展せず，VAPの多くはVAC・IVACの基準を満たさない）ことが報告[5]されていることからも各々の診断基準に均質性が乏しいことを示している．

気管挿管，人工呼吸器管理後4日以内のearly-onset（早期発症）と5日以降のlate-onset（晩期発症）に分類され，起因菌などでの差異がある[4]．

表1 ● Johanson criteria[1]

右の2つを満たすこと	以下のうち2つ以上を満たす ・38℃以上の発熱 ・白血球増多もしくは白血球減少 ・膿性吸引物
	新規もしくは進行性のX線での浸潤影

表2 ● Clinical Pulmonary Infection Score（CPIS）[2]

		Point
発熱（℃）	36.5〜38.4	0
	38.5〜38.9	1
	<36 or >39℃	2
酸素化 （PaO_2/FiO_2比）	>240 or ARDS	0
	<240 and no ARDS	2
気管分泌物	なし	0
	非膿性分泌物	1
	膿性分泌物	2
末梢血中白血球数（/μL）	4,000〜11,000	0
	<4,000 or >11,000	1
	≧50%bands（桿状核球）	2
胸部単純X線	浸潤影なし	0
	びまん性もしくは地図上の浸潤影	1
	局所の浸潤影	2
気管内吸引物の培養	培養（−），1＋	0
	培養2＋〜3＋	1
	グラム染色で細菌が確認できる	＋1

6点以上でVAPが疑わしい

❷ 発生要因・機序

喉頭口腔などに定着・繁殖した微生物が気道に流入することによってVAPが発生する．

1）微生物の定着・繁殖

気管挿管により挿管チューブで気道粘膜が損傷し，微生物が定着しやすくなる．さらに微生物は挿管チューブ内外にもバイオフィルムを形成し定着・繁殖する．人工呼吸器管理

```
┌─────────────────────────────────────────────────┐
│ ベースライン：人工吸気管理下で安定もしくは改善状態（1日の中での最低 PEEP，FiO₂ の安定 │
│ もしくは改善状態が 2 日以上続いている状態）であること                  │
└─────────────────────────────────────────────────┘
                         ↓
┌─────────────────────────────────────────────────┐
│ 最低 FiO₂ が 0.20 以上もしくは最低 PEEP が 3 cmH₂O 以上ベースラインから上昇する │
└─────────────────────────────────────────────────┘
                         ↓
              VAC（ventilator-associated condition）
                         ↓
┌─────────────────────────────────────────────┐
│ ①体温＞38℃もしくは＜36℃                       │
│ ②白血球数≧12,000/μL もしくは≦4,000/μL           │
│   のいずれかを満たし                            │
│   かつ                                      │
│   新たな抗菌薬が 4 日以上継続している状態            │
└─────────────────────────────────────────────┘
                         ↓
         IVAC（infection-related ventilator-associated condition）
                         ↓
```

酸素化の悪化の前後 2 日以内に下記基準のいずれかを満たす．
①基準 1：以下の検体からの培養陽性（膿性の気管分泌物がない場合）
- 気管内吸引物：≧10⁵ CFU/mL もしくはそれに準じた半定量的結果
- 肺胞洗浄：≧10⁴ CFU/mL もしくはそれに準じた半定量的結果
- 肺組織：10⁴ CFU/g もしくはそれに準じた半定量的結果
- 保護検体ブラシ：≧10³ CFU/mL もしくはそれに準じた半定量的結果

②基準 2：気道からの膿性の分泌物があり（倍率 100 倍の視野の中で好中球が 25 個以上で扁平上皮が 10 個以下）かつ以下の検体からの培養陽性（基準 1 以下の結果でもよい）
- 喀痰
- 気管内吸引物
- 肺胞洗浄
- 肺組織
- 保護検体ブラシ

③基準 3：下記の検査のいずれかが陽性
- 胸水培養陽性
- 肺組織病理（膿瘍もしくは真菌が検出できている場合）
- レジオネラ菌の検査陽性
- *influenza virus, respiratory syncytial virus adenovirus, parainfluena virus, rhinovirus, human metapneumovirus* の検査陽性

PVAP（poissible ventilator-associated condition）

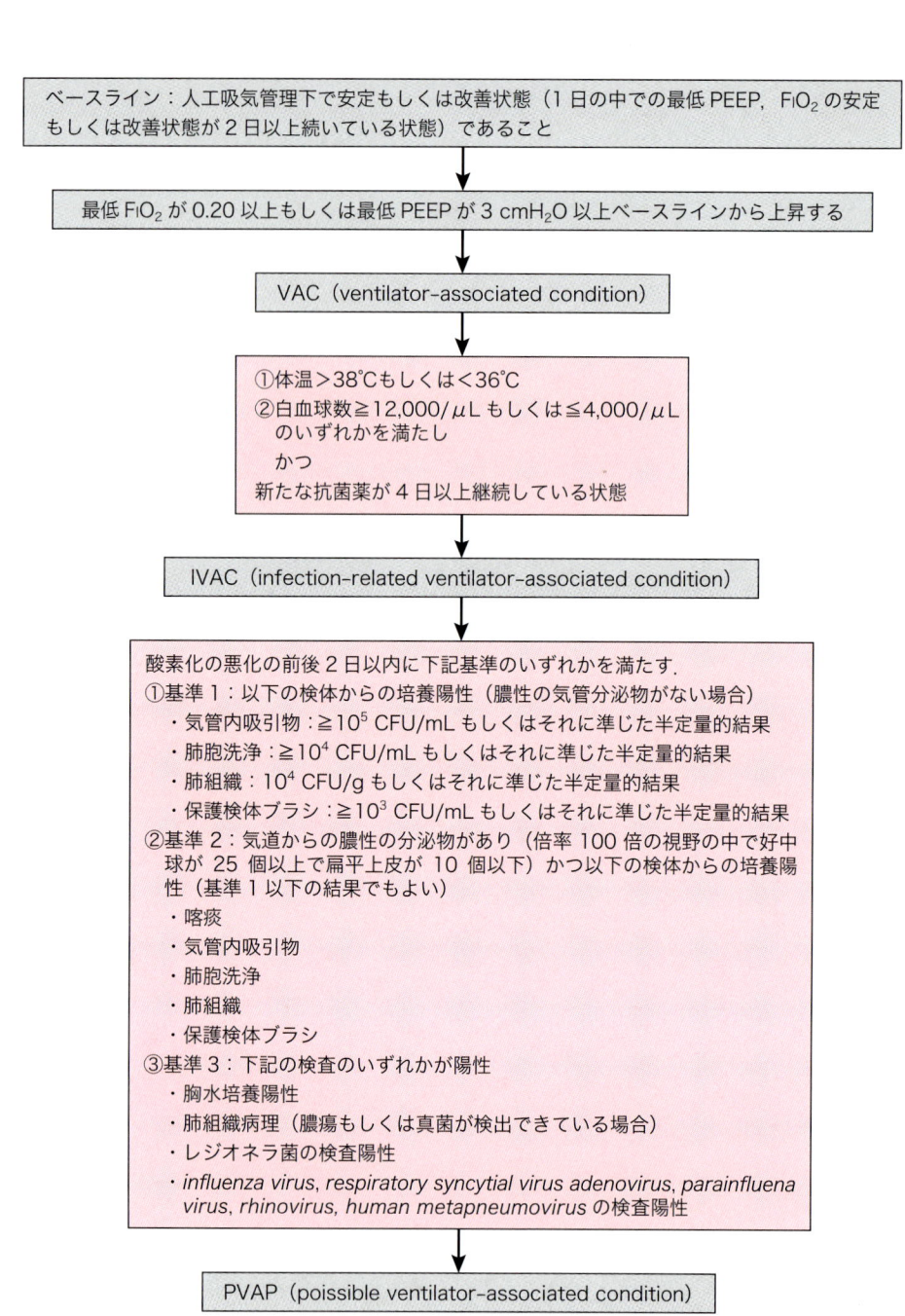

図1 ● CDC/NHSN Ventilator associated event（VAE）サーベイランスアルゴリズム
（文献3より引用）

表3 ● 各種診断基準のまとめ

名称	年代	備考
Johanson criteria[1]	1972	現在のVAPの診断の骨子となる臨床診断基準．感度と特異度は高くない．
CPIS（clinical pulmonary infection score）[2]	1991	Johanson criteriaと比較して項目数が増え（6項目），感度特異度は増したが，未だ不十分．
CDC/NHSNサーベイランス基準[3]	2013〜	感染に限定しない人工呼吸器管理中の酸素化の悪化，ventilator associated event（VAE）という包括した概念を提唱．VAEのなかに感染が原因の肺炎，つまり従来のVAP〔基準内ではprobable VAP（PVAP）と呼称〕が位置する．環境や観察者による差異を極力排除した客観性や定量性を意識した項目，基準となっている．しかし，あくまでサーベイランス目的での基準であり，感染制御の観点から偽陽性をやや許容する内容となっている．必ずしも臨床診断と合致しない可能性が指摘されている．

中にストレス性潰瘍予防の目的で使用されるPPIなどにより胃酸のpHが下がることも微生物が定着しやすくなる誘因である．

2）気道への流入

人工呼吸器管理による鎮静に伴う咳嗽反射の消失が誘因となる．また，汚染されたネブライザや汚染された手指や器具などを介して回路内の結露などで微生物が定着・繁殖し，気管内に流入することも要因となる．

❸ 頻度・発生時期

前述のように診断基準が定まっていないため，適用した診断基準によって頻度は異なっており，人工呼吸器管理患者の約10〜20％に発生するとされている．発生率は気管挿管，人工呼吸器管理直後の5日までが最も高く約3％/日，5〜10日は約2％/日，15日以降は約1％/日と次第に低下していくとされる[6]．

❹ 生命予後や機能予後への影響

VAPの死亡率は約10％程度であり，人工呼吸器管理期間とICU滞在期間を約1週間，入院期間を約2週間延長させることが知られている[7]．また，医療コストも増加（40,000$/case）する[8]．

❺ 予防

前述のようにVAPは発生してしまうと，生命予後や医療費の観点から多大な影響をもたらすため，その予防が非常に重要である．

VAPの最大にして根本的な予防としては極力，気管挿管・人工呼吸器管理を行わず回避することであり，人工呼吸器管理となってしまった場合には早期の離脱を図ることである．発症機序から，微生物の定着・繁殖の予防と気道への流入の予防に大きく分けることができる．なお，以下はあくまでVAPの予防としての推奨（もしくは非推奨）であり，原病や他の重症管理の観点などから総合的に判断されることとなる．

1) 気管挿管・人工呼吸器管理の回避もしくは早期の離脱の計画 [8,9,10]

a) 気管挿管・人工呼吸器管理の回避

NPPVの使用などで気管挿管・人工呼吸器管理を回避する．

b) 気管挿管・人工呼吸器管理からの早期離脱

気管挿管・人工呼吸器管理の期間が長くなるにつれてVAPの発症率が増加するため，可能な限り早期に離脱することが重要である．人工呼吸器管理期間を短縮するために人工呼吸器からの離脱のプロトコルを設定し，自発呼吸トライアル（SBT）を用いて1日1回は離脱の可能性を検討する[10,11]．1～2日の人工呼吸器管理期間の短縮につながる（第2章-4参照）．

- ●早期の気管切開は推奨されない[9]

2011年にWang Fらが報告した7個のRCTのメタアナリシス（n＝1,044）ではVAPの抑制，鎮静期間，人工呼吸器管理期間，ICU滞在期間，入院期間，合併症の発生率に有意な差はなく[12]，早期の気管切開は推奨されない．

2) 微生物の定着・繁殖の予防

a) 頭位挙上を行う [5,9,11,13]

仰臥位では胃内容物が口腔咽頭に逆流し，VAPの発症率が増加する．頭位を30～45°挙上する（**pro-con論点のまとめ参照**）．

b) 口腔ケアを行う [9,10,13]

中咽頭の微生物の除菌のために行われる．クロルヘキシジンでの口腔ケアはVAPの発症率を抑制（OR 0.60）する[14]がICU滞在期間，人工呼吸器管理期間，ICU滞在期間，死亡率は明らかな差がなかった．非吸収性の局所抗菌薬による選択的消化管除菌，選択的口腔咽頭除菌も選択肢に上がり得る．2009年のde Smet AMらのRCT（n＝5,939）では，28日死亡率に関して，選択的消化管除菌はOR0.86，選択的口腔咽頭除菌はOR0.83と抑

制したと報告された[15].

しかし，短期間での結果が中心であり，長期間での耐性菌出現も懸念される．さらに地域により耐性化率が異なるため普遍性が疑問であり，この結果をそのまま国内のICUで適用できるかは疑問が残る．総じて選択的消化管除菌，選択的口腔咽頭除菌の適用は慎重に判断されることが望ましいだろう[13].

c) 人工呼吸器回路の交換をルーチンで行わない[9〜11,13]

人工呼吸器回路を開放すると，回路内腔を通じた下気道汚染の危険性が高まるため，定期的な回路交換はVAP発症率が高まる．目に見える汚れや破損がない場合は7日以内の定期的な交換は推奨されない．回路内に溜まった水滴は，発見したときあるいは体位交換前に無菌的な手技で除去することが望ましい．

d) 手指衛生[5,10,11]

すべての院内感染に対する基本的な予防である．すべての医療者と患者家族（面会者）が対象となる．通常の手指衛生に加え，呼吸回路の接触前後にも手指衛生を行う．目に見える汚れがなければ速乾式アルコール製剤での代用も可能とされる．

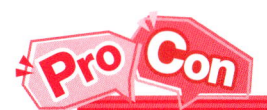

論点のまとめ

頭位挙上はVAPを予防するか？

【賛成論】
- 30〜45°の頭位挙上はVAP発症を抑制する可能性がある．
- 頭位挙上は明らかな有害事象は認められておらず，低コストで行うことのできる手技である．

【反対論】
- 適切な頭位挙上の角度は明確にされていない．

口腔ケアはVAPを予防するか？

【賛成論】
- クロルヘキシジンによる口腔ケアはVAPを予防する（OR 0.6，NNT＝15）．

【反対論】
- クロルヘキシジンによる口腔ケアは死亡率，人工呼吸器管理期間，ICU滞在期間を改善するというデータは認められていない．

> **一口メモ　薬剤投与に関するエビデンス**
>
> **＜制酸薬は推奨されない [5,9]＞**
>
> 　制酸薬はストレス性潰瘍による消化管出血は抑制するが，胃酸の減少により咽頭や上部消化管での微生物が繁殖し胃内容物の逆流などの際の汚染が強まるため，医療関連肺炎には有用ではない．スクラルファート（アルサミン®）は胃酸のpHを上げずに胃粘膜保護をするためVAPには有効だが，H₂RAやPPIと比べて消化管出血の予防効果が劣る．消化管出血のリスクも加味して総合的に判断する．
>
> **＜予防的抗菌薬の全身投与は推奨されない [13]＞**
>
> 　VAPの予防効果は明らかにはされておらず，耐性菌出現が懸念されるため予防的抗菌薬の全身投与は推奨されない．

3）気道への流入の予防

a) カフ上吸引付挿管チューブを使用する [5,9,13]

　カフ上の吸引をし，貯留物を除去することでカフ脇を伝って気道内に流入することを防ぐ．48〜72時間を越えて人工呼吸器管理が見込まれる場合に気管挿管時に選択する．2011年にMuscedere Jらが報告した13個のRCTのメタアナリシスでは，カフ上吸引付挿管チューブの使用は，VAP発症に関してrisk ratio 0.55で，ICU滞在期間を1.5日短縮，人工呼吸器管理期間を1.1日短縮・初回のVAP発症までの期間を2.6日延長させた．しかし，入院期間や死亡率には変化がなかった[16]．

b) 適切な鎮静，鎮痛を行う [9〜11]

　鎮静は咳嗽反射の減弱消失のため，VAPの発症率が増加する．可能な限り無鎮静が望ましいが，鎮静を行う場合は，鎮静スケールであるRASSを使用し，RASSスコア−3〜0を目標に調節し，医療チーム内で目標を統一する．禁忌がない限り1日に1回鎮静を中断し，鎮静の蓄積，過鎮静を予防する．

c) 筋弛緩を使用しない [11]

　筋弛緩も同様に咳嗽反射の減弱消失を招くため，持続投与を避ける．

d) 極薄カフ付挿管チューブを使用する [9]

　カフが薄い方が気管に密着するため，カフ脇を伝っての気道への流入の予防効果がある．2007年のPoelaert Jらの心臓手術後の挿管患者におけるRCT（n＝134）では，極薄カフ付挿管チューブは早期発症の術後VAP発症率をOR 0.31と抑制したが，死亡率，ICU滞在期間は変わらなかったと報告された[17]．

e) カフ圧を自動調整し，20〜25 cmH₂Oに保つ [5,9]

　カフの気管への密着を高めることで，カフ脇を伝っての気道への流入の予防効果がある．2011年のNseir SらのRCT（n＝122）では，カフ圧25 cmH₂Oを目標に自動的に維持すると胃内容物の誤嚥をOR 0.25，VAP発症率をOR 0.30と抑制したが，人工呼吸器管理

表4 ● VAP発症時期ごとの起因菌

早期発症（挿管後5日未満）	晩期発症（挿管後5日以上）
GPC	GPC
Streptcoccus penumoniae MSSA	早期発症と同様 MRSA
GNR	GPR
Hemophilus influenzae *Escherichia coli* *Kllebsiella pneumoniae* *Enterobacter aerogenes* *Proteus sp* *Serratia marcescens*	早期発症と同様 *Pseudomonas aeruginosa* ESBLs *Escherichia coli* ESBLs/CRE *Klebsiella pneumoniae* ESBLs *Enterobacter* sp. ESBLs *Acinetobacter* sp. *Stenotrophomonas maltophilia*
	非定型
	Legionella pneumophilia

GPC：グラム陽性球菌，GNR：グラム陰性桿菌，GPR：グラム陽性桿菌
（文献4を参考に作成）

期間，入院期間，死亡率には変化がなかった[18]．

● 銀コーティングの挿管チューブの使用は推奨されない[9]

　銀コーティングによる挿管チューブの抗菌効果を期待している．2008年のKollef MHらのRCT（n＝2,003）では銀コーティングされた挿管チューブの使用は，挿管後24時間以降に発症したVAPのRRを35.9％減少させた[19]．しかし，VAPの発症時期が全時期もしくは24時間以降で定義されており，そのままのデータを利用してよいかは疑問が残る．未だデータは不十分である．

● 早期の経管栄養は推奨されない[9]

　経管栄養は胃内容物逆流のリスクとなる．2011年のCasaer MPらのRCT（n＝4,640）では48時間以内に経管栄養を開始すると8日以降に経管栄養を開始した場合と比べ，気道もしくは肺感染症の発生率が上昇する（16.4％対19.3％，$p＝0.009$）が，死亡率に変化はなかった[20]．栄養管理の側面も考慮し，総合的な判断が必要である．

6 発症時の戦い方～対処法・トラブルシューティング～

　VAPと診断された場合もしくは疑われた場合，前述のように適切な抗菌薬治療がなされるべきである．

　感染治療の原則に基づき，推定される病原体に対する抗菌薬を選択する必要があり，発症時期により大きく起因菌が異なり，晩期発症になると耐性菌や緑膿菌など抗菌薬治療が困難な起因菌が増えてくる[4]（表4）．また，VAPにおいて多剤耐性菌が起因菌となるリス

表5 ● VAPで多剤耐性菌が起因菌となるリスク因子

- 90日以内の抗菌薬投与歴
- 5日以上の入院中（Late-onset VAP）
- 耐性菌の高い環境
- HAP（hospital acquired pneumonia：院内肺炎）のリスク因子があること（＝90日以内に2日以上の入院歴があること，ナーシングホームもしくは長期介護施設への入居，抗菌薬を含む在宅注射療法，30日以内の慢性透析，在宅での創傷処置，家族に多剤耐性菌保有者）
- 免疫抑制患者もしくは免疫抑制治療

（文献5より引用）

表6 ● VAP治療法の例

多剤耐性菌を疑わない場合	・アンピシリン／スルバクタム（スルバシリン®）1回3 g，1日3～4回
多剤耐性菌を疑う場合	・ピペラシリン／タゾバクタム（ゾシン®）1回4.5 g，1日4回 ・メロペネム（メロペン®）1回1 g，1日3回
MRSAを疑う場合	「多剤耐性菌を疑う場合」の治療例に加えて ・バンコマイシン（塩酸バンコマイシン）1回15～20 mg/kg，1日2～3回

ク因子は**表5**のとおりである[5]．そのほか，症例の過去の培養歴，院内での多剤耐性菌やMRSAの頻度，アウトブレイクなどを加味して総合的に起因菌を想定する必要がある．治療法の1例を**表6**に示した．

治療後のフォローアップ，治療期間の1例を**図2**に示す．治療期間は伝統的には2～3週間とされていたが，病原体によっては7～8日の短期間治療も同等の成績と報告されている．ただし，緑膿菌などのブドウ糖非発酵菌では短期間治療では再発率が高いため，長期間治療が望ましい[21]．

◆ 文献

1) Johanson WG Jr, et al：Nosocomial respiratory infections with gram-negative bacilli. The significance of colonization of the respiratory tract. Ann Intern Med, 77：701-706, 1972
   → 現在のさまざまなVAPの診断基準の骨子となったJohanson criteriaのもととなった論文

2) Pugin J, et al：Diagnosis of ventilator-associated pneumonia by bacteriologic analysis of bronchoscopic and nonbronchoscopic "blind" bronchoalveolar lavage fluid. Am Rev Respir Dis, 143：1121-1129, 1991
   → CPISの大本となった論文

3) Hebden JN, et al：Healthcare-associated infections studies project：an American Journal of Infection Control and National Healthcare Safety Network data quality collaboration-LabID Clostridium Difficile event 2013. Am J Infect Control, 41：916-917, 2013
   → アメリカCDCの提唱するVAE・VAC・VAPのサーベイランス基準．2015年5月に改訂．あくまでサーベイランス基準であることを前提に解釈しなければならないが，VAEという概念について理解しておく必要があるだろう

必読 4) Grgurich PE, et al：Diagnosis of ventilator-associated pneumonia：controversies and working toward a gold standard. Curr Opin Infect Dis, 26：140-150, 2013
   → VAPの診断について歴史的経緯を踏まえてレビューしている．VAPにの診断に未だゴールドスタンダードがないことが述べられている

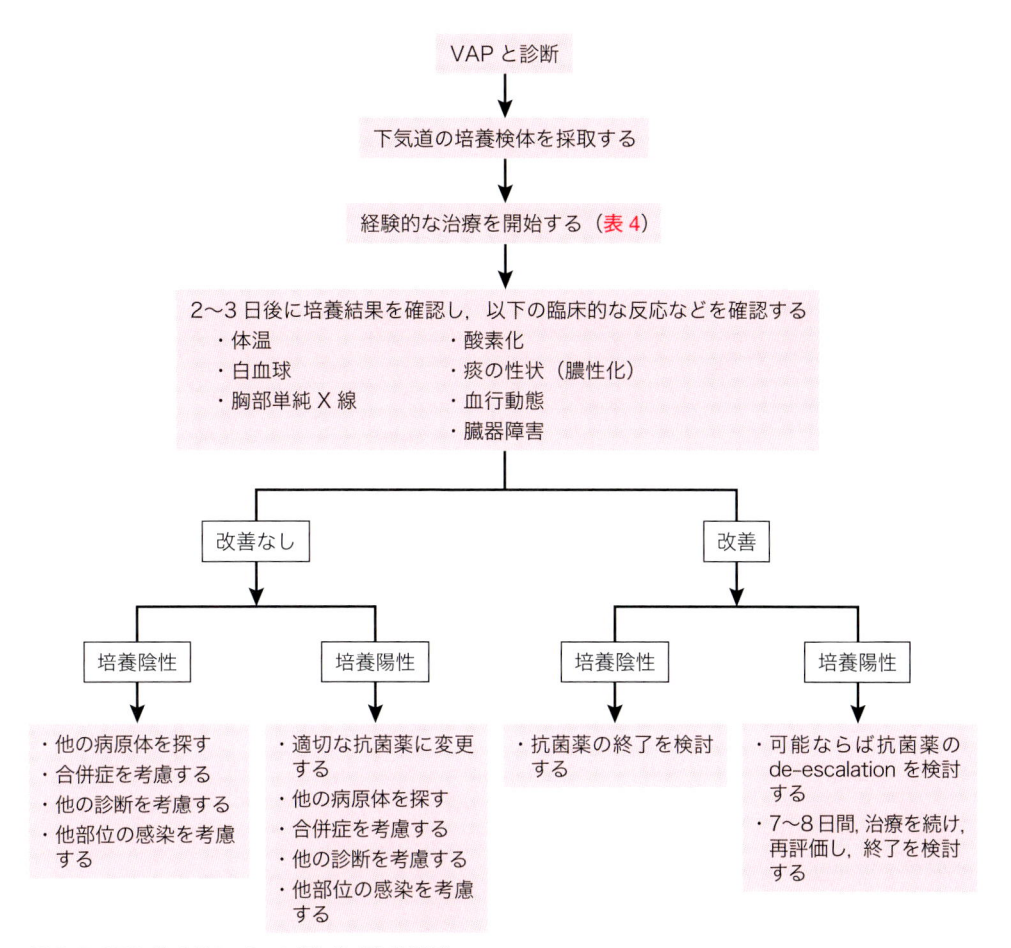

```
                    ┌─────────────┐
                    │ VAPと診断   │
                    └──────┬──────┘
                           ↓
                ┌─────────────────────┐
                │ 下気道の培養検体を採取する │
                └──────────┬──────────┘
                           ↓
              ┌──────────────────────────┐
              │ 経験的な治療を開始する（表4）│
              └────────────┬─────────────┘
                           ↓
        ┌──────────────────────────────────────┐
        │ 2～3日後に培養結果を確認し，以下の臨床的な反応などを確認する │
        │   ・体温          ・酸素化             │
        │   ・白血球        ・痰の性状（膿性化）  │
        │   ・胸部単純X線   ・血行動態           │
        │                   ・臓器障害           │
        └──────────────────────────────────────┘
```

図2 ● ATSガイドラインに基づく治療戦略
（文献8より引用）

フローチャート分岐：
- **改善なし**
  - 培養陰性：他の病原体を探す／合併症を考慮する／他の診断を考慮する／他部位の感染を考慮する
  - 培養陽性：適切な抗菌薬に変更する／他の病原体を探す／合併症を考慮する／他の診断を考慮する／他部位の感染を考慮する
- **改善**
  - 培養陰性：抗菌薬の終了を検討する
  - 培養陽性：可能ならば抗菌薬のde-escalationを検討する／7～8日間，治療を続け，再評価し，終了を検討する

---

5) Muscedere J, et al：The clinical impact and preventability of ventilator-associated conditions in critically ill patients who are mechanically ventilated. Chest, 144：1453-1460, 2013 ★

6) Cook DJ, et al：Incidence of and risk factors for ventilator-associated pneumonia in critically ill patients. Ann Intern Med, 129：433-440, 1998 ★

7) Chastre J & Fagon JY：Ventilator-associated pneumonia. Am J Respir Crit Care Med, 165：867-903, 2002

必読 8) American Thoracic Society：Infectious Diseases Society of America：Guidelines for the management of adults with hospital-acquired, ventilator-associated, and healthcare-associated pneumonia. Am J Respir Crit Care Med, 171：388-416, 2005
→ やや発行から時間がたち，最新の知見と異なる部分があるものの，VAP全体のガイドラインとしては最大級のものである．Major point and recommendationだけでも読んでおくべきである

必読 9) Klompas M, et al：Strategies to prevent ventilator-associated pneumonia in acute care hospitals：2014 update. Infect Control Hosp Epidemiol, Suppl 2：S133-154, 2014
→ 予防に関してはエビデンスベースで非常によくまとまっており，2014年にアップデートされているため最新の知見も反映されている

10) Rello J, et al：A European care bundle for prevention of ventilator-associated pneumonia. Intensive Care Med, 36：773-780, 2010
→ ヨーロッパのVAPバンドル．5つにまとまっている．スタッフの教育が含まれている点が面白い

必読 11)「人工呼吸関連肺炎予防バンドル 2010改訂版」（日本集中治療医学会ICU機能評価委員会），2010

→ 日本のVAPバンドル，2010年改訂版．予防について5つの手法がまとめてある．コメディカルと共同して医療チームとして対応すべき内容も多いため，コメディカルにも共有したい内容．日本語で読みやすいのも利点である

12) Wang F, et al：The timing of tracheotomy in critically ill patients undergoing mechanical ventilation：a systematic review and meta-analysis of randomized controlled trials. Chest, 140：1456-1465, 2011

必読 13) Muscedere J, et al：Comprehensive evidence-based clinical practice guidelines for ventilator-associated pneumonia：prevention. J Crit Care, 23：126-137, 2008
→ 予防に関してまとまっているガイドライン．2008年でありやや古いが，引用文献の吟味が行われている．「Recommendation」では簡潔に推奨非推奨が述べられており，ここだけでも読んでおくべきである

14) Shi Z, et al：Oral hygiene care for critically ill patients to prevent ventilator-associated pneumonia. Cochrane Database Syst Rev, 8：CD008367, 2013

15) de Smet AM, et al：Decontamination of the digestive tract and oropharynx in ICU patients. N Engl J Med, 360：20-31, 2009 ★★★

16) Muscedere J, et al：Subglottic secretion drainage for the prevention of ventilator-associated pneumonia：a systematic review and meta-analysis. Crit Care Med, 39：1985-1991, 2011

17) Poelaert J, et al：Polyurethane cuffed endotracheal tubes to prevent early postoperative pneumonia after cardiac surgery：a pilot study. J Thorac Cardiovasc Surg, 135：771-776, 2007 ★★

18) Nseir S, et al：Continuous control of tracheal cuff pressure and microaspiration of gastric contents in critically ill patients. Am J Respir Crit Care Med, 184：1041-1047, 2011 ★★

19) Kollef MH, et al：Silver-coated endotracheal tubes and incidence of ventilator-associated pneumonia：the NASCENT randomized trial. JAMA, 300：805-813, 2008 ★★★

20) Casaer MP, et al：Early versus late parenteral nutrition in critically ill adults. N Engl J Med, 365：506-517, 2011 ★★★

21) Pugh R, et al：Short-course versus prolonged-course antibiotic therapy for hospital-acquired pneumonia in critically ill adults. Cochrane Database Syst Rev,：CD007577, 2011

第2章 呼吸

2. 無気肺

横山仁志

Point

- 無気肺は，肺含気量の低下や肺容積が減少した状態であり，低酸素血症・低酸素症を呈し，回復の阻害因子となるICUの代表的な合併症である
- 無気肺は原因や発生機序によって分類され，その対処方法が異なる
- 気道クリアランス不良やそれに伴う閉塞性無気肺は，対処や管理方法に難渋しやすく，排痰の促進要因である"重力""エアーエントリー""呼気流速""分泌物の粘稠度"の調整が必要となる
- 閉塞性無気肺の予防は，体位交換，深呼吸，早期離床が基本となる．そして，その改善にはそれらに加えて，治療的な体位交換，用手的な呼吸・排痰法，訓練器具・機器や人工呼吸器を用いた方法などを組み合わせて対処する

はじめに

　無気肺は，肺含気量の低下や肺容積が減少した状態であり，肺内にシャントが生じて低酸素血症・低酸素症を呈する．それらは酸素化を主としたガス交換障害のみにとどまらず，主要臓器や末梢組織への酸素運搬能の低下による全身状態・臓器不全の回復遅延，頻呼吸や呼吸筋疲労の助長といった換気能力への悪影響から人工呼吸器からのウィーニング・抜管の遅延を招来する．そのため，ICUにおいて回避したい代表的な合併症のひとつである．

　本稿では無気肺，特に管理に難渋しやすい気道クリアランス不良によって生じる閉塞性無気肺に焦点をあて，その具体的な予防や対処法を概説する．

表1 ● 無気肺の分類・発生機序，原因，画像所見と対処法

	粘着性無気肺	瘢痕性無気肺	閉塞性無気肺	圧迫性無気肺
発生機序	サーファクタントの希釈や減少により肺胞が虚脱した状態となる	間質や肺の線維化により肺が弾性を失い，含気を得られない状態となる	気道・気管支が閉塞し，末梢の肺の含気がなくなる	胸腔内病変や胸腔内臓器からの肺圧迫により生じる
原因・代表的な病態	ARDS・肺水腫 肺炎 肺梗塞 高濃度酸素吸入	ARDS（慢性期） 間質性肺炎 気管支拡張症 薬剤による副作用	気道・気管支内異物 気管支内異物 気道分泌物 肺癌・食道癌など	胸水貯留 血胸・気胸・膿胸 縦隔腫瘍 心拡大，大動脈病変
胸部画像所見				
対処法	・陽圧管理 ・水分管理 ・薬物療法	・呼吸リハビリテーション ・薬物療法 ・陽圧管理	・気管支鏡・気管吸引 ・排痰管理 ・薬物療法 ・加温・加湿療法 ・外科的治療	・胸腔ドレナージ ・水分管理 ・循環管理 ・外科的治療

❶ 合併症の具体的内容/発生要因・機序

1) 無気肺の分類

　　無気肺は，原因や発生機序によっていくつかに分類され，その対処方法が異なる（表1）．ICUで多くみられる無気肺は，急性呼吸促迫症候群（acute respiratory distress syndrome：ARDS），肺水腫や肺炎などによる粘着性無気肺，慢性期のARDSや間質性肺炎などの肺線維化による瘢痕性無気肺，胸腔内の胸水・血液などによって肺が圧迫された圧迫性無気肺，そして気道内の分泌物や異物，悪性新生物などによる気道・気管支内の閉塞によって生じる閉塞性無気肺である．このなかでも**不良な気道クリアランスが原因によって生じる閉塞性無気肺は，突然の低酸素血症を生じやすく，比較的管理や対応策に難渋しやすい**．多様な病態や状態にあるICU患者においては高い頻度で併発しやすい無気肺で，表2に示すような状態や症例では注意が必要となる．

2) 安静臥床による肺障害

　　ARDS，人工呼吸管理等によって安静臥床が強いられた症例では，重力による気道分泌物の沈降現象によって背側の閉塞性無気肺を生じる．それのみにとどまらず，鎮静・鎮痛薬による横隔膜活動の低下や胸郭・肺の重みによる背側肺の換気抑制，陽圧換気による腹

表2 ● 閉塞性無気肺を生じる病態・病状

- 意識障害，覚醒レベル低下
- せん妄，精神疾患
- 鎮静薬・鎮痛薬・筋弛緩薬投与
- 人工呼吸器管理，人工気道挿入
- 咳嗽反射低下
- 嚥下機能低下
- 手術後・外傷に伴う疼痛
- 気道熱傷
- 気管支喘息，慢性呼吸不全
- 高位頸髄損傷，神経筋疾患
- 高齢者
- 脱水

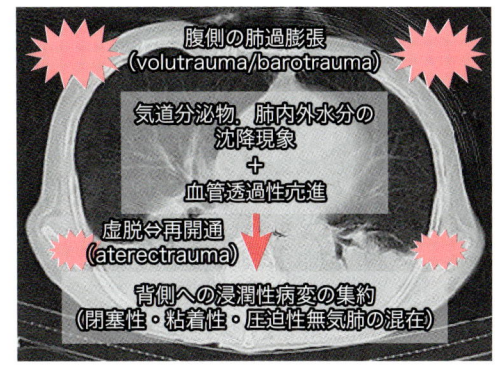

図1 ● 下側（荷重側）肺障害の弊害

側肺の過膨張，そして炎症性メディエーターによる肺血管透過性亢進と静水圧の関係で背側への肺水腫や胸水貯留などさまざまな病態の無気肺が混在し，背側への浸潤性病変が集約される下側（荷重側）肺障害を生じる．下側肺障害では，背側肺のシャントを主座とした換気血流比のミスマッチによる低酸素血症，人工呼吸惹起性肺傷害（ventilator-induced lung injure：VILI）の助長により，呼吸・全身管理を難渋させる病態が生じる（図1）．

❷ 頻度／発生時期

閉塞性無気肺は，意識・覚醒不良，鎮静状態，人工呼吸管理，強い疼痛や分泌物過多の状態であるICU入室間もない時期の発生頻度が高く，好発時期である．しかしながら前述した表2に示すような状況が生じやすい**ICU入室期間中は，常にその併発リスクと隣り合わせにあることを認識しておく**ことは重要である．また，人工呼吸器からの離脱・抜管後は，分泌物過多，咳嗽力弱化や嚥下機能低下，気道・気管支に存在するせん毛運動の低下，胃管チューブやイレウス管の存在など，気道クリアランスを阻害する因子が多く存在し，閉塞性無気肺のリスクが高まりやすく，留意が必要である．

❸ 合併症の生命予後や機能予後への影響

無気肺の併発が，予後に影響を及ぼすかは十分な検証がなされていない．しかし，これらによって随伴する低酸素血症，息切れ感，促迫呼吸，そして排痰ケア・管理後の疲労感

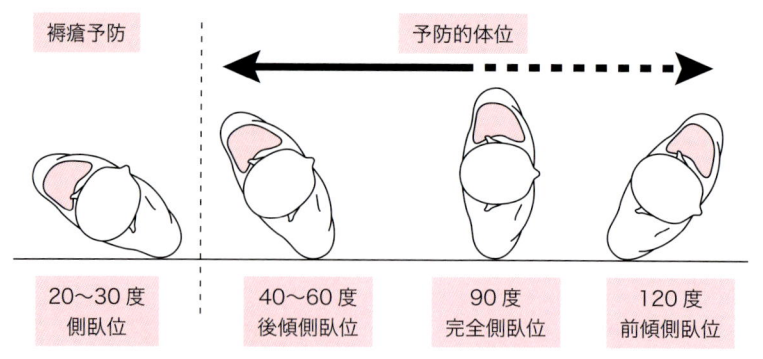

図2 ● 予防的体位変換の角度

- 20〜30度 側臥位（褥瘡予防）
- 40〜60度 後傾側臥位
- 90度 完全側臥位
- 120度 前傾側臥位

は，自発呼吸トライアルや抜管，離床やリハビリテーションの進行の大きな阻害因子となり得る．生命予後への影響は不明であるが，ICU入室期間や入院期間が長期化となりやすく，運動機能やADL，能力低下等の機能予後に多大な悪影響を及ぼすことは臨床上明らかである．

❹ 具体的な予防策

無気肺・肺炎などの肺合併症の予防には，ベッド上安静状態，特に仰臥位の回避が原則である．術後など意識や覚醒が良好な患者では，深呼吸と早期離床の促進が基本となるが[1]，ICUでは人工呼吸器管理や不安定な状態によって，多くの時間をベッド上で過ごす患者が大部分である．そのため予防策は，仰臥位を回避し，体位交換を繰り返すことが主体となる．

体位交換の角度は，少なくとも40°以上の左右への側臥位の体位交換を2時間ごとに実施することが標準的となっており，褥瘡予防のための20〜30°程度の側臥位では不十分である．その背景には，自動的体位交換ベッド（kinetic bed）によって，40〜60°の左右への側臥位によって肺合併症予防の効果[2]が示され，その効果は医療スタッフによる定期的な体位交換においても同等の効果[3]が認められたことに由来する．ただし，重力の影響による背側の換気抑制や分泌物の貯留による無気肺を十分に予防するには，図2に示す治療的体位である完全側臥位や前傾側臥位を予防的体位として活用する場合も少なくない（図2）[4]．加えて，人工呼吸管理時には嘔吐，誤嚥，VAP予防のために30〜45°以上の頭部挙上位を保持することが必須となる．これらの体位変換を繰り返しながら，患者が離床可能な全身状態や環境，チームのマンパワーが整い次第，深呼吸や呼吸トレーニングを併用しながら端坐位，立位，車椅子乗車や歩行などの早期離床促進を行っていくことが，肺合併症の予防には重要となる．

❺ 発症時の戦い方〜対処方法・トラブルシューティング〜

　気管分岐部から区域気管支の中枢気道部付近での分泌物貯留やそれに伴う無気肺は，気管支鏡や気管吸引で対処が可能である．しかし，より末梢に存在する無気肺の改善には難渋する場合が多く，その改善には，**排痰の促進要因である"重力"の活用，"エアーエントリー"や"呼気流速"の改善，"分泌物の粘稠度"の調整**が必要となる．患者の意識・覚醒・鎮静レベルや全身状態，無気肺の発生部位，重症度や原因にあわせて，以下に示すさまざまな方法を組み合わせて改善を試みる．

1）重力の活用

　体位変換は予防的なもののみではなく，分泌物の貯留や無気肺の存在する部分を最も高い位置，その部位につながる気管支をなるべく垂直にし，重力を逆利用した体位は，無気肺の治療的体位となる．治療的体位と後述するエアーエントリーや呼気流速を促進する方法などを併用すると無気肺の改善により有効である．

　適応は局在した肺病変を認める症例，自力で体位交換の困難な症例や病態，人工呼吸管理，離床困難例である．臨床では，片側肺病変への完全側臥位や前傾側臥位，上肺野への頭高位，下側肺障害への腹臥位が活用頻度の高い体位である．特に，発症早期の重度ARDS（P/F ratio ≦ 100〜150）に対する腹臥位管理は，酸素化の改善効果と短期・長期の生命予後の改善効果が示されている[5,6]．ただし，肺保護換気のもと10〜16時間以上の長時間実施する必要があるため，気管チューブの閉塞や事故抜管，顔面浮腫，褥瘡などに対する工夫が必要となる．

2）エアーエントリーの改善

　気道クリアランスの改善や無気肺に至った肺胞を再拡張させるには，障害肺から肺全体にわたるエアーエントリーの増大が必要となる．これにより，肺胞と肺胞間や呼吸細気管支の間に存在する側副気道を介して障害肺へのガスの流入がなされ，分泌物を呼気時に中枢側へと押し出す作用が働き，分泌物の移動が促進される．

a）患者の呼吸法・トレーニング器具を用いる方法

　良好な意識・覚醒状態であれば，患者自身による深呼吸や胸郭を大きく拡張しながら深呼吸と十分な呼気を繰り返す胸郭拡張トレーニングの実施，トレーニング器具を活用してエアーエントリーの改善を図る．トレーニング器具には，吸気量が視覚的にフィードバックされるインセンティブスパイロメトリーや呼気時に抵抗をかけて気道内の陽圧を高め，側副気道の開通を促進させる呼気陽圧器具を用いる（図3）．

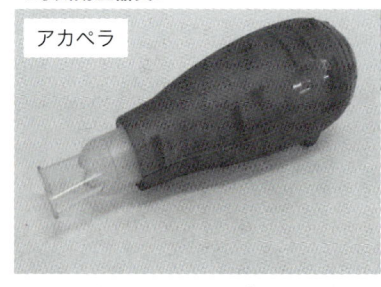

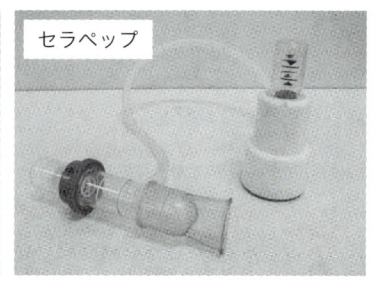

図3 呼吸トレーニング器具
上段：インセンティブスパイロメトリー
下段：呼気陽圧器具

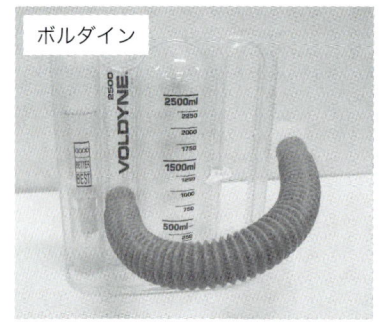

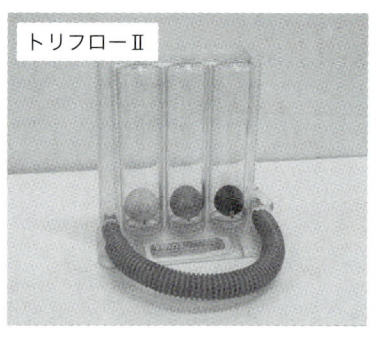

b) 加圧バック・人工呼吸器・機器を用いる方法

　患者に受動的，あるいは補助的にエアーエントリーの増大を図る方法には，加圧バックを用いた用手的肺過膨張法（manual hyperinflation：MH）がある．①用手的にゆっくりとした加圧による深い吸気，②吸気の保持，③呼気流速の増大を強調した突然の加圧解放，の一連を行う方法である．これに類似した方法に，人工呼吸器の駆動圧や換気量を一時的に上昇させる ventilator hyperinflation（VH）も活用される．両者間の効果やリスクには大差がなく，気道クリアランス，酸素化能，肺コンプライアンスや画像所見の改善が得られるが，圧損傷や循環動態，頭蓋内圧への悪影響が指摘されており，実施の際には留意が必要である[7,8]．

　また人工呼吸管理時には，無気肺や浸潤性変化によってガス交換に関与していない虚脱した肺胞に対し，一定の時間，高いPEEPをはじめとする陽圧を付加して肺胞を再開通させる肺リクルートメント法（recruitment maneuver：RM）を活用する場合もある．40×40法，3-breath methodなどのいくつかの方法があるが，短期間の酸素化の改善は認めるものの有効な治療としての位置づけには至っていない[9]．MH・VHと同様，一定時間の高い胸腔内圧の上昇を伴うためリスクを踏まえて症例ごと，実施ごとに効果判定を行いながら実施すべき方法である．

　機器を用いた方法に肺内パーカッションベンチレーター（intrapulmonary percussive

ventilator：IPV）がある．これは，加湿や去痰薬を混入した陽圧の小換気噴流を高頻度（100〜600回/分）で気道内に送り込み，その拡張と振動で分泌物の末梢気道から中枢気道への移動を促進するものである．ガス交換の改善や肺炎発症率の低減などを示す研究は散見されるが，現在のところ十分な有効性はない[1,10]．

3）呼気流速の改善

速い呼気流速は，中枢気道付近に貯留した分泌物の最終的な喀出や末梢気道からの分泌物の移動の促進に不可欠である．

a）患者自身による方法・用手的な方法

中枢気道部付近の分泌物の喀出・移動には咳嗽が重要となる．意識や覚醒が良好な場合には随意的な咳嗽を行い分泌物の喀出を試みる．その際，咳嗽反射の減弱，呼吸筋力低下や疼痛，慢性肺疾患の併存等により咳嗽力が低下した例では，咳嗽時の呼気筋の収縮に合わせて腹壁や下部胸壁を介助者が圧迫して呼気力を補助する咳嗽介助が必要となる．

用手的排痰法は，治療者の徒手によって振動や圧迫などの物理的な外力を胸壁や気道に与え，末梢気道の分泌物の移動や分泌物の排泄を促す方法である．従来，気道クリアランスには重要視されていたが，さまざまな手技が存在するもののいずれも明確な有効性を示すデータは乏しく，実施者による差が大きいためICUにおいてルーチンに実施すべき方法ではない[1,11]．しかし，呼吸運動に併せて，呼気時に用手的に胸郭を圧迫するスクィージングは，末梢気道での呼気流速を高め，すみやかに分泌物の中枢気道側への移動を促進できる場合があり，補助的な方法として活用されている．

b）機器を用いる方法

器械的排痰補助（mechanical insufflation-exsufflation：MI-E）は，神経筋疾患や高位頸髄損傷などの呼吸筋力低下に由来する気道クリアランスの低下例に活用され，有用性が示されている．近年，ICUをはじめとする急性期領域でも，徐々に普及しつつある比較的新しい方法である．

MI-Eで代表的な機器であるCough assist E70（図4）は，フェイスマスクや人工気道を介して患者に接続し，気道・肺に一時的に陽圧でガスを送り込み深吸気を作りだす．その後，急速に陰圧に転じることにより，呼気流速を高めて器械的に咳嗽を作り出し気道クリアランスを改善するものであり，ICUにおける呼吸管理の補助で有用性が示され始めている[12]．同様に，陽陰圧体外式人工呼吸器（biphasic cuirass ventilator：BCV）は，キュイラスとよばれるプラスチック製の胸当てを胸腹部に装着し，吸気時に胸郭外から胸部に対して陰圧を付加して吸気の補助，陽圧をかけることで呼気の補助を行う人工呼吸法である．これには，クリアランスモードとよばれる換気にあわせてバイブレーションと疑似的に咳嗽を行う排痰補助機能があり，臨床活用され始めているがICUでのエビデンスは確立されていない[1,10]．これらの介入における適応，介入における合併症や禁忌はまだ不明な

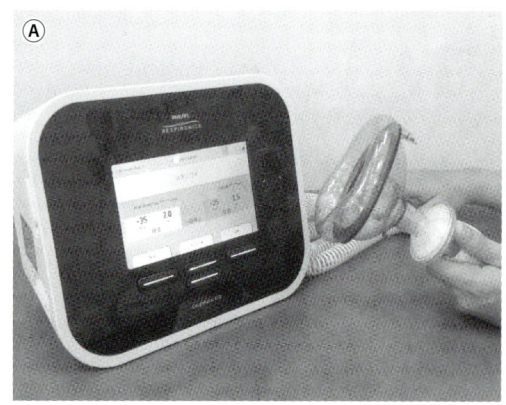

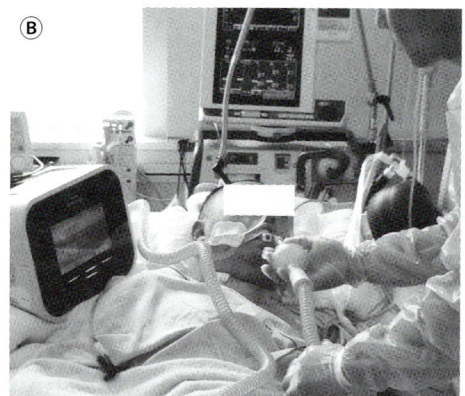

図4 ● MI-E（フィリップス・レスピロニクス社Cough assist E70）(A) と使用場面 (B)

点が多く，有効性を含めさらなる検討が必要である．

4）分泌物の粘稠度の調整

　　気管・気管支内の加湿不足や体内の水分量が低下した脱水の状態では，分泌物の粘稠性は高まり，かつ気管・気管支に存在するせん毛細胞によるせん毛エスカレーター機能は低下し，分泌物の移動や喀出に弊害を生じ，無気肺を形成しやすくなる．そのため，前述の介入に加えて，循環器や腎機能などの他臓器への影響を許容できる範囲で水分管理を考慮し，分泌物の粘稠度の調整が必須となる．また，ICUにおけるエビデンスは乏しいが，状況に応じて分泌物の量や性質・性状を調整するためにブロムヘキシン（ビリルボン®），アンブロキソール（ムコソルバン®），カルボシステイン（ムコダイン®），アセチルシステイン（ムコフィリン®）などの去痰薬の投与や加温・加湿療法を加えて分泌物の調整をして気道管理をする．

文献

必読 1) Strickland SL, et al：AARC clinical practice guideline：effectiveness of nonpharmacologic airway clearance therapies in hospitalized patients. Respir Care, 58：2187-2193, 2013
→ 非薬物的気道クリアランス法のAARCガイドライン

2) Choi SC, et al：Kinetic therapy in critically ill patients：combined results based on meta-analysis. J Crit Care7：57-62, 1992
→ 自動体位交換ベッド（kinetic bed）による肺合併症の予防効果を明らかにしたメタアナリシス

3) Traver GA, et al：Continuous oscillation：outcome in critically ill patients. J Crit Care, 10：97-103, 1995 ★★
→ ARDSに対するkinetic bedと体位交換の効果

4) 山藤和夫，他：術後無気肺予防における体位交換の有効性．ICUとCCU，22：587-593, 1998
→ 術後患者における前傾側臥位による無気肺の予防効果

必読 5) Guérin C, et al：Prone positioning in severe acute respiratory distress syndrome. N Engl J Med, 368：2159-2168, 2013 ★★★

→ ARDS に対する腹臥位の短期・長期予後の改善を示した RCT（PROSEVA study）

6) Beitler JR, et al：Prone positioning reduces mortality from acute respiratory distress syndrome in the low tidal volume era：a meta-analysis. Intensive Care Med, 40：332-341, 2014
→ 腹臥位の予後改善に肺保護換気の併用が寄与することを示したメタアナリシス

7) Paulus F, et al：Benefits and risks of manual hyperinflation in intubated and mechanically ventilated intensive care unit patients：a systematic review. Crit Care, 16：R145, 2012
→ ICU の人工呼吸患者に対する MH のシステマティックレビュー

8) Anderson A, et al：Effects of ventilator vs manual hyperinflation in adults receiving mechanical ventilation：a systematic review of randomised clinical trials. Physiotherapy, 101：103-110, 2015
→ MH と VH のリスクベネフィットを比較した RCT のレビュー

9) Hodgson C, et al：Recruitment manoeuvres for adults with acute lung injury receiving mechanical ventilation. Cochrane Database Systmatic Review, 2009
→ RM のリスクベネフィットに関するレビュー

10) Chatburn RL：High-frequency assisted airway clearance. Resp Care, 52：1224-1235, 2007
→ IPV や RTX などの高頻度気道クリアランスの紹介とそのエビデンスの提示

必読 11) Stiller K：Physiotherapy in intensive care：an updated systematic review. Chest, 144：825-847, 2013
→ ICU における呼吸理学療法の有用性を示したシステマティックレビュー

必読 12) Goncalves MR, et al：Effects of mechanical insufflation-exsufflation in preventing respiratory failure after extubation：a randomized controlled trial. Critical Care 2012, 16：R48, 2012 ★★
→ MI-E を ICU 患者に活用した RCT

第2章 呼吸

3. VILI/VALI

宮﨑裕也，小谷　透

Point

- 人工呼吸による肺胞過伸展と肺胞虚脱再開通がVILIの発生要因である
- VILI発生防止には肺保護換気戦略が有効である
- 1回換気量とプラトー圧の制限および酸素化能に応じたPEEPの設定が，具体的な肺保護換気戦略の1つである
- 呼吸不全の病態を理解し，VILI発症のメカニズムを考えながら，人工呼吸の過剰な介入を避ける

● はじめに

　重症患者を集約化し監視・治療するICUにおいて人工呼吸は必要不可欠である．しかし人工呼吸そのものがすべての呼吸不全の根本的問題を解決するとは限らない．人工呼吸による合併症をいかに起こさないかも，良好な予後のために重要である．ここでは人工呼吸による肺傷害をテーマとし，発症メカニズムと病態生理に基づいた対策について概説する．

❶ 合併症の具体的内容/発生要因・機序

　人工呼吸では適切なガス交換と呼吸仕事量の軽減ができ，呼吸不全での臓器補助に用いられる．しかし不適切な人工呼吸は肺傷害を起こすことが知られ，人工呼吸器関連肺傷害（ventilator-induced lung injury：VILI）とよばれる．VILIが起こると，ガス交換能の悪化や生命予後への悪影響を及ぼす．
　VILIは**不適切な人工呼吸**により肺胞に過剰な負荷がかかることが原因で起こり，その病態は主に**肺胞過伸展**と**肺胞虚脱再開通**の2つである．

図1 ● 肺胞の過伸展

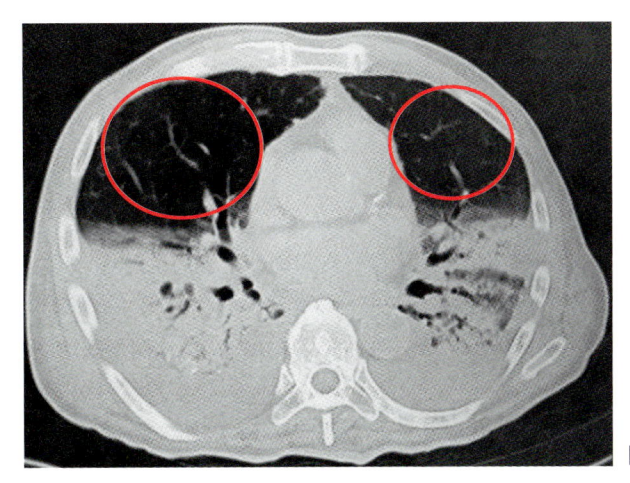

背側に広範囲の虚脱肺を認める．肺全体の換気量を制限しても，ガスが腹側領域（〇）に集中し，局所的な過膨張を起こす

吸気　　　　　　　　呼気

呼吸ごとに虚脱再開通を繰り返す

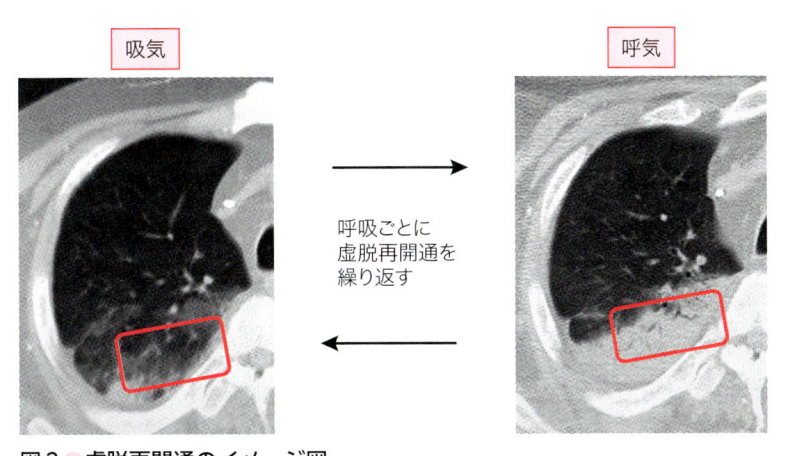

図2 ● 虚脱再開通のイメージ図
実線で囲まれた領域では，吸気時には含気があるが呼気時には虚脱している
（注意：本図はイメージとして，数日間隔で撮影した吸気の同一断面画像を用いて作成したもの）

　　肺胞過伸展とは過度の圧力により肺胞が拡張もしくは変形し肺傷害を起こすことで，人工呼吸では換気圧や1回換気量の過剰な設定が原因である．また急性呼吸促迫症候群（acute respiratory distress syndrome：ARDS）では正常肺胞と傷害肺胞が不均一に混在し換気も肺内で不均等に分布することから，少ない1回換気量であっても換気のされやすい正常肺胞にガスが集中し（図1），**局所的な**肺胞過伸展を起こすことが知られている[1]．

　不適切な人工呼吸では，同一肺胞において吸気では開通しているものの呼気では虚脱を起こす．呼吸サイクルごとにこの虚脱と再開通を繰り返すことを**肺胞虚脱再開通**といい，これも肺傷害の原因である（図2）．

ICU合併症の予防策と発症時の戦い方　63

❷ 頻度/発生時期

　人工呼吸患者では原疾患や人工呼吸器関連肺炎，輸血など肺傷害をきたす要因が複数あるほか，無気肺や胸水貯留などX線写真で肺浸潤影を呈する病態もあり，VILIの発生を特定することが難しい（一口メモ：VILIとVALIの違い）．そのためARDSではVILIの発生頻度は5～50％と報告により幅がある[2]．非ARDSではVILIの発生頻度は人工呼吸開始5日間において24％で，3日目に多く発生していたという報告もある[3]．また気胸や縦隔気腫などの圧外傷は人工呼吸開始の早期（6日以内）でも晩期（7日以降）でも生じる．

> **一口メモ　VILIとVALIの違い**
> 臨床では併存する肺傷害（細菌性肺炎など）と人工呼吸による肺傷害との明確な区別が困難であり，両者を含めVALI（ventilator-associated lung injury）とよぶ．一方，動物研究のような人工呼吸による純粋な肺傷害をVILIとよぶ．

❸ 合併症の生命予後や機能予後への影響

　不適切な人工呼吸は，肺胞構造の直接的な傷害を起こすだけでなく，肺胞に炎症反応を起こし，産生された炎症性メディエータにより周囲の健常肺胞にも炎症が波及する．さらに肺局所で発生したこれらの炎症反応は，血流を介して全身臓器にも波及し多臓器不全の原因となる．

　VILIの予防には肺胞過伸展と虚脱再開通を回避する人工呼吸が重要で，その概念を肺保護換気戦略とよぶ．現在では肺胞**過伸展の予防に1回換気量とプラトー圧の制限**，肺胞**虚脱再開通の予防に酸素化能に応じたPEEP**を用いるのが肺保護換気戦略の具体的方策である．

　1回換気量については，理想体重あたり6 mLに制限した低容量換気群と12 mLとした対照群を比較したRCTであるARMA研究[4]において，低容量換気群で90日死亡率の有意な改善が証明されている．

　肺胞虚脱再開通の予防には肺胞の開通性を維持する至適PEEPが必要である．ARDSを対象に高いPEEPの有効性を調べたRCT[5〜7]では高いPEEPにより酸素化能が改善し，メタアナリシスによってP/F比200以下の重症例で死亡率を5％低下させたと報告されている[8]．

4 具体的な予防策

ガス交換改善と呼吸仕事量軽減という人工呼吸の恩恵を受けつつ，人工呼吸器による肺傷害が最小限となるよう肺保護換気戦略を行う．

1) 人工呼吸が必要？

人工呼吸の恩恵という点では，まず呼吸不全のアセスメントを行い，PEEPや補助換気の必要性を考える．低酸素血症の原因が間質性肺炎などの拡散障害であれば人工呼吸のメリットは少ないので，酸素療法に留める．正確かつ高濃度の高流量酸素投与が可能なハイフローネーザルカニューレ療法（high-flow nasal cannula therapy：HFNC）は，その点で有用なツールである．

2) 肺保護換気戦略の実践

人工呼吸が必要な病態であれば，肺胞過伸展と虚脱再開通の予防を念頭においた換気設定を行う．しかし肺胞過伸展と虚脱再開通を表す臨床的なベッドサイドモニターがほとんどないので（一口メモ：EIT），過去の研究を元に1回換気量6 mL/kgならびにプラトー圧30 cmH$_2$O以下（一口メモ：プラトー圧とは）と至適PEEPの設定が中心となる．

> **一口メモ**
>
> **EIT（electrical impedance tomography）とは**
>
> 複数の電極が付いたベルトを胸部に装着し，既知の微弱な電気を流し電極間の電気抵抗を測定する．肺内の空気が電気伝導を妨げることを利用し，得られた電気抵抗値から肺内ガス分布を可視化．「ベッドサイドで」リアルタイムに表示できる．**P/F比や肺コンプライアンス**では**肺全体の総合的な評価**に留まるが，**EIT**は肺内ガス分布を二次元的に理解できるうえに無気肺や過膨張など含気状態も表示できることから，**肺局所の評価**が可能である．このEITを指標にPEEPを設定することで，動物研究ではVILI軽減が報告されている[9]．
>
> **プラトー圧とは**
>
> 吸気終末に流量がゼロとなったときの人工呼吸器の回路内圧．肺胞内圧を近似し，肺胞へのストレスを示す．PCVならば吸気圧がプラトー圧になる（図3）．VCVを用いている場合は吸気終末ポーズ（0.2～0.5秒程度）が必要（図4）．

a) 肺胞過伸展の予防（1回換気量とプラトー圧の制限）

1回換気量は理想体重で6～8 mL/kgを目安とし，不足する分時換気量は呼吸回数で補い，病態や患者の状況が許せばCO$_2$貯留はpH7.25を目安に許容する．しかし虚脱肺が広範囲にあると，低容量換気でもガスが非虚脱領域に集中し肺胞過伸展を起こす．単に低容量換気を達成するだけではなく虚脱肺の評価を行い，局所の肺胞過膨張を回避することも

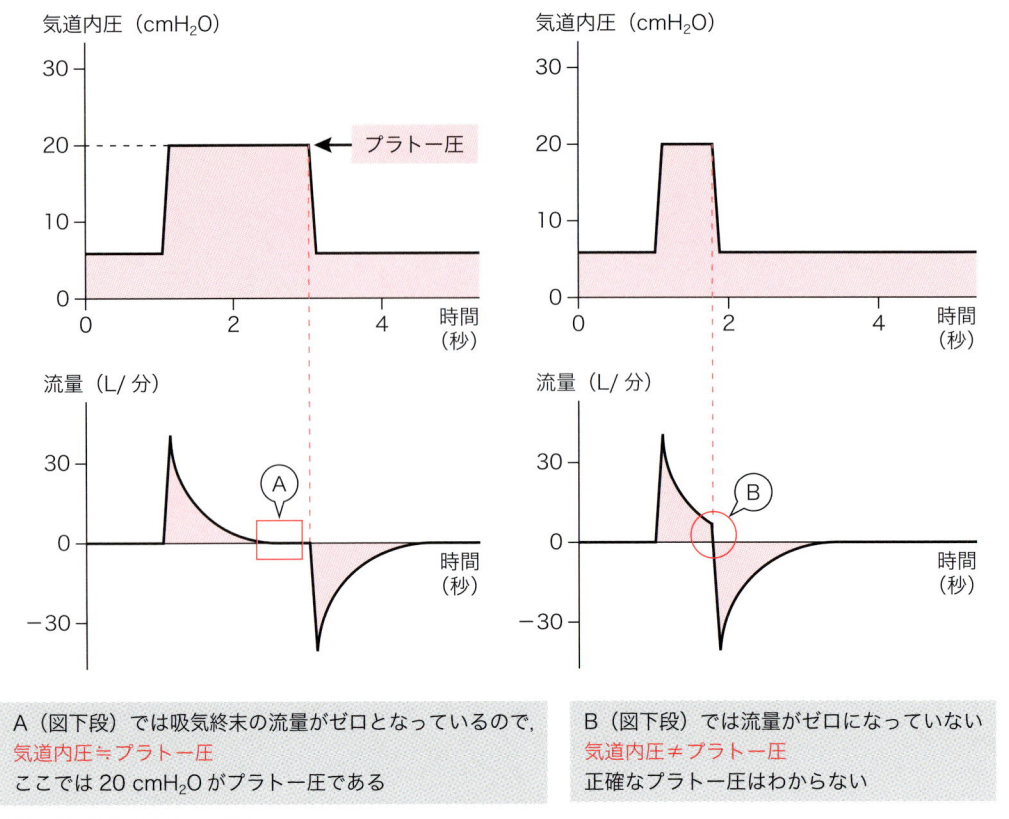

A（図下段）では吸気終末の流量がゼロとなっているので，
気道内圧≒プラトー圧
ここでは 20 cmH₂O がプラトー圧である

B（図下段）では流量がゼロになっていない
気道内圧≠プラトー圧
正確なプラトー圧はわからない

図3 ● PCVのプラトー圧

重要である．プラトー圧は量規定式換気（volume control ventilation：VCV）でも圧規定式換気（pressure control ventilation：PCV）でも 30 cmH₂O を超えないようにする．

ARDSでは吸気流量や吸気努力が強く不規則であるため，1回換気量は多くなりやすい．しかしPEEPを適切に設定すると肺気量増加により呼吸仕事量が減少し，努力呼吸の改善と1回換気量の低下をしばしば経験する．また発熱や痛み，挿管チューブの刺激，不安や興奮・せん妄などでも1回換気量が増加するので，呼吸以外の要因を評価し原因別の対策を並行して行うことは重要である．

b) 肺胞虚脱再開通の予防（PEEPの設定）

低すぎるPEEPでは虚脱肺が残存しガス交換の改善や呼吸仕事量軽減せず，また肺胞虚脱再開通が生じる．一方，**過剰なPEEP**では肺胞過伸展の危険がある．つまり単に肺胞を開通させるだけでなく，過剰な圧環境にさらさないことがVILI予防に重要である（一口メモ：経肺圧）．しかし至適PEEPの設定については未だ研究段階のため（一口メモ：至適PEEP），患者個々の病態に合わせるためにPEEPレベルを増減させて調整するしかないのが現状である．

人工呼吸開始後はまずは虚脱肺胞の開通をめざしPEEPを2 cmH₂Oずつ上げていく．虚

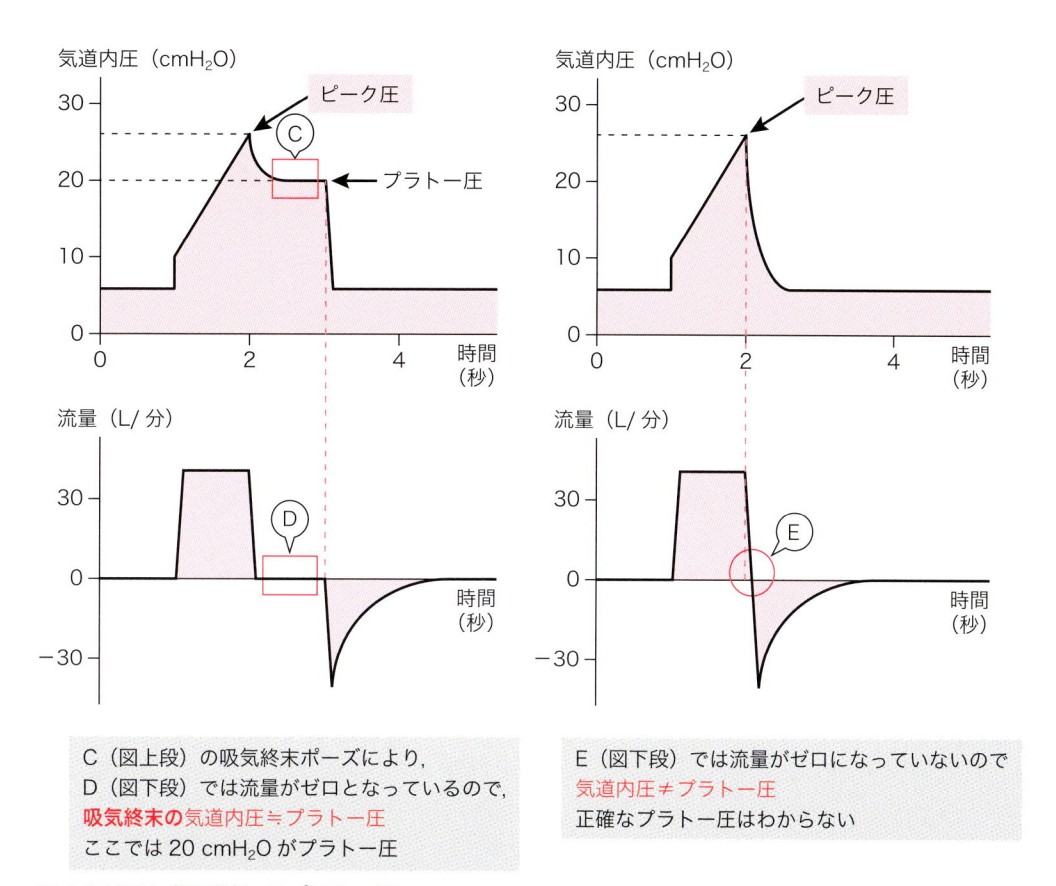

C（図上段）の吸気終末ポーズにより，
D（図下段）では流量がゼロとなっているので，
吸気終末の気道内圧≒プラトー圧
ここでは 20 cmH₂O がプラトー圧

E（図下段）では流量がゼロになっていないので
気道内圧≠プラトー圧
正確なプラトー圧はわからない

図4 ● VCV（短形波）のプラトー圧

 脱肺胞が開通すると酸素化も改善するので，PEEP設定の目安になる．また荷重側無気肺は聴診でもある程度確認できるので，呼吸音の改善も参考にする．移動が可能ならCTを行い，虚脱領域がなければそれ以上PEEPを上げるメリットはないので，**P/F比の正常化よりも病態の安定化**に重点を置く．

 原疾患が改善すれば，肺の状態も安定するので，より低いPEEPでも肺胞虚脱や虚脱再開通は生じにくくなる．日々の呼吸状態を観察し，適宜人工呼吸器設定を変更することも重要である．

一口メモ　経肺圧

 人工呼吸中の気道内圧が，そのまま肺胞の伸展圧になるわけではない．実際の肺胞伸展圧は，気道内圧（正確には肺胞内圧）と胸腔内圧の差で，これを経肺圧という．経肺圧を指標とし，酸素化能の改善と至適PEEPの決定に役立つという報告もある[10]．胸腔内圧は食道バルーンによって測定される食道内圧で代用するが，やや煩雑で，心臓アーチファクトの混入や，病的肺では胸腔内圧は不均一になること，再現性などの問題点もある．

ICU合併症の予防策と発症時の戦い方　67

> **一口メモ　至適PEEP**
>
> 至適PEEPの設定には，肺の圧容量曲線のlower inflection point，量規定式換気では圧波形のグラフィックを利用したstress index，PEEP-F$_I$O$_2$ table，CTやEIT，経肺圧などが用いられる．しかしいずれの方法も臨床研究による生存率改善には至っていない．

❺ 発症時の戦い方〜対処法・トラブルシューティング〜

1) 重度呼吸不全での肺保護換気戦略の限界

　　VILIに対する特異的治療薬はない．予防策である肺保護換気戦略の継続が重要である．しかし重度の呼吸不全では，1回換気量とプラトー圧を制限した人工呼吸では，恒常性維持に必要な最低限のガス交換も得られないこともある．特にプラトー圧を30 cmH$_2$Oに制限するとAssist/Controlなど通常の強制換気モードではPEEPは15 cmH$_2$O程度が上限となってしまう．

2) 対処法

　　この場合にも呼吸状態のアセスメントを行い，換気設定の必要性を見直す．CT等で虚脱肺がなければ，低酸素血症の理由はほかにあるのでPEEPの調整では解決できない．例えば間質性肺炎や閉塞性気管支炎は人工呼吸では改善しないので，診断と内科的治療の再検討が必要である．

　　虚脱肺が残っているにも関わらずプラトー圧制限のため十分なPEEPが設定できない場合には，緊急避難的にAPRV（airway pressure release ventilation）やHFOV（high frequency oscillatory ventilation）など特殊換気モード（一口メモ：**APRVとHFOV**）を検討する．いずれも最高気道内圧を上昇させずに平均気道内圧を高く維持できるので肺保護と酸素化改善に有用である．通常の換気モードにてプラトー圧30 cmH$_2$O以下，F$_I$O$_2$ 0.6以下，SpO$_2$ 90%以上が同時に達成できないときが特殊換気モード開始の目安である．また荷重側（背側）に虚脱領域が多い場合には，腹臥位療法も有効である．腹臥位は腹側の肺過膨張を軽減，背側虚脱肺を改善し，換気を均一化して，VILIの予防に役立つ[11]．

　　適切な人工呼吸療法にもかかわらず，ガス交換能が維持できなければECCO$_2$-R（extracorporeal carbon dioxide removal）やECMO（extracorporeal membrane oxygenation）を検討する．ECMOの併用で人工呼吸の強度を軽減できVILI予防にも役立つ．しかし長期間の高圧人工呼吸管理では不可逆的な肺傷害が起こるため，P/F比＜80が6時間以上続く場合にはECMO導入を考慮する[14]（一口メモ：**特殊換気とECMO**）．

一口メモ

APRV と HFOV

APRV は 6～10 秒程度以上の長い高圧相と 1 秒未満のきわめて短い圧解放相からなる CPAP である．2～3 秒程度の高圧相でも APRV と表記している文献をみかけるが，APRV の本来の目的とは異なる換気設定である．

HFOV：解剖学的死腔よりも少ない 1 回換気量で高頻度に換気を行う．成人 ARDS を対象とした最近の RCT[12, 13] では有効性を示せなかった．

特殊換気と ECMO

特殊換気（APRV や HFOV）や ECMO を安全かつ効果的に行うにはある程度の知識と経験が必要である．自施設に精通した医師がいれば相談するか，より高い治療強度が可能な施設への転送も必要である．

❻ 肺保護換気戦略は厳守すべきか？ 自発呼吸温存 vs 筋弛緩薬使用

ARDS では吸気努力が強く不安定で，しばしば肺保護換気戦略の 1 つである低容量換気（6 mL/kg）が達成困難である．また人工呼吸との同調性も問題となるが（一口メモ：NAVA），自発呼吸の温存には賛否両論がある．

Pro
1）自発呼吸温存

自発呼吸では横隔膜が能動的に動くため，ARDS で生じやすい下側無気肺が開通し換気血流比が改善する．心拍出量や組織酸素供給量の増加，腸・腎への臓器血流維持などの循環器系にもメリットがあり，人工呼吸期間や ICU 滞在日数の減少が報告されている[15]．また浅い鎮静で管理できることから認知機能の維持にも有用で[16]，筋弛緩薬による ICU-AW（intensive care unit acquired weakness）のリスクがない．

Con
2）筋弛緩薬使用

筋弛緩薬により人工呼吸器との同調性改善や，換気量・プラトー圧制限が容易となる．また強い自発吸気が過度の経肺圧を発生し肺傷害につながる可能性があるが，筋弛緩薬で経肺圧のコントロールも可能である．2010 年の ACURASYS study[17] では，発症 48 時間以内の重症 ARDS（P/F 比＜150）に筋弛緩薬を 48 時間投与し，プラセボ群と比較した．P/F 比とプラトー圧，患者重症度を補正した結果，ハザード比 0.68（95％信頼区間，0.48～0.98：$P=0.04$）と筋弛緩薬使用群で 90 日生存率の改善が示された．しかし本来の主要評価項目である 90 日粗死亡率では両群間に有意差がなかったことや，研究で用い

られた筋弛緩薬が国内では使用できない非ステロイド系のcisatracuriumであることには注意が必要である．

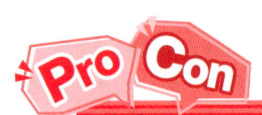

Pro Con 論点のまとめ

自発呼吸は温存すべきか？

【賛成論】
- 自発呼吸により下側無気肺の換気血流比改善ができ，酸素化改善に有利である．
- 浅い鎮静が可能で循環動態にもメリットがあり，他臓器への影響が少ない．

【反対論】
- 筋弛緩薬により，1回換気量とプラトー圧の制限を達成しVILIを予防する．
- 急性期には48時間を超えない筋弛緩を用い，人工呼吸との同調性を改善，また過度の自発吸気による肺傷害を軽減できる．

一口メモ：NAVA

自発呼吸と人工呼吸の同調性が困難な要因には，ARDSでは呼吸ごとの吸気強度や吸気時間にばらつきがあることや，患者自発吸気の開始（横隔膜の収縮）と人工呼吸器による吸気のトリガー（気道内圧もしくはフローの変化）との間にタイムラグが生じることなどがある．

Neurally adjusted ventilator assist（NAVA）は専用の食道プローブで横隔膜の電気活動を直接測定するので，自発呼吸との同調性に優れ，また患者自身の吸気需要量に応じた換気補助ができる．動物研究では低容量換気と同程度に肺内外臓器保護に効果があったとされている[18]．

文献

1) Terragni PP, et al：Tidal hyperinflation during low tidal volume ventilation in acute respiratory distress syndrome. Am J Respir Crit Care Med, 175：160-166, 2007
   → 1回換気量とプラトー圧を制限しても，肺局所には過膨張が起こることを報告

2) International consensus conferences in intensive care medicine：Ventilator-associated Lung Injury in ARDS. Am J Respir Crit Care Med, 160：2118-2124, 1999

3) Gajic O, et al：Ventilator-associated lung injury in patients without acute lung injury at the onset of mechanical ventilation. Crit Care Med, 32：1817-1824, 2004

4) Rogier M Determann, et al：Ventilation with lower tidal volumes as compared with traditional tidal volumes for acute lung injury and the acute respiratory distress syndrome. N Engl J Med, 342：1301-1308, 2000 ★★★
   → 人工呼吸設定の違いにより生存率改善を証明した唯一のRCT研究（ARMA study）

5) Brower RG, et al：Higher versus lower positive end-expiratory pressures in patients with the acute respiratory distress syndrome. N Engl J Med, 351：327-336, 2004 ★★★
   → ARMA studyのFiO_2-PEEP tableをベースに高いPEEPを検討したALVEOLI study

6) Meade MO, et al：Ventilation strategy using low tidal volumes, recruitment maneuvers, and high positive end-expiratory pressure for acute lung injury and acute respiratory distress syndrome：a randomized controlled trial. JAMA, 299：637-645, 2008 ★★★
   → 低容量換気に高いPEEPと肺リクルートメントを併用し比較したLOV study

7) Mercat A, et al：Positive end-expiratory pressure setting in adults with acute lung injury and acute respiratory distress syndrome：a randomized controlled trial. JAMA, 299：646-655, 2008 ★★★
   → FiO$_2$ではなくプラトー圧をもとにPEEP値を設定したEXPRESS study

8) Briel M, et al：Higher vs lower positive end-expiratory pressure in patients with acute lung injury and acute respiratory distress syndrome：systematic review and meta-analysis. JAMA, 303：865-873, 2010
   → 高いPEEPと低いPEEPを比較したRCT研究文献4〜6) のメタアナリシス

9) Wolf GK, et al：Mechanical ventilation guided by electrical impedance tomography in experimental acute lung injury. Crit Care Med, 41：1296-1304, 2013
   → EITをガイドに人工呼吸設定を行った動物研究

10) Talmor D, et al：Mechanical ventilation guided by esophageal pressure in acute lung injury. N Engl J Med, 359：2095-2104, 2008 ★★
    → 従来型換気群と食道内圧を指標に換気設定を行った群を比較した研究

11) Guérin C, et al：Prone positioning in severe acute respiratory distress syndrome. N Engl J Med, 368：2159-2168, 2013 ★★★
    → 熟練した施設で，早期かつ長時間連続して腹臥位を行うと重症ARDS患者の予後が改善（PROSEVA Study）

12) Young D, et al：High-frequency oscillation for acute respiratory distress syndrome. N Engl J Med, 368：806-813, 2013 ★★★
    → 低容量換気と高いPEEPを併用した従来型人工呼吸とHFOVを比較したOSCAR study

13) Ferguson ND, et al：High-frequency oscillation in early acute respiratory distress syndrome. N Engl J Med, 368：795-805, 2013 ★★★
    → HFOV群で死亡率が高く，研究自体が早期に中止となったOSCILLATE trial

14) Brodie D & Bacchetta M：Extracorporeal membrane oxygenation for ARDS in adults. N Engl J Med, 365：1905-1914, 2011

15) Putensen C, et al：Long-term effects of spontaneous breathing during ventilatory support in patients with acute lung injury. Am J Respir Crit Care Med, 164：43-49, 2001

16) Barr J, et al：Clinical practice guidelines for the management of pain, agitation, and delirium in adult patients in the intensive care unit. Crit Care Med, 41：263-306, 2013
    → ICUにおける鎮痛・鎮静・せん妄に関するガイドライン

17) Papazian L, et al：Neuromuscular blockers in early acute respiratory distress syndrome. N Engl J Med, 363：1107-1116, 2010 ★★★
    → 早期の筋弛緩薬投与がARDS患者の90日生存率に有用と報告

18) Brander L, et al：Neurally adjusted ventilatory assist decreases ventilator-induced lung injury and non-pulmonary organ dysfunction in rabbits with acute lung injury. Intensive Care Med, 35：1979-1989, 2009

第2章 呼吸

4. 人工呼吸器離脱困難

古川力丸

Point

- 人工呼吸器離脱困難は，適切な全身管理や合併症の早期対応による予防が重要である
- 現時点で最もエビデンスレベルの高い人工呼吸器離脱法は，自発呼吸トライアル（SBT）である
- SBTスクリーニングからトライアル，評価までをICUのルーチンワークに組み込み，毎日自動的に行うようなプロトコルを作るとよい

はじめに

　他のICU合併症同様に，人工呼吸器離脱困難への対応は，そもそもの合併症発生を予防することが最も重要である．過鎮静を避け適切な鎮静レベルを保つこと，不要な鎮静を避けるためにも重要な適切かつ十分な鎮痛管理（第4章-1参照），さらなる肺障害を防ぐためのVAPバンドル（第2章-1参照），人工呼吸器への依存度を減らすための適切な筋力の維持（第10章-1参照）とそのための栄養管理（『Surviving ICUシリーズ 重症患者の治療の本質は栄養管理にあった！』参照）など，いわゆるルーチンワークを徹底することで，人工呼吸器離脱困難という難題を防ぐことにつながる．この人工呼吸器離脱という難題は，きわめて扱いが難しく，どんなに適切な管理を行ったとしても，最終的な人工呼吸器離脱や救命が困難な症例が存在する．特に日本の現状を考えると，人工呼吸器を装着した急性期患者が亜急性期に向けて，全身管理と人工呼吸器離脱のための適切なケアを受けられる医療施設（後方病床）が乏しく，急性期医療施設の病床を長期にわたり埋めてしまっていることも悩みの種であろう．本稿では，人工呼吸器離脱困難のエビデンスと実際，エキスパートのオプション治療などについて述べる．

❶ 人工呼吸器離脱困難の発生要因

　人工呼吸器離脱困難はさまざまな原因，病態により引き起こされる．呼吸中枢のある脳幹部の広範な障害など，急性呼吸不全の原因により呼吸機能が廃絶するような場合もあるが，多くの場合は原疾患や既往症，合併症としての筋力低下（第10章-1参照）や鎮静鎮痛薬による呼吸抑制などの複合的要因により，人工呼吸器依存状態となる．

❷ ウィーニングと人工呼吸器離脱困難の定義

　ウィーニングとは，人工呼吸の6つのプロセスのうち，4段階目以降を指す[1]（表1）．このプロセスは，2005年に行われた欧州呼吸器学会，米国胸部学会，欧州集中治療医学会，米国集中治療医学会，フランス集中治療医学会の代表者コンセンサス会議で提唱された．その後の調査により，このウィーニング期間は，全人工呼吸期間の40％以上を占めることが示されている[2,3]．同会議では，人工呼吸器離脱の重症度も提唱されており，その後のコホート研究で示された患者割合[4]とともに表2に示す．おそらく日本の医療者が指す人工呼吸器離脱困難とは，この"prolonged weaning"を指すものと推測されるが，多くの患者が初回のトライアルで抜管に成功するのに比べ，やはり一定割合（本報告では6％程度）の患者は，人工呼吸器離脱が難しく長期化していることがわかる．

表1 ● 人工呼吸の6つのプロセス

①急性呼吸不全の治療期	呼吸不全の原因となった病態の治療とその改善のための期間
②ウィーニング検討期	急性呼吸不全の病態が改善し，ウィーニングを考え始める時期
③ウィーニングのためのスクリーニング期	ウィーニングが可能かどうかを判断する（SBTスクリーニング等）
④自発呼吸トライアル（SBT）	自発呼吸で換気が維持できるかの試験時期
⑤抜管	気管チューブの抜去
⑥再挿管	抜管後の換気維持が困難な患者への気管チューブの再留置

表2 ● 人工呼吸器離脱困難の重症度とその頻度

Class 1	simple weaning	初回のウィーニングで抜管に成功	55％
Class 2	difficult weaning	初回で失敗するも，その後のSBT3回以内もしくは1週間以内に成功	39％
Class 3	prolonged weaning	difficult weaningを超えたもの	6％

（文献2～4を参考に作成）

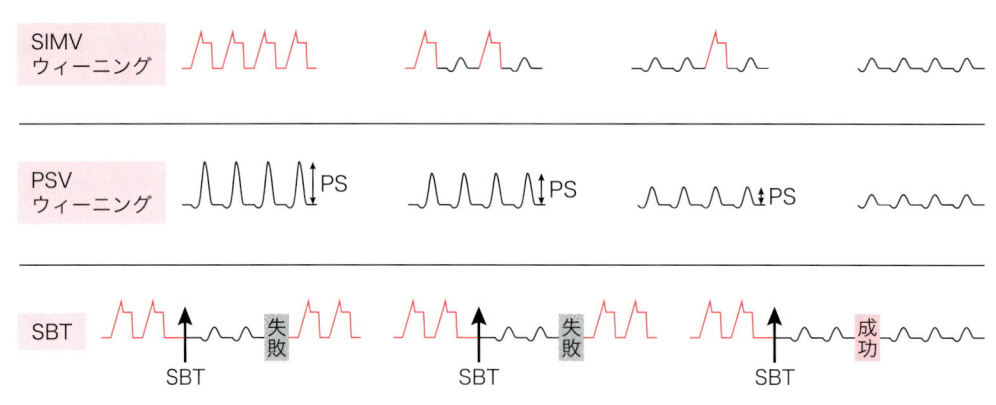

図1 ● さまざまなウィーニング法
SIMVウィーニング：だんだんと強制換気の回数を減らし，最終的には自発呼吸となる（上段）．
圧支持換気（PSV）**ウィーニング**：十分なプレッシャーサポート（PS）レベルの自発呼吸から，段階的にサポートを減らし，最終的には自発呼吸となる（中段）．
自発呼吸トライアル（SBT）：日々強制換気から自発呼吸に切り替える．SBTに失敗した場合には，強制換気に戻す（下段，左・中）．SBTに成功すると，そのまま自発呼吸となる（下段，右）．

❸ 最良のウィーニング法とは？

　現時点で得られるエビデンスを総括して判断すると，最良のウィーニング法は自発呼吸トライアル（spontaneous breathing trial：SBT）であり，これをプロトコル化して日々スクリーニングからトライアル，その成否の判断までを自動的に行う[5,6]ことが世界的な標準的手法となっている．その他にも，SIMV（synchronized intermittent mandatory ventilation：同期式間欠的強制換気）や，PSV（pressure support ventilation：圧支持換気）を用いたウィーニング法などがあるが（図1），SBTに比べてウィーニング期間が長くなることが示されている[7,8]ため標準的手法としては用いられない．電気工学的技術の進歩により，自動的にウィーニングを進める機能や，呼吸仕事量を自動計算して換気サポートを行う機能などが搭載された人工呼吸器もあるが，現時点ではエビデンスが十分でなく，研究段階の手法と考え本稿では扱わないこととする．

❹ 自発呼吸トライアル（SBT）とは？

　SBTとは，人工呼吸管理中の患者を自発呼吸にし，換気サポートの要否を判断する手法のことである．SBTではまず，1日に1回，SBTスクリーニング（表3）を行い，SBTを試すかどうかを判断をする．スクリーニングをクリアするようであれば，十分な観察下に自発呼吸管理とする．この自発呼吸の確認では，経口気管挿管や気管切開チューブのまま酸素の吹き流し（いわゆるTピース）を行う手法や，人工呼吸器を最低限のサポートに低下させる手法，人工気道（気管チューブ）分の気道抵抗を人工呼吸器が自動定期計算しサ

表3 自発呼吸トライアル（SBT）スクリーニング評価（SBT開始基準）の一例

以下の条件を満たした場合，毎日SBTを開始する	
前提条件	
● 人工呼吸管理となった原因が治癒または改善傾向である	
● 十分な咳嗽がある．気道分泌物のクリアランスが保たれている	
開始条件	
● 酸素化	PEEP ≦ 8 cmH$_2$O，PF比150以上
● 血行動態	心拍数が140回/分以下．循環作動薬が使用されていないか，少量（ドパミン5 μg/kg/分程度）．致死的不整脈がない．心筋虚血のサインがない
● 意識状態	持続鎮静をしている場合，鎮静薬中断が問題なく行える．指示動作が可能である．鎮静スコアで覚醒状態である
● 電解質・酸塩基平衡	重度のアシドーシスやカリウムの異常がない

表4 自発呼吸トライアル（SBT）中止基準の一例

- 呼吸数が35回/分以上
- SpO$_2$ 90%未満
- F$_I$O$_2$ が0.5以上
- 血圧異常や心拍異常が出現しない（収縮期血圧180 mmHg以上もしくは80 mmHg以下．心拍数140回/分以上，60回/分以下，ベースラインからの20％以上の変化）
- 不穏，せん妄，意識レベルの悪化がない
- 呼吸パターンの異常がない
- 奇異呼吸や呼吸仕事量過剰がない

　ポートする手法（チューブ圧保障，ATC）などがある．Tピース法と最低限の人工呼吸器サポート（通常，PEEP 5～8 cmH$_2$O，PS 5～8 cmH$_2$O）を設定する手法は，文献上はその優劣に差がない[9]とされているが，筆者はできる限りTピース法は避けるようにしている．これは，これから抜管という重要なイベントの準備を行うなかで，人工気道という本来不要な気道抵抗を負荷してしまっている状況であること，Tピース法では換気の評価が困難であることがその理由である．Tピース管理では，PaCO$_2$採取時のみ換気の評価が行えるのに比べ，人工呼吸器を装着していれば，一回換気量，呼吸のリズム，分時換気量，人工呼吸器によっては呼気二酸化炭素（ETCO$_2$）や呼吸仕事量などの評価を継時的に行うことができ，より詳細な判断を下すことが可能となる．

　30～120分のSBTを行い，中止規定（表4）に該当しなければ，SBTは成功となる．カフリークテストなどの人工気道の要否を判断したうえで，気管チューブの抜去（抜管）を行う．

◆症例でみるSBTの進め方

SBTを実際にどのように進めていくのか，下記に症例をあげて解説する．

症例 ①**重症急性膵炎でせん妄を合併している例**

58歳男性，重症急性膵炎（アルコール性）でICUに入院となった．
入院3日目，せん妄状態となり，酸素化の悪化を認め，気管挿管による人工呼吸管理となった．人工呼吸3日目（入院6日目），SBTスクリーニングをパスしたため，SBTを行うこととなった．鎮静薬を中断すると，次第に意識レベルは改善してきた．人工呼吸器設定を自発呼吸モード（PS 5 cmH$_2$O，PEEP 5 cmH$_2$O，F$_I$O$_2$ 0.3）に変更し様子をみていたところ，SBT開始後10分でせん妄状態，頻呼吸となった．次第にSpO$_2$も低下し始め，SBT中止基準に該当したため同日のSBTは中止した．鎮静薬を半量から再開し，人工呼吸器設定も元のSIMV設定に戻した．同日のICUチーム内のディスカッションで担当看護師より，腹痛ととれるような症状がある（鎮静管理下）との情報があったため，オピオイドを増量した．また，電解質異常を確認したところ，低リン血症（血清P値＝1.5 mg/dL）であったため補正した．翌日になり（入院7日目），SBTスクリーニングも問題なく，SBTを開始した．30分のSBT中に中止基準に該当せず，意識状態も保たれていたため抜管となった．

◆解説

重症急性膵炎患者は，ARDSやうっ血性心不全などの合併症により人工呼吸管理となる頻度の高い病態である．本症例では，比較的短時間に呼吸状態は安定し，ウィーニングに向けたSBTを行うことになった．残念ながら初回のSBTには失敗したが，重症急性膵炎に伴う腹痛症状がせん妄の一因となっている可能性，低リン血症による呼吸筋機能障害の可能性を考慮し，対応策をとったうえで翌日のSBTに臨み，SBTに成功している．本症例のように，初回のSBTは約半数の患者で失敗する[4]．ここで大切なことは，**SBTに失敗したのであれば，その原因を検索し，最善のコンディションで翌日のSBTに備えること**である．毎日，ただ単に離脱を試みることがSBTの本質ではないことは押さえておく必要がある．

症例 ②**脳梗塞により意識障害を呈している例**

72歳男性．脳梗塞（脳幹梗塞）による意識障害のために人工呼吸管理となっていた．
発症5日目，意識レベルJCS Ⅱ-10，GCS E3VTM4．夜間に多少の呼吸リズム失調は認めるも，自発呼吸のトリガーは良好に維持されていた．SBTスクリーニング，SBTは成功した．しかし，明らかな嚥下障害を認め，気道確保が困難と判断し，抜管は見送られた．意識障害の残存と嚥下障害を認め症状改善の見込みは低いと判断し，気管切開となった．気管切開後，人工呼吸器からはスムーズに離脱した．

◆解説

　本症例のように，SBTの成功と抜管は必ずしも同義ではない．**人工呼吸器からの離脱と抜管に関しては，①鎮静薬が中断できる，②自発呼吸で維持できる（SBT），③人工気道が不要（嚥下機能や排痰機能が保たれ，上気道狭窄による窒息症状がない）の3つの条件をクリアしている必要がある**．本症例のように，SBTは成功しているにもかかわらず人工気道留置が必要な状態では，気管切開を検討する．

症例

③ ARDS で人工呼吸器離脱困難な例

　68歳女性．肺炎による急性呼吸促迫症候群（ARDS）にて人工呼吸器管理となった．連日のSBTはことごとく失敗し，発症10日目，気管切開管理となった．SBTで自発呼吸にすると，頻呼吸，一回換気量低下，SpO_2低下，せん妄状態となってしまう．当初の肺炎は治癒しており，新たな感染性合併症は認めていない．病状は安定していると判断し，ICUから一般病棟へ転棟した．胸部CTでは，肺野全体の器質的線維化を認める．全身管理の徹底と新規合併症の予防，早期発見を目標に管理を行った．経管栄養を主体に水分管理，電解質管理を行い，経管栄養も呼吸商の低い呼吸不全用のものを用いた．リハビリテーションの一環として，気管切開による人工呼吸中ではあるが，端坐位訓練，立位訓練，歩行訓練と，次第に運動負荷を行った．ARDS発症2カ月目，人工呼吸器から離脱することができた．嚥下障害や排痰障害は認めないため，今後早期に気管切開の閉鎖を検討している．

◆解説

　本症例のように，重症のARDSでは人工呼吸器離脱に数週間〜数カ月の期間が必要なことも少なくない．急性期の呼吸状態を目の前にすると，とても人工呼吸器からの離脱は困難な印象をもってしまうが，長期的には人工呼吸器離脱が可能な症例も多い．発症1年後のARDS患者の呼吸状態は相当の改善が得られる[10,11]ことも指摘されており，急性期の状態をみて離脱をあきらめてしまうことは時期尚早である．合併症を防ぎ，最良の全身状態を保つことが人工呼吸器離脱につながるものと推測される．また，急性期以降のせん妄や筋力低下を避けるためにも，ICU管理中はできる限りベンゾジアゼピン系薬剤の投与を避け，鎮静薬の積算使用量を減量し，自発呼吸をできる限り温存するように努める．早期から可能な範囲でのリハビリテーションを行うとよい（early mobilization）．

文献

1) Boles JM, et al：Weaning from mechanical ventilation. Eur Respir J, 29：1033-1056, 2007
2) Ely EW, et al：Effect on the duration of mechanical ventilation of identifying patients capable of breathing spontaneously. N Engl J Med, 335：1864-1869, 1996
3) Esteban A, et al：Modes of mechanical ventilation and weaning. A national survey of Spanish hospitals. The Spanish Lung Failure Collaborative Group. Chest, 106：1188-1193, 1994

4) Peñuelas O, et al：Characteristics and outcomes of ventilated patients according to time to liberation from mechanical ventilation. Am J Respir Crit Care Med, 184：430-437, 2011

5) Blackwood B, et al：Use of weaning protocols for reducing duration of mechanical ventilation in critically ill adult patients：Cochrane systematic review and meta-analysis. BMJ, 342：c7237, 2011

6) Ely EW, et al：Mechanical ventilator weaning protocols driven by nonphysician health-care professionals：evidence-based clinical practice guidelines. Chest, 120：454S-463S, 2001

7) Esteban A, et al：A comparison of four methods of weaning patients from mechanical ventilation. Spanish Lung Failure Collaborative Group. N Engl J Med, 332：345-350, 1995

8) Brochard L, et al：Comparison of three methods of gradual withdrawal from ventilatory support during weaning from mechanical ventilation. Am J Respir Crit Care Med, 150：869-903, 1994

9) Esteban A, et al：Extubation outcome after spontaneous breathing trials with T-tube or pressure support ventilation. The Spanish Lung Failure Collaborative Group. Am J Respir Crit Care Med, 156：459-465, 1997

10) Herridge MS, et al：One-year outcomes in survivors of the acute respiratory distress syndrome. N Engl J Med, 348：683-693, 2003

11) Orme J Jr, et al：Pulmonary function and health-related quality of life in survivors of acute respiratory distress syndrome. Am J Respir Crit Care Med, 167：690-694, 2003

Column ❷

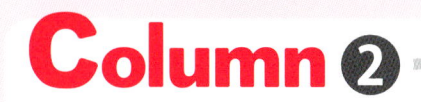

胸腔ドレナージの排液が…

萩原祥弘, 鈴木茂利雄

　胸腔ドレナージは第4・5肋間中腋窩線上で肋骨上縁を挿入部位とすることが推奨されている．しかし推奨される位置からの穿刺でも，**外側胸動脈や胸背動脈の損傷の可能性や，側副肋間動脈が肋骨上縁を走行している場合はその損傷の可能性もあることを認識していた方がよい**[1]．以前，推奨部位から胸水ドレナージを施行したところ，排液が徐々に血性に変化し出血性ショックに陥った症例を経験した．すぐさま撮影した造影CTで第4肋間近傍からの血管外漏出像を認め（図1）TAEで止血し難を逃れたが（図2），体表面からの止血アプローチが困難な部位であったため対応が遅れれば重大な合併症となっていた．血管走行は事前の予測が困難な場合が多いが，胸腔ドレナージの際には動脈損傷の可能性を十分考慮し排液の性状変化やバイタルサインの変動を注意深く観察する必要があるだろう．

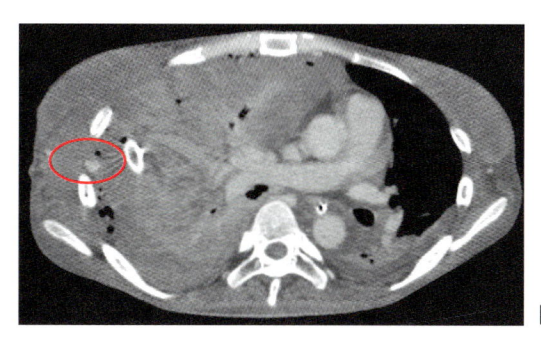

図1 ● 造影CTで認められた血管外漏出像

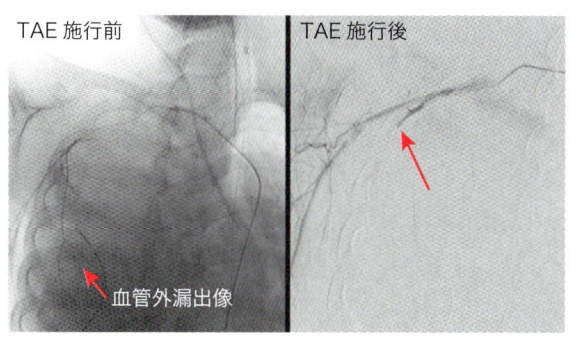

図2 ● TAEによる止血

文献

1) Wraight WM, et al：Neurovascular anatomy and variation in the 4th 5th and 6th in the mid-axillary line. A cadaveric study in respect of chest drain insertion. Clin Anat, 18：346-349, 2005

第3章　循環

1. ICUにおける心房細動

網野真理，吉岡公一郎

Point

- 心房細動の発生要因には，全身性炎症反応症候群（SIRS），脱水，発熱，疼痛，薬剤，電解質異常，低酸素血症，自律神経調節異常がある
- 心房細動合併は，血行動態を悪化させ心不全の増悪因子となる．頻拍誘発性心筋症および脳梗塞をはじめとする血栓塞栓症の合併も考慮する
- 心房細動を停止させようとせず，血行動態が保持される程度にレートコントロールを目標とする．除細動を目的とした抗不整脈薬投与には重篤な副作用の可能性があることを十分に勘案すべきであり，安易な抗不整脈薬投与は行うべきではない
- 脳梗塞リスクに応じた抗凝固療法は，出血リスクを評価したうえで行う

はじめに

　心房細動では統率のない速い不規則な心房興奮により，有効な心房収縮がみられない．そのため心房は心室充満に寄与できず，心拍出量は減少する．集中治療室（ICU）では心機能低下例が多いこともあり，心房細動合併は血行動態を悪化させ心不全の増悪因子となる．本稿ではICUにおける心房細動の発生要因と発生時のマネジメントについて日本循環器学会心房細動治療（薬物）ガイドライン[1]に準じて概説する．

1 心房細動の心電図所見と分類

　心房細動は心房が無秩序に興奮することで発生する．心房に正常収縮は認められず，心室拍動が不規則になる．心電図では小刻みに細動波（f波）と不規則なRR間隔が認められる．心房細動の罹患期間が長い，あるいは著明な心房拡大があると，f波が小さく認識しづらいことがある．II誘導で観察できない場合は，V1誘導で確認する．f波が認められな

表1 ● 心房細動の分類

①発作性心房細動	発症後7日以内に洞調律に復したもの
②持続性心房細動	発症後7日を越えて心房細動が持続しているもの
③長期持続性心房細動	持続性心房細動のうち発症後1年以上，心房細動が持続しているもの
④永続性心房細動	電気的あるいは薬理学的に除細動不能のもの

くても，P波がなくQRS波幅が狭くてRR間隔不定であれば心房細動とみなすことができる．

心房細動が心電図上で初めて確認された時点を「初発心房細動」とよぶが，必ずしも真に初発であるかどうかは問わない．結果的に7日以内に洞調律化が得られるか否かで以下の表1のように分類される．病歴，症状，過去の心電図記録，その後の経過などを加味して最終的な分類を行う．

❷ 心房細動の基礎疾患と誘因

1）心房細動の基礎疾患と誘因

基礎疾患として僧帽弁疾患，甲状腺機能亢進症，高血圧が有名であるが，明らかな心疾患を伴わない孤立性心房細動が最多である．発症頻度は加齢に伴って増加し，80歳以上の男性においてはおよそ15％の割合で散見される[2]．一方，女性では加齢の影響は軽微である．

心房細動の誘因となるものには，アルコール，カフェイン，過度の運動，喫煙，ストレス，過労，寝不足などがある．誘因が明確な場合は持続性が乏しく，発作性心房細動で終わることが多い．初発心房細動であれば薬物治療は行わず，原因除去に努めるのが先決である．**一方，ICUにおける発生要因には，SIRS，脱水，発熱，疼痛，薬剤，電解質異常，低酸素血症，自律神経調節異常などがある**．原因は単一ではなく，複合的に関与する．

2）ICU合併症としての心房細動

心房細動を合併した場合，主に以下の2つの病態が院内予後を規定する．
①心房細動は統率のない速い不規則な心房興奮により有効な心房収縮がみられない．そのため心房は心室充満に寄与できず，心拍出量は減少する．ICUでの心房細動合併は，血行動態を悪化させ心不全の増悪因子となる．心疾患を有する患者や低酸素血症を既に有する患者では，急性心不全に伴う肺水腫を併発する可能性もある．正常心機能を有していても，心房細動の頻拍化が継続すると心筋症に移行することもある．頻拍の継続に

ICU合併症の予防策と発症時の戦い方

よる心拡大と心筋壁運動の低下を頻拍誘発性心筋症（tachycardia induced cardiomyopathy）とよぶ[3]．

②心房収縮の消失は心房内血流量の低下をきたす．また心房細動は心房内皮におけるトロンボモジュリンやプラスミノーゲン活性化因子インヒビター（PAI-1）などの遺伝子発現を修飾し，易血栓性をもたらす可能性がある[4]．これらの血流速度の低下，心房内皮障害，また心房細動の基礎疾患からもたらされる血液凝固成分の変化は，左房内血栓の形成を促す．心房内にできた血栓は脳梗塞のみならず，冠動脈，脾臓，腎臓，腸管など全身の塞栓症を引き起こすリスクとなる．心房細動患者における脳梗塞発症率は，非心房細動患者と比べて約5倍である（年間5％程度）．

❸ 発生時のマネジメント

心房粗動のうち頻拍を緊急停止させなければいけないものは，血行動態が破綻しているか，もしくはする可能性がある場合である．頻拍レートが速いために既にショックに陥っているものは，電気的除細動の適応となる．麻酔下，QRS波同期下に100 J以上の電気エネルギーで直流除細動を試みるのが迅速で有効性も高い．

緊急性の乏しい心房細動の除細動にあたっては，まず心房内血栓を認めない，もしくは，十分な抗凝固療法が行われていることが重要である．特に48時間以上持続している心房細動や持続時間の不明な心房細動では，血栓塞栓症の可能性を最小限に抑える配慮が求められる． さらに除細動後の再発因子となる心筋虚血の有無や心機能低下の有無を評価し，リズムコントロールあるいはレートコントロールを選択する．

1）リズムコントロール

リズムコントロールは，①必要性，②安全性，③効果の持続性の3つを考慮して行う．
①**必要性**：血行動態の改善，自覚症状の改善，血栓塞栓症の予防＊が期待できる．
②**安全性**：塞栓のリスクがない，ジギタリス中毒でない，洞機能不全症候群・房室ブロックがない，抗不整脈薬の副作用の既往がない．
③**効果の持続性**：除細動後洞調律を維持できる＊＊と期待できる．

＊：塞栓症のリスクが高い症例：心房細動発症後48時間過ぎている場合，抗凝固療法が不十分な場合，経食道エコーで左房内に新鮮血栓がある場合．

＊＊：除細動後洞調律を維持できない症例：高度左房拡大，長期持続あるいは再発例，弁膜症や甲状腺機能亢進症合併例．

リズムコントロールに用いる抗不整脈薬はNaチャネル遮断薬が中心で，ピルシカイニド（サンリズム®），シベンゾリン（シベノール®）が使用されることが多い．プロパフェノン（プロノン®）やフレカイニド（タンボコール®）も有効である．Naチャネル遮断薬

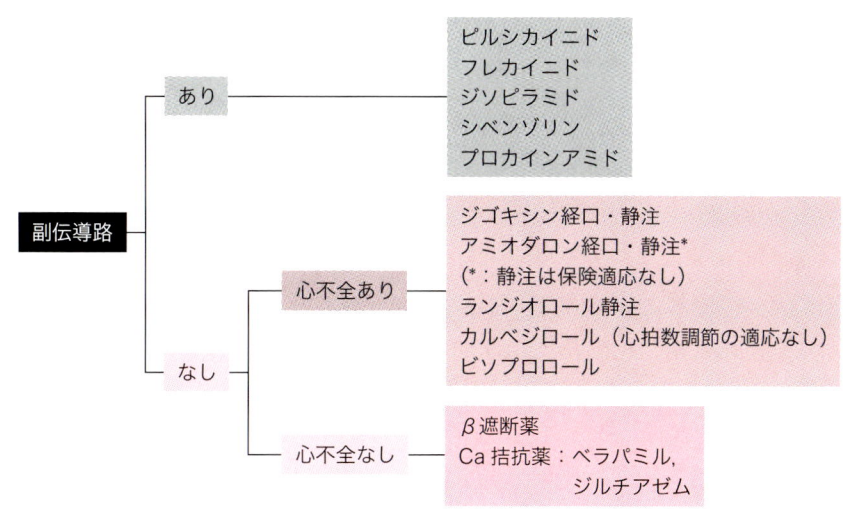

```
                            ┌─── ピルシカイニド
                            │    フレカイニド
              ┌── あり ─────┤    ジソピラミド
              │             │    シベンゾリン
              │             └─── プロカインアミド
              │
              │                  ┌─ ジゴキシン経口・静注
  ┌─────┐    │                  │  アミオダロン経口・静注*
  │副伝導路│──┤             ┌── 心不全あり ──┤  (*：静注は保険適応なし)
  └─────┘    │             │    │  ランジオロール静注
              │             │    │  カルベジロール（心拍数調節の適応なし）
              │             │    └─ ビソプロロール
              └── なし ────┤
                            │             ┌── β遮断薬
                            └── 心不全なし ─┤  Ca拮抗薬：ベラパミル，
                                            └           ジルチアゼム
```

図1 心房細動の心拍数調節（薬物治療）
〔循環器病の診断と治療に関するガイドライン．心房細動治療（薬物）ガイドライン（2013年改訂版）
http://www.j-circ.or.jp/guideline/pdf/JCS2013_inoue_h.pdf（2015年12月閲覧）より転載〕

に特徴的な作用として，心房細動を心房粗動に移行させることがある．稀に1：1房室伝導を促して著しい頻脈を誘発する危険がある[5]．また潜在性洞機能不全患者において洞停止時間を延長する可能性がある[6]．Brugada症候群合併例では致死性不整脈を誘発する危険性もあるので，しかるべき注意が要求される[7]．**抗不整脈薬には重篤な副作用があることを十分に勘案すべきであり，除細動を目的とした安易な抗不整脈薬投与は行うべきではない**．レートコントロールが良好で，心機能が保たれている場合や自覚症状の乏しい例では，積極的な除細動の必要性は低い．

2）レートコントロール

　　レートコントロールでは心拍数を130拍/分未満に保つことが重要である．レートコントロールを行う際は，安全性の確認が最も重要である．房室ブロックの既往，低心機能の有無，虚血の関与，肝機能障害の有無，常備薬（β遮断薬，カルシウム拮抗薬，抗不整脈薬の使用の有無）は否定しておく必要がある．徐拍化目的に用いる薬剤は図1に準ずる．β遮断薬で静脈内投与ができるのはプロプラノロール（インデラル®）とランジオロール（オノアクト®）である．左室機能が低下した例（駆出率25〜50％）の頻脈性心房細動の心拍数調節に，ランジオロールの点滴静注（1〜10 μg/kg/分）が有効かつ安全である．持続投与が必要な場合は，ビソプロロールテープ（メインテート®）および内服への変更を推奨する．カルシウム拮抗薬の静注薬ではベラパミル（ワソラン®）とジルチアゼム（ヘルベッサー®）がある．ベラパミルの使用方法は1A（5 mg）を生理食塩水10 mLに溶解し，5分かけて緩徐投与とする．β遮断薬およびカルシウム拮抗薬の静注投与開始時は，

表2 ● CHADS₂スコア

	危険因子		スコア
C	Congestive heart failure/LV dysfunction	心不全 左室機能不全	1
H	Hypertension	高血圧	1
A	Age ≧ 75y	75歳以上	1
D	Diabetes mellitus	糖尿病	1
S₂	Stroke/TIA	脳梗塞，TIAの既往	2
	合計		0〜6

TIA：一過性脳虚血発作
〔循環器病の診断と治療に関するガイドライン．心房細動治療（薬物）ガイドライン（2013年改訂版）http://www.j-circ.or.jp/guideline/pdf/JCS2013_inoue_h.pdf（2015年12月閲覧）より転載〕

ベッドサイドでモニタリングすることが不可欠である．心拍数や血圧が低下してきたら，即座に投与を中止することで重大な副作用を回避できる．**心房細動を停止させようとせず，血行動態が保持される程度にレートコントロールを目標とする．**

リズムコントロール，レートコントロールのいずれを選択した場合にも，脳梗塞リスクに応じた抗凝固療法は継続する．

3) 抗凝固療法

a) CHADS₂スコア

抗凝固療法開始にあたり，非弁膜症性心房細動の脳梗塞の発症リスクにCHADS₂スコア（0〜6点）を使用する（表2，図2）[8]．**C**ongestive heart failure, **H**ypertension, **A**ge ≧ 75, **D**iabetes mellitus, **S**troke/TIAの頭文字をとって命名されたスコアで，脳梗塞年間発症率が5〜8%/年程度である前4つの項目で各1点を，12%/年に達するStroke/TIAの既往には2点を付与し，合算して算出する．合計スコアが1点以上で抗凝固療法（ICU治療においてはヘパリン静注など）を検討する．

b) HAS-BLEDスコア

しかしながら，ICUに入院する患者では外傷性疾患，頭蓋内疾患，多臓器不全を有する症例も多く，出血リスクも考慮する必要がある．HAS-BLEDスコアを用いて，各種出血危険因子から出血を予測する（表3，図3）[9,10]．具体的な評価因子は，コントロールされていない高血圧，腎機能障害，肝機能障害（肝炎や肝硬変），脳卒中（脳梗塞の既往，MRI上の微小出血，TIAの既往），出血（出血素因，進行性貧血），ワルファリン投与（INR不安定あるいは高値），年齢，薬剤（アスピリンの服用，NSAIDs内服），アルコール摂取過多などである．0点を低リスク（年間の重大な出血発症リスク1%），1〜2点を中等度リスク（同2〜4%），3点以上を高リスク（同4〜6%）と評価する．

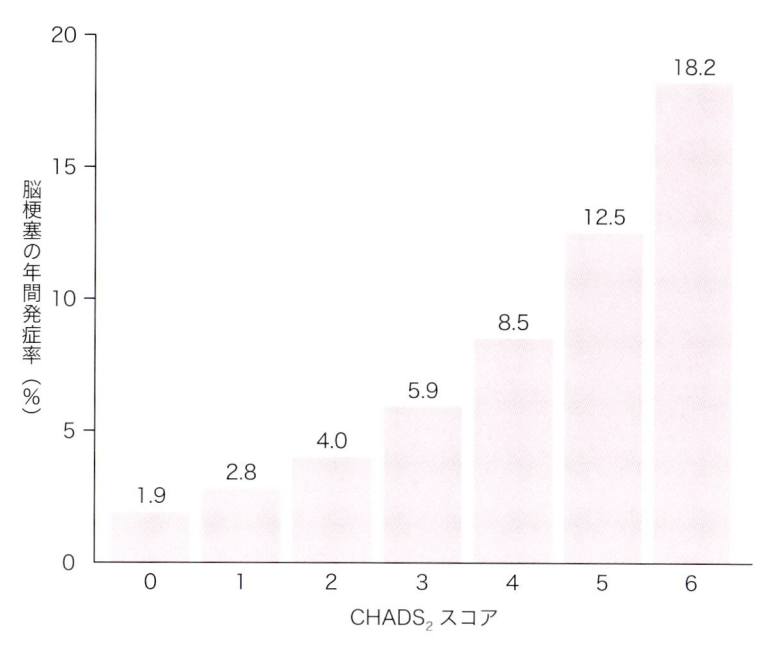

図2 ● CHADS₂スコアと脳梗塞発症率
〔循環器病の診断と治療に関するガイドライン．心房細動治療（薬物）ガイドライン（2013年改訂版）http://www.j-circ.or.jp/guideline/pdf/JCS2013_inoue_h.pdf（2015年12月閲覧）より転載〕

表3 ● HAS-BLEDスコア

頭文字	臨床像	ポイント
H	高血圧[*1]	1
A	腎機能障害，肝機能障害（各1点）[*2]	2
S	脳卒中	1
B	出血[*3]	1
L	不安定な国際標準比（INR）[*4]	1
E	高齢者（＞65歳）	1
D	薬剤，アルコール（各1点）[*5]	2
	合計	9

＊1：収縮期血圧＞160 mmHg
＊2：腎機能障害：慢性透析や腎移植，血清クレアチン200 μmol/L（2.26 mg/dL）以上
　　肝機能異常：慢性肝障害（肝硬変など）または検査値異常
　　（ビリルビン値＞正常上限×2倍，AST/ALT/ALP＞正常上限×3倍）
＊3：出血歴，出血傾向（出血素因，貧血など）
＊4：INR不安定，高値またはTTR（time in therapeutic range）＜60％
＊5：抗血小板薬やNSAIDs併用，アルコール依存症
〔循環器病の診断と治療に関するガイドライン．心房細動治療（薬物）ガイドライン（2013年改訂版）http://www.j-circ.or.jp/guideline/pdf/JCS2013_inoue_h.pdf（2015年12月閲覧）より転載〕

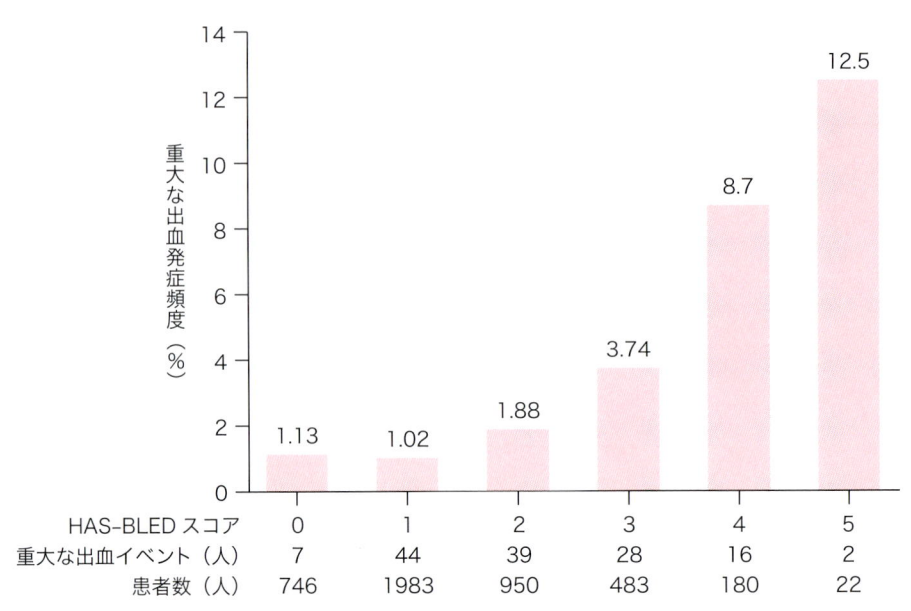

```
                                                                    12.5
                                                           8.7
                                                  3.74
                                         1.88
                        1.13    1.02
HAS-BLED スコア           0      1       2       3       4       5
重大な出血イベント（人）    7      44      39      28      16      2
患者数（人）             746    1983    950    483    180     22
```

図3 ● HAS-BLEDスコアと重大な出血（抗凝固療法中）
〔循環器病の診断と治療に関するガイドライン．心房細動治療（薬物）ガイドライン（2013年改訂版）http://www.j-circ.or.jp/guideline/pdf/JCS2013_inoue_h.pdf（2015年12月閲覧）より転載〕

❹ 心房細動の予防は可能か

　心房細動には誘因なく発症するものも多く，発作を予測することは難しい．しかるにその予防も確実な方法はない．心房細動の基礎疾患ならびに誘因となりうる病態が存在している場合は，これらに対する十分な治療が最も重要である．**発作性心房細動の既往がない患者に対して，薬物による心房細動予防を安易に行うべきでない**．効果的でないばかりか，心抑制作用に伴う副作用のリスクが高い．一方，**発作性心房細動の既往がある患者においては，頻拍化をきたす病態下ではレートコントロールを検討することが好ましい**．こうした患者ですでにβ遮断薬あるいはカルシウム拮抗薬を処方されていた場合は，同系の静注薬を低用量から使用するのが安全である．

◆ 文献

必読 1）「循環器病の診断と治療に関するガイドライン．心房細動治療（薬物）ガイドライン（2013年改訂版）http://www.j-circ.or.jp/guideline/pdf/JCS2013_inoue_h.pdf（2015年12月閲覧）

2）藤島正敏：循環器学の進歩：高齢者の循環器疾患．脳血管障害のリスクファクターとしての心疾患．循環器医，6：19-26, 1998

3）Packer DL, et al：Tachycardia-induced cardiomyopathy：a reversible form of left ventricular dysfunction. Am J Cardiol, 57：563-570, 1986

4）Yamashita T, et al：Thrombomodulin and tissue factor pathway inhibitor in endocardium of rapidly paced rat atria. Circulation, 108：2450-2452, 2003

5) Falk RH : Proarrhythmia in patients treated for atrial fibrillation or flutter. Ann Intern Med, 117 : 141-150, 1992

6) Toeda T, et al : A case of sinus pause due to the proarrhythmia of pilsicainide. Jpn Heart J, 41 : 405-410, 2000

7) Matsumoto K, et al : Brugada syndrome associated with ventricular fibrillation induced by administration of pilsicainide : a case report. J Cardiol, 42 : 227-234, 2003

必読 8) Gage BF, et al : Validation of clinical classification schemes for predicting stroke : results from the National Registry of Atrial Fibrillation. JAMA, 285 : 2864-2870, 2001

9) Pisters R, et al : A novel user-friendly score (HAS-BLED) to assess 1-year risk of major bleeding in patients with atrial fibrillation : the Euro Heart Survey. Chest, 138 : 1093-1100, 2010

10) Lip GY, et al : Comparative validation of a novel risk score for predicting bleeding risk in anticoagulated patients with atrial fibrillation : the HAS-BLED (Hypertension, Abnormal Renal/Liver Function, Stroke, Bleeding History or Predisposition, Labile INR, Elderly, Drugs/Alcohol Concomitantly) score. J Am Coll Cardiol, 57 : 173-180, 2011

第3章 循環

2. ECMOに関連した合併症

青景聡之

Point
- 合併症のリスクを減らし，合併症が生じた際にも適切に対処することが重要である
- 脱血不良は輸液で対処するだけではなく，原因を考える
- 不必要な手技で出血合併症を引き起こさない
- 適切なモニタリングにより重大なトラブルになる前に徴候を察知する

はじめに

　体外式膜型人工肺（extracorporeal membrane oxygenation：ECMO）はポンプと人工肺を応用した生命維持法である．ECMOそのものが原疾患の治療を行うわけではなく，回復するための十分な環境と時間を作り出すことがECMOの目的である[1]．そのため **ECMO管理は，合併症のリスクを減らし，合併症が生じた際にも適切に対処できること** がポイントとなる．ECMOは1970年代に臨床使用されるようになったが，当時は合併症の頻度が多く，有用性を証明できなかった[2,3]．合併症の少ない機材の開発と，管理法の確立とともに徐々にECMOの成績は向上し，2009年に報告されたCESAR研究で初めて有用性が証明された[4]．

1 合併症の具体的内容/発生要因・機序

　ECMO中の合併症には，ECMO本体のトラブル「機械的合併症」とECMO管理によって身体に生じる合併症「身体的合併症」に分類される．前者の具体例としては，人工肺トラブル・回路内血栓・脱血不良・空気混入などであり，後者の例としては，出血・感染症・下肢阻血・血栓塞栓症などである．主な合併症の発生要因・機序について以下に述べる．

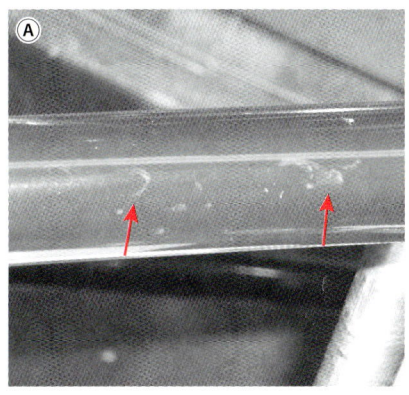

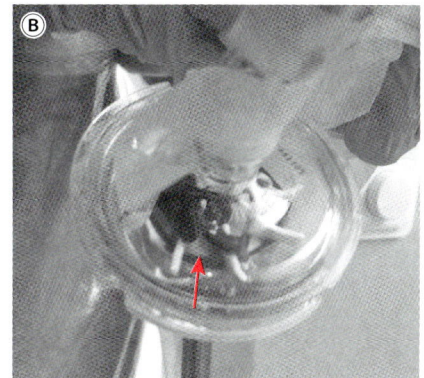

図1 ● 血栓形成の例
A：チューブに付着した血栓，B：遠心ポンプにトラップされたミミズ状の血栓（溶血が生じたため回路交換）（p.10 Color Atlas ❸参照）

1）血栓形成と出血

　　人工肺内に生じた血栓の目詰まりや，回路内血栓（図1A）によって生じる線溶亢進（Fibrinolysis），ポンプ内の血栓のために生じる溶血（図1B），送血回路内の血栓によって生じる動脈塞栓症などは，不十分な抗凝固療法が原因となる．一方，抗凝固療法が強すぎても出血合併症のリスクが増える．頻度の高い出血部位は，カニューレ刺入部・気管切開部・胃潰瘍・鼻出血・胸腔ドレーン刺入部である．脳出血は致命的な合併症である．その他，腸腰筋出血，直腸潰瘍からの出血などの報告がある．

2）脱血不良

　　脱血不良は原因を突き止めて適切に対処することが重要である．急速な輸液によって一時的には脱血不良は改善するが，根本の原因を解決しない限り何度も脱血不良を繰り返す．原因としては，不適切な脱血カニューレのサイズや位置，活動性の出血，腹部コンパートメント症候群や心タンポナーデなど静脈や心房を圧迫する病態の存在，があげられる．努力性呼吸や咳でも脱血不良が生じることがあり，鎮静や呼吸器設定の調整で安定した呼吸を維持する．

3）感染症

　　ECMO患者は，もともと重症な基礎疾患をもっているうえに，人工物であるカニューレや回路に常に血液が接している状態であり，感染症のリスクは，通常のICU患者と比べて高い．しかも，ECMOカニューレの感染を生じても，カニューレ交換は容易ではない．ECMOに従事するスタッフは感染徴候に敏感でなければならない[5]．ECMO回路に関連した感染症の原因としては，*Coagulase negative staphylococcus*，*Candida*類による敗血

表1 ● ECMOの合併症と頻度

項目	発生率（%）
機械的合併症	
人工肺不全	17.5
回路内血栓　人工肺内	12.2
人工肺以外の回路内	17.8
カニューレ関連合併症	8.4
その他の機械的合併症	7.9
患者関連合併症	
出血　外科創部出血	19.0
カニューレ刺入部出血	17.1
気管内・肺胞出血	8.1
消化管出血	5.1
頭蓋内出血	3.8
溶血	6.9
播種性血管内凝固症候群（DIC）	3.7
感染症（培養で確認されているもの）	21.3

（文献9より引用）

症は頻度が高い[6]．また長期になると *Stenotrophomonas maltophilia* 感染症や *Aspergillus* 感染症のリスクが高まってくる[7,8]．

4）空気の混入

　回路内の大量の空気混入は，脱血側の回路からの混入が原因となる．一方，脱血カニューレの先端の近くに中心静脈カテーテルが存在する場合には，細かな気泡が脱血カニューレ内に持続的に引き込まれる可能性がある．

❷ 頻度/発生時期

　代表的な合併症の頻度については，（表1）に記載した[9]．**血栓形成と出血合併症は凝固管理が安定しないときに出現しやすい．感染症は長期管理になると頻度が増加する．**合併症は予期しない時期に突然発症することもあるので，合併症に対する備えは常に必要である．

❸ 合併症の生命予後や機能予後への影響

　患者の生命が完全にECMOに依存している場合，ECMOの機械的トラブルは致命的である．しかし，機械的合併症の多くは，迅速に対応することで影響を最小限にすることができる．遠隔期の機能予後は基礎疾患に依るところが大きいと筆者は考えている．ECMO中の動脈血酸素飽和度，血圧，凝固機能が遠隔期の認知機能や臓器機能にどのように影響するか，についてはまだ明らかにされていない．今後の研究が期待される．

❹ 具体的な予防策

　ECMO患者は，通常のICU患者と比較して合併症の頻度が高く，また合併症自体が致命的であるため，合併症のリスクを減らすように努めることが重要である．例えば，不必要な手技で出血合併症を引き起こさないよう，手技の必要性については十分吟味する．もちろん適切な管理を行っていても，合併症は生じることはある．たとえ機械トラブルが生じたとしても重大なトラブルになる前に徴候を察知する回路モニタリングはリスクを回避する上で合理的である．以下にモニタリング法と抗凝固療法を具体的に示す．

1) モニタリング

　特に呼吸不全に対してECMOを用いる場合には，循環不全で使用する場合と比べて長期管理（平均10～14日間）が必要になる．その期間を安定的に管理するために回路モニタリングを行う．一般的には，ECMO流量のほか，脱血回路，ポンプと人工肺の間，人工肺後の送血回路の回路内圧モニタリングが行われる．ECMO流量が低下する場合に，その原因（人工肺，ポンプ，送血または脱血カニューレ）を同定できれば，トラブルを適切に修復することができる．回路内圧の値に決まった正常値はなく，トレンドをみながら判断する．各トラブルにおける回路内圧の変化を**表2**に示し，実際に筆者が遭遇した人工肺トラブル（血栓による目詰まり）の圧変化の例を**表3**に示す．

2) 抗凝固療法

　患者のバイタルサインが安定しており，ECMO流量や回路内圧に異常はなかったとしても，ときに凝固・線溶系のバランスが崩れ，突然の出血や回路内血栓などの合併症が出現する可能性がある．そのため，凝固・線溶系のモニタリングときめ細かい抗凝固の調整が必要となる．抗凝固療法として一般的に使用されるのは未分画ヘパリンである．筆者の施設での凝固パラメーターの目標値は，活性化凝固時間（activated coagulation time：ACT）：180～200秒，活性化部分トロンボプラスチン時間（activated partial thrombo-

表2 ● 回路トラブルと回路内圧の変化

各トラブルと回路内圧の変化

	ECMO流量	ポンプ前の圧（脱血圧）	ポンプ-人工肺間の圧	人工肺後の圧（送血圧）
人工肺の目詰まり	↓↓	↑	↑↑	↓↓
ポンプ不全	↓↓	↑	↓↓	↓↓
脱血不良	↓↓	↓↓↓	↓	↓
送血不良	↓↓	↑	↑↑↑	↑↑↑

→：著明な上昇
→：軽微な変化
→：著明な低下

表3 ● 実際に経験した人工肺の目詰まり時のチェック項目

チェックリスト（VA ECMO患者）												
ECMO総時間（時）	80	81	82	83	84	85	86	87	88	89	90	91
回転数（rpm）	3,120	3,120	3,120	3,120	3,310	3,310	3,310		2,475	2,475	2,475	2,475
ECMO流量	3.84	3.78	3.84	▼3.71	▼3.24	▼2.72	▼2.3		3.2	2.8	2.42	2.99
送気流量	10	10	10	10	10	10	10		10	10	10	10
平均動脈圧（mmHg）	91	90	81	72	70	63	70		71	88	109	76
中心静脈圧（mmHg）	9	10	10	10	7	7	8		9	9	9	9
ポンプ前の圧（脱血圧）	10	11	12	11	△17	△24	△29	人工肺交換	21	21	21	
ポンプ-人工肺間の圧	206	205	205	205	△206	△296	△330		150	160	146	
人工肺後の圧（送血圧）	197	194	187	▼173	▼156	▼131	▼130		135	146	129	
送気圧	17	17	17	17	17	17	17		17	17	17	
右上肢酸素飽和度（%）	99	99	100	99	99	99	97		100	100	100	
静脈血酸素飽和度（%）	75	70	75	76	75	73	72	74	72	73	71	
ヘパリン流量（単位/時）	1,000	1,000	1,000	1,000	1,000	1,000	1,000		1,200	1,200	1,200	1,200
ヘパリンボーラス（単位）							1,000					
ACT（秒）	162		162		172		147		212		221	
APTT（秒）	51.8										71.3	

VA ECMO：静脈-動脈 ECMO

plastin time：APTT）：正常値の1.5〜2倍としている．通常であれば，未分画ヘパリンは1時間あたり20単位/kg（体重）の持続静注で，通常はこの範囲内となるが，患者の状況や個体差によって大きく異なるため，実測値をもとに調整しなければならない．また，たとえACTやAPTTが目標値内に収まっていたとしても，Dダイマー上昇やフィブリノーゲンの低下認め，明らかな血栓形成を認める場合には，ACTやAPTTの目標値を引き上げる必要がある．

A 落差による人工肺のプライミング
B 人工肺交換前の配置（左：古い肺，右：新しい肺）
C チューブのカットと交換時のスタッフ配置
D 人工肺交換後

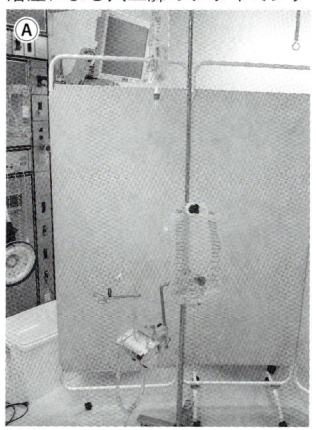

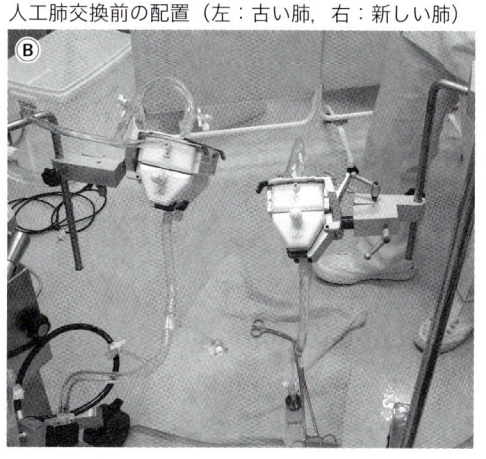

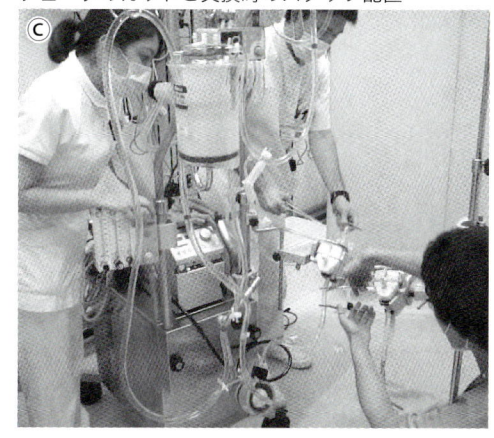

図2● 人工肺交換の手順（トレーニング）
(p.11 Color Atlas ❹参照)

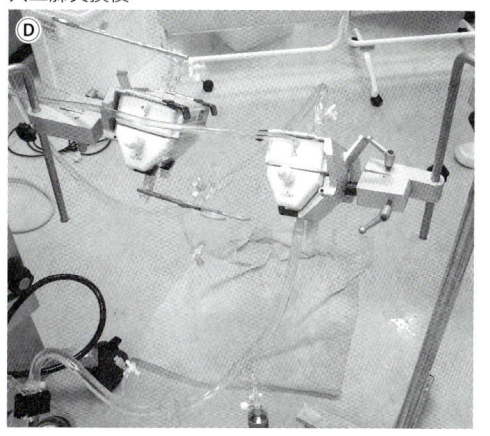

❺ 発症時の戦い方〜対処法・トラブルシューティング〜

　　ここでは，機械的合併症と出血合併症の対処法，トラブルシューティングについて説明する．

1）機械的合併症

　　機械的合併症のトラブルシューティングは，日頃からトレーニングを通して修得する．ECMOを扱うスタッフは，人工肺交換，遠心ポンプ交換，緊急のプライミング，回路内の空気を取り除く方法について十分理解している．ここですべてのトラブルについて説明できないが，最も頻度の高い人工肺トラブルの対処法である人工肺交換の手順を一口メモで紹介する（図2）．

> **一口メモ　人工肺交換の手順**
>
> 　交換の際にスタッフの数は，機械側の修復のために3人必要であり，それ以外に患者管理や外回りのためのスタッフが必要となる．
> ①図2Aのように落差を用いて人工肺をプライミングする．
> ②プライミングが完成した人工肺は，交換する古い人工肺のすぐ隣に配置する（図2B）．
> ③清潔手袋をはめた後，清潔なチューブ鉗子とハサミにて，人工肺前後のチューブをクランプ・カットする（図2C）．カットしたチューブは，新しい人工肺と接続し，接続部の空気を除去する．この際に機械の操作をしているスタッフは，送気用チューブを新しい人工肺に取り付けることを忘れてはならない．
> ④図2Dは交換直後の回路を示しており，左側が交換前の人工肺で，右側の回路に接続されている人工肺が交換後のものである．

2）出血合併症

　カニューレ刺入部や鼻出血など圧迫可能な部位からの出血が生じた場合には，まず用手圧迫を試みる．重度のカニューレ刺入部位出血，消化管出血，臓器出血，筋内出血，その他の内出血の場合には抗凝固薬の減量または中止を検討するが，多くの場合は，内視鏡的止血術，経皮的止血術または外科的止血術が必要となる．ECMO患者の場合には，1〜2度の処置で止血されることの方が少ない．それでも，粘り強く処置を行うことで，多くの場合は止血可能である．術者には，止血術が繰り返し必要となることを伝えておく．止血できなければ，即ちECMOを継続することは不可能となる．**止血術において最も重要なことは「決して諦めないこと」であり，止血されるまで何度でも処置を繰り返す忍耐力が必要**である．

● まとめ

　ECMOの代表的な合併症とその対処法について説明した．どんなに予防に努めても，症例数が増加すればいつか合併症に遭遇する．ECMOの機械的合併症は1人では対処できないため，日頃からスタッフ間で手技や役割について議論を深めておく．合併症の対処能力が身につけられれば，より積極的な治療戦略（例えば，覚醒した状態で管理，出血症例のヘパリンの一次中断，ECMO搬送など）を考慮することができる．合併症の対処能力が向上すれば，合併症出現時以外の治療の選択肢の幅が広がり，より複雑な病態にも対応できるようになる．

◆ 文献

必読 1) Aokage T, et al：Extracorporeal membrane oxygenation for acute respiratory distress syndrome. Intensive Care, 3：17, 2015

→ ECMOの基本的な原理と管理方法が記載されている

2) Zapol WM, et al：Extracorporeal membrane oxygenation in severe acute respiratory failure. A randomized prospective study. JAMA, 242：2193-2196, 1979 ★★

3) Morris AH, et al：Randomized clinical trial of pressure-controlled inverse ratio ventilation and extracorporeal CO_2 removal for adult respiratory distress syndrome. Am J Respir Crit Care Med, 149：295-305, 1994 ★★

必読 4) Peek GJ, et al：Efficacy and economic assessment of conventional ventilatory support versus extracorporeal membrane oxygenation for severe adult respiratory failure（CESAR）：a multicentre randomised controlled trial. Lancet, 374：1351-1363, 2009 ★★★
→ 呼吸ECMOの有効性を世界で初めて証明したRCT

5) Kao LS, et al：Antimicrobial prophylaxis and infection surveillance in extracorporeal membrane oxygenation patients：a multi-institutional survey of practice patterns. ASAIO J, 57：231-238, 2011

6) Bizzarro MJ, et al：Infections acquired during extracorporeal membrane oxygenation in neonates, children, and adults. Pediatr Crit Care Med, 12：277-281, 2011

7) Sun HY, et al：Infections occurring during extra-corporeal membrane oxygenation use in adult patients. J Thorac Cardiovasc Surg, 140：1125-1132, 2010

8) Aubron C, et al：Aspergillus sp. isolated in critically ill patients with extracorporeal membrane oxygenation support. Scand J Infect Dis, 45：715-721, 2013

必読 9) Brodie D & Bacchetta M：Extracorporeal membrane oxygenation for ARDS in adults. N Engl J Med, 365：1905-1914, 2011
→ ECMOのレビュー．合併症の頻度について記載されている

第3章 循環

3. たこつぼ型心筋症

灘浜徹哉, 田原良雄

Point
- たこつぼ型心筋症の典型例では, 左室心尖部に原因不明の無収縮領域が認められる
- 高齢女性に多く, 精神的・身体的ストレスが関与することが多い
- 早期発見には心電図変化（ST上昇と陰性T波）が鍵となる
- 治療方針を決めるために急性心筋梗塞との鑑別が重要である
- 循環動態が不安定なときは, 潜在する基礎疾患の悪化を見落とさないこと

はじめに

　集中治療室（ICU）入室以降, 高度侵襲下におかれた患者に二次性に発症するたこつぼ型心筋症の管理に度々難渋し, 頭を悩ませている読者も多いと思われる. 本疾患を広義の意味で「ICU合併症」と捉え, 早期認知の方法・診断・循環動態が不安定なときの対処（カテコラミン選択はどうするのか, IABP・PCPSの使用）など, ICU管理を中心に概説する.

1 合併症の具体的内容/発生要因・機序

　たこつぼ型心筋症は, 1990年に佐藤らにより日本で初めて報告された[1]. 2004年にMayo Clinicからたこつぼ型心筋症の概念（表1)[2], 2007年に河合らにより診断のガイドライン[3]がまとめられた.

　たこつぼ型心筋症は, 突然発症する左室心尖部に原因不明の無収縮領域（ballooning）が認められる疾患である. 本疾患では, 左室が「蛸壺」のような形状を呈する. 心尖部の

表1 ● Mayo Clinic Criteria

①	冠動脈の支配領域では説明できない局所壁運動異常があり，典型的には左室中隔および心尖部に一過性の壁運動消失または奇異性運動を認める
②	冠動脈造影で閉塞所見を認めず，かつ急性のプラーク破綻の所見を認めない
③	新規の心電図異常（ST上昇または陰性T波）を認める
④	以下のいずれも認めない ● 最近の頭部外傷　　● 心筋炎 ● 頭蓋内出血　　　　● 閉塞性冠動脈疾患 ● 褐色細胞腫　　　　● 肥大型心筋症

※上記①〜④の条件をすべて満たせばたこつぼ型心筋症と診断可能
（文献2より引用）

　壁運動異常は，大半の症例で1カ月以内にほぼ完全に回復する．収縮異常は主に左室でみられるが，右室で収縮異常がみられた症例も報告されている．左室流出路の血行力学的な閉塞（圧較差の発生，加速血流，収縮期心雑音聴取）が観察されることもある[3]．

　原因としては，交感神経緊張の関与[4]・多枝冠動脈攣縮[1]・微小循環障害[5] などが考えられているが，不明である．

❷ 頻度/発生時期

　閉経後の女性に多くみられ[6]，発症前に精神的ストレスや身体的ストレスを認めることが多く[7,8]，大震災で増加したという報告[9] もあるが，検査・治療などの医療行為がストレスとなり発症することも知っておく必要がある[10]．

　たこつぼ型心筋症患者1,750名を対象に，臨床像および転帰を調査した欧米の26施設による最近の報告では，たこつぼ型心筋症の89.9%が女性（平均年齢66.8歳）であり，症状は75.9%が胸痛，46.9%が呼吸困難，7.7%が失神であった．精神的ストレスは身体的ストレスほど多くはなく（27.7%対36.0%），患者の28.5%には明らかな原因がなかった．左室壁運動異常部位による分類では，81.7%がApical type，14.6%がMidventricular type，2.2%がBasal type，1.5%がFocal typeであった．年齢，性別でマッチさせた急性冠症候群と比較したところ，神経・精神疾患の有病率が高く（55.8%対25.7%，$p < 0.001$），平均左室駆出率が著しく低かった（$40.7 \pm 11.2\%$ vs. $51.5 \pm 12.3\%$，$p < 0.001$）．重度の院内合併症の発生率としては，心室頻拍が3.0%，左室内血栓1.3%，心破裂0.2%と報告されている[11]．

　ICU入室患者に限定した場合は，ICUはストレスの多い環境であり，たこつぼ型心筋症を発症する頻度は一般病棟よりも高く，重症患者が多いことからもたこつぼ型心筋症を合併した場合には予後不良となることが報告されている[12]．

③ 合併症の生命予後や機能予後への影響

胸部症状と心電図変化から，急性心筋梗塞との鑑別が重要である．心筋障害は一過性で回復することが多く，早期の合併症を回避すれば，予後は良好である．ポンプ失調（心不全・ショック），心室内血栓，不整脈，心破裂などの重篤な合併症に注意するべきである．

④ 具体的な予防策

発生機序に不明な点もあることから予防は困難である．早期発見が重要であり，河合らによる診断のガイドライン[3]をもとに診断する．たこつぼ型心筋症と診断するためには，他の疾患に起因する以下の4つの病態および異常を除外しなければならない[3]．

①冠動脈の有意な器質的狭窄・閉塞または攣縮．特に左室心尖部を含む広域を支配する左冠動脈前下行枝の病変による急性心筋梗塞（急性期の画像診断には緊急冠動脈造影検査が望ましいが，慢性期に有意狭窄所見と左室壁運動異常の有無を確認することも有用である）
②脳血管疾患
③褐色細胞腫
④ウイルス性または特発性心筋炎

脳血管障害などで発症する「たこつぼ様心筋障害」は，特発性の症例とは区別されているが，病態は同じである[1]ため，ICU管理においては同様に扱う必要がある．早期発見のためにベッドサイドで施行可能な検査では下記の所見が特徴的である．

1）12誘導心電図

ST上昇とその後に出現する巨大陰性T波（図1～3）がみられる．軽症例ではST上昇の時期を見落とすこともあり陰性T波の出現で発見されることもある．また，心筋障害の程度が軽い（合併症が出現しない）患者では心電図の改善も早いとみなされている．

たこつぼ型心筋症では広範囲の心電図異常をきたすため，鎮痛・鎮静・人工呼吸器管理下のICUでは心電図モニターの異常で発見される場合が多い．胸部症状と心電図変化から，急性心筋梗塞との鑑別が重要である．図4，5にたこつぼ型心筋症と急性前壁梗塞の12誘導心電図によるST上昇部位の相違による鑑別を示す[13]．

たこつぼ型心筋症ではV1誘導でST上昇を認めず，aVR誘導でST低下を認めることが鑑別のポイントになる．

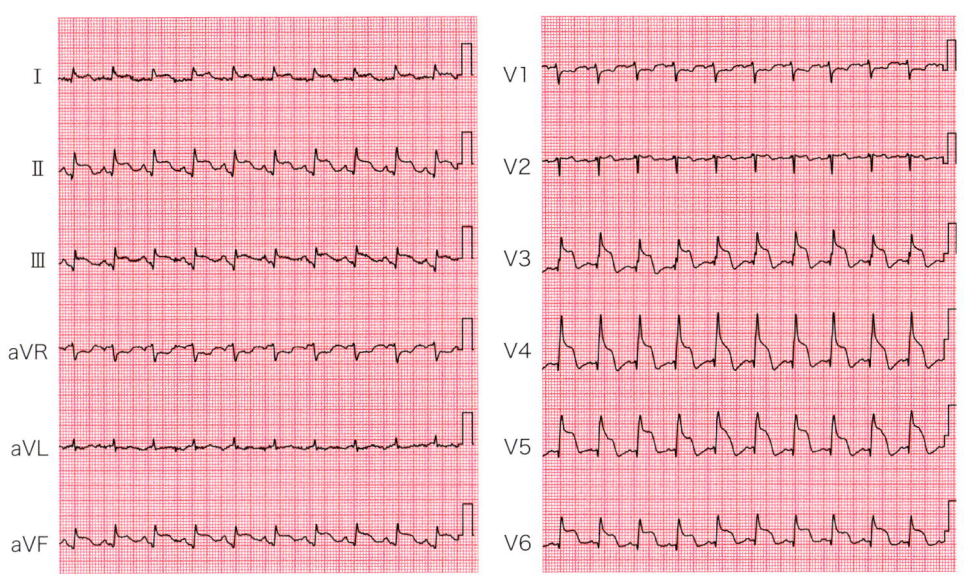

図1 70歳女性　たこつぼ型心筋症発症時の12誘導心電図
I，II，III，aVF，V3～6の広範囲にST上昇を認める

A：急性期冠動脈造影

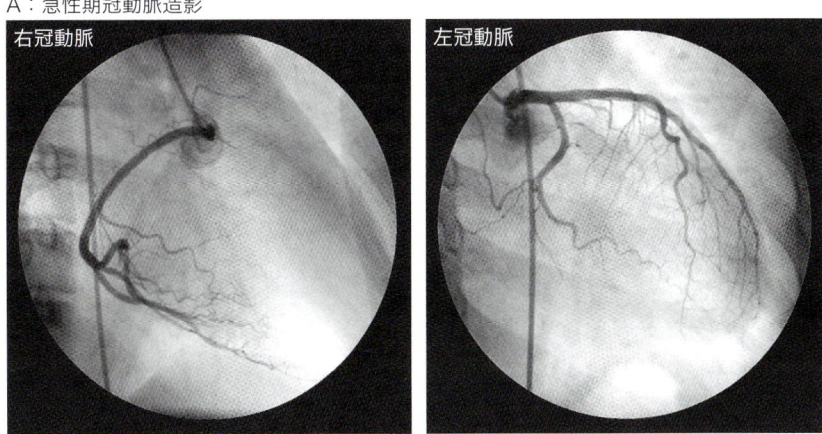

右冠動脈　　左冠動脈

B：急性期左室造影

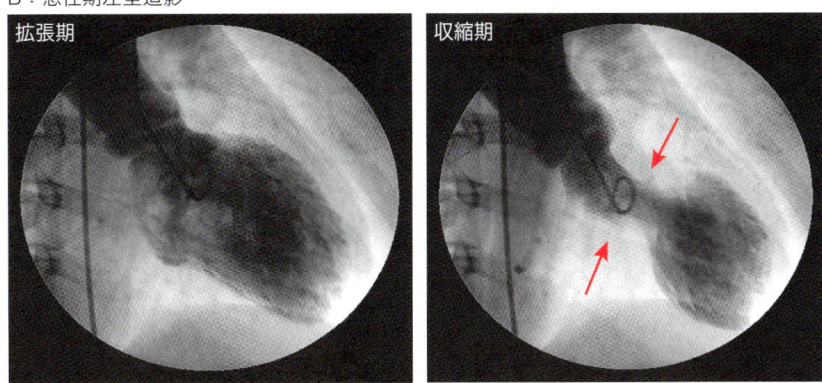

拡張期　　収縮期

図2 図1の症例（たこつぼ型心筋症発症時）の急性期冠動脈造影所見と左室造影所見
A：冠動脈造影では有意な狭窄所見を認めず，B：左室造影では心尖部無収縮，心基部過収縮の典型的なたこつぼ型心筋症の所見を認めた

ICU合併症の予防策と発症時の戦い方

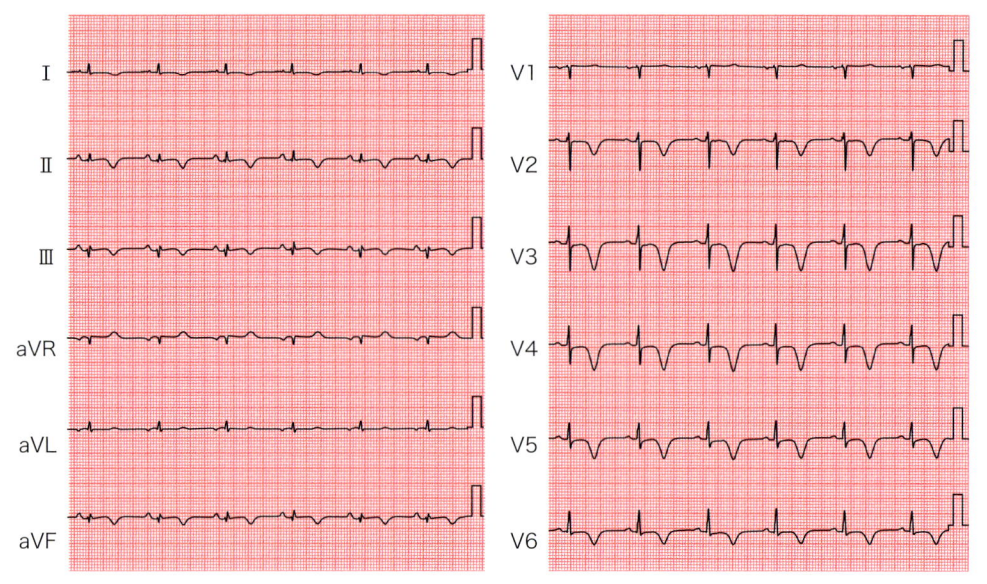

図3 ● 図1の症例の2週間後の12誘導心電図
急性期にST上昇を認めていた誘導（Ⅰ，Ⅱ，Ⅲ，aVF，V3〜6）にたこつぼ型心筋症に特徴的な（QT延長を伴う深い）陰性T波を認める

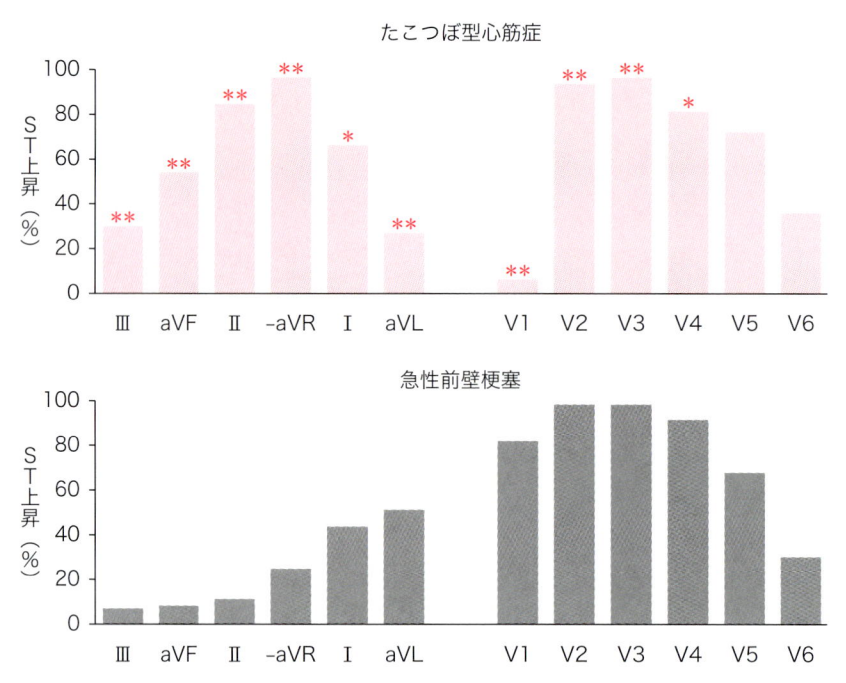

図4 ● たこつぼ型心筋症と急性前壁梗塞の12誘導心電図によるST上昇部位の相違による鑑別
ST上昇誘導の比較．上段がたこつぼ型心筋症，下段が急性前壁梗塞．たこつぼ型心筋症では，V1誘導でST上昇を認めず，aVR誘導でST低下を認めることが鑑別点となる．
＊P＜0.05, ＊＊P＜0.01
（文献13より引用）

100　Surviving ICUシリーズ

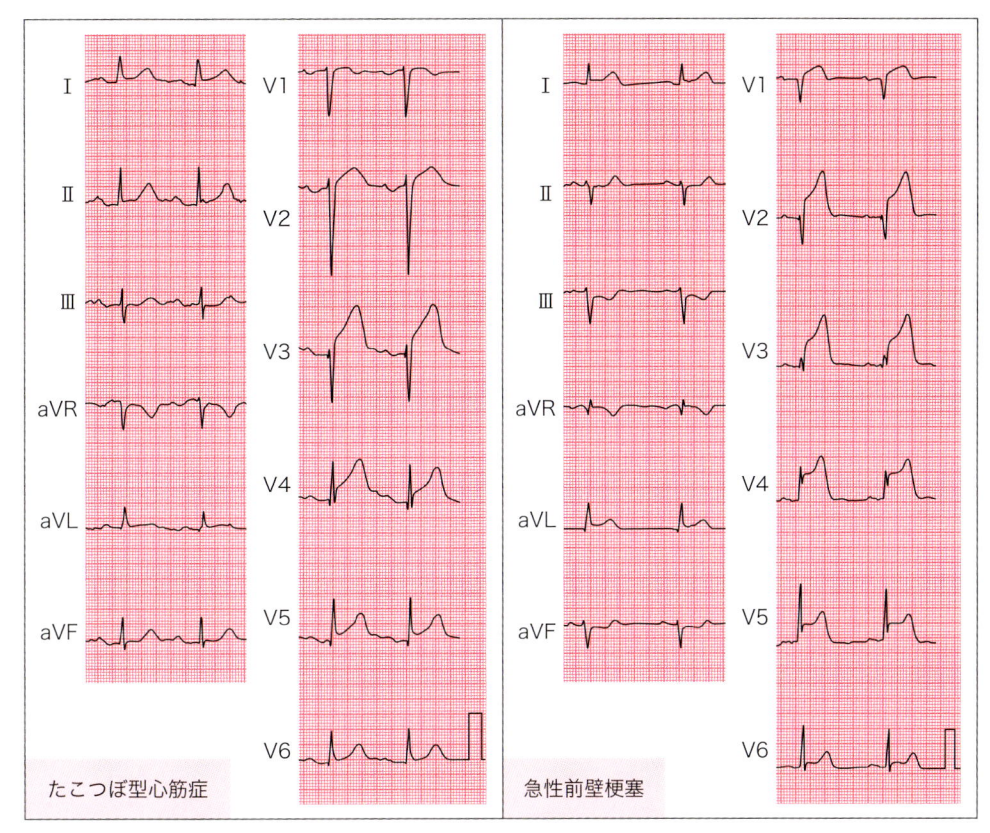

図5 ● **たこつぼ型心筋症と急性前壁梗塞の12誘導心電図によるST上昇部位の相違による鑑別**
典型例の比較．左側がたこつぼ型心筋症，右側が急性前壁梗塞．たこつぼ型心筋症では，V1誘導でST上昇を認めず，aVR誘導でST低下を認めることが鑑別点となる．
（文献13より引用）

2）心エコー所見

　　典型例では，左室流出路（心基部）の過剰収縮と，冠動脈の支配からは1枝病変では説明できない心尖部の無収縮を認める．左室内血栓の有無と，左室流出路（心基部）圧較差の有無は，注意すべき所見である．心エコー所見は心電図所見よりも早く改善する．

3）血液検査所見

　　急性心筋梗塞と類似するが，心筋バイオマーカー（心筋逸脱酵素，トロポニン）上昇の時間経過とピークが異なり，低〜中程度の上昇を認める．軽症例では血液検査における異常所見が認められない場合もある．

一口メモ　たこつぼ型心筋症の早期発見の手がかり

たこつぼ型心筋症早期発見のために以下のことを頭に入れておきたい．
1. 胸痛，呼吸困難などの胸部症状を認めたとき．

ICU合併症の予防策と発症時の戦い方　　101

2. 精神的または身体的ストレス，特に入院前，入院中，手術後など身体的ストレスがあり，心電図モニターでST上昇や陰性T波を認めたとき．
3. ICUでは患者は鎮痛・鎮静・人工呼吸管理下のことが多いため，発見が遅れることもある．予期せぬバイタルサインの変化が出現した場合には12誘導心電図を記録する．

❺ 発症時の戦い方〜対処法・トラブルシューティング〜

1）重症度・予後評価

バイタルサインに変化をもたらすようであれば，重篤である．以下の点に注意を要する．

- 左室流出路（心基部）狭窄の存在

血圧低下やショックを引き起こすことがある．脱水，強心薬の使用は病態を助長する可能性がある．

- 心室内血栓

特に心尖部領域に血栓を認めることがある．抗凝固療法を考慮する．

- 心破裂

稀に発生することがある．心エコーによる経時的評価を要する．

- 心電図の変化

一般的にST上昇は心筋障害を，陰性T波は回復過程を示す．ST上昇遷延例は心筋障害の程度が強いと判断し陰性T波の出現を待つ．

2）初期治療

冠動脈造影検査で冠動脈病変が否定され，たこつぼ心筋症と診断されるまで，原則，急性心筋梗塞に準じた初期治療を行い，陰性T波が出現するまで安静度を拡大しない．早期治療として強心薬の投与は必要に迫られたときのみとし，まずは脱水の補正を行い，心エコーにより合併症の評価（心機能，左室内血栓，心嚢液貯留）を行う．たこつぼ型心筋症では，通常予後も良く，1カ月程度で心筋障害も自然軽快することが多い．順調に軽快しているかを，心エコー・12誘導心電図・心筋バイオマーカーで経過観察する．

3）難治症例の治療 (表2)

血行動態が破綻する場合には，原疾患（例：感染による敗血症性ショック）が原因の場合もある．原因を把握して，それに対処する．病態の把握が困難な場合には肺動脈カテーテルによる評価を躊躇しないことが重要であり，経時的評価には混合静脈血酸素飽和度や乳酸値の推移も重要である．たこつぼ心筋症は1カ月程度で改善することが多いので，心

表2 ● たこつぼ型心筋症の急性期合併症と対策

合併症	対策
ポンプ失調	①利尿薬，血管拡張薬，カルペリチド（ハンプ®），カテコラミン，PDE阻害薬を適宜使用 ②難渋例には肺動脈カテーテル留置による血行動態管理 ③大動脈内バルーンパンピング，経皮的心肺補助装置
左室内血栓	ヘパリン，ワルファリンによる抗凝固療法
左室流出路閉塞	閉塞性肥大型心筋症に準じた病態を考慮する ①強心薬，血管拡張薬の中止 ②輸液増量 ③α刺激薬，β遮断薬の適宜使用 ④大動脈内バルーンパンピングの中止
不整脈 (torsade de pointes)	QT延長症候群の対策に準じる ①一時ペーシング ②硫酸マグネシウム静注 ③その他のQT間隔延長要因の是正
心破裂	急性心筋梗塞急性期対応に準じる ①ST上昇持続例はエコーで頻回な観察を要する ②安静 ③降圧

筋障害の程度が強い時期は，補助循環装置〔大動脈内バルーンパンピング（IABP），経皮的補助循環装置（PCPS）〕を使用してでも乗り越えることを考慮してもよい．

左室流出路（心基部）狭窄が存在する場合は過剰な強心薬の使用を避ける．脱水の補正やβ遮断薬の使用が有効な場合もあるが，β遮断薬を使用する際には超短時間作用型静注薬を使用する．

一口メモ　国立循環器病研究センターにおける重症例への対応[14]

＜低血圧・ショック例＞

a. 左室流出路狭窄非合併例
・ポンプ不全による低血圧に対してはドブタミン・ドパミン等の強心薬を左室流出路狭窄の出現に注意しながら使用する．重度の低血圧・ショックの場合は大動脈内バルーンパンピングを併用する．

b. 左室流出路狭窄合併例
・左室流出路狭窄による低血圧の場合，病態を増悪させるため強心薬は原則的に禁忌である．
・中等〜重度の左室流出路狭窄に対するβ遮断薬投与は狭窄を緩和するため推奨される．重度の肺水腫がない場合には補液も有効である．
・補液，β遮断薬による加療を中心に行うが，反応しない場合（混合静脈血酸素飽和度と乳酸値の推移で判断する）は補助循環装置の使用を考慮する．

＜血栓塞栓症＞
・重篤な左室機能障害を認める場合は左室内血栓の有無にかかわらず最短でも3カ月の抗凝固薬投与を考慮する．

＜心破裂＞
・稀ではあるが起こり得る合併症である．連日心エコーにて心嚢液貯留増加の有無を確認する．
・心タンポナーデサインを呈するようであれば外科的処置を検討する．

● おわりに

　たこつぼ型心筋症の報告はしばしば認められるが，エビデンスが得られるような臨床研究はほとんどない．おそらく，ごく軽症で病院を受診しない患者がいることも予想される．また，全身状態の悪い入院患者で発症することも少なくなく，そういった場合，心臓カテーテル検査などの侵襲的な検査が避けられ，本症の診断が確定しないこともあると考えられる．たこつぼ型心筋症の臨床像は明らかになりつつあるが，発症機序は未だ不明であり，現時点では対症療法が中心とならざるを得ない．発症機序を明らかにし，その病態に応じた治療法や予防法を確立することが望まれる．

◆ 文献

1) 佐藤 光, 他：多枝spasmにより特異な左心室造影像「ツボ型」を示したstunned myocardium. 臨床からみた心筋細胞障害 虚血から心不全まで. 科学評論社：56-64, 1990
2) Bybee KA, et al：Systematic review：transient left ventricular apical ballooning：a syndrome that mimics ST-segment elevation myocardial infarction. Ann Intern Med, 141：858-865, 2004
3) Kawai S, et al：Guidelines for diagnosis of takotsubo (ampulla) cardiomyopathy. Circ J, 71：990-992, 2007
4) Lyon AR, et al：Stress (Takotsubo) cardiomyopathy--a novel pathophysiological hypothesis to explain catecholamine-induced acute myocardial stunning. Nat Clin Pract Cardiovasc Med, 5：22-29, 2008
5) Kume T, et al：Assessment of coronary microcirculation in patients with takotsubo-like left ventricular dysfunction. Circ J, 69：934-939, 2005
6) Gianni M, et al：Apical ballooning syndrome or takotsubo cardiomyopathy：a systematic review. Eur Heart J, 27：1523-1529, 2006
7) Owa M, et al：Emotional stress-induced 'ampulla cardiomyopathy'：discrepancy between the metabolic and sympathetic innervation imaging performed during the recovery course. Jpn Circ J, 65：349-352, 2001
8) Ueyama T, et al：Emotional stress induces transient left ventricular hypocontraction in the rat via activation of cardiac adrenoceptors：A possible animal model of 'tako-tsubo' cardiomyopathy. Circ J, 66：712-713, 2002
9) Sato M, et al：Increased incidence of transient left ventricular apical ballooning (so-called 'Takotsubo' cardiomyopathy) after the mid-Niigata Prefecture earthquake. Circ J, 70：947-953, 2006
10) Kurisu S, et al：Tako-tsubo cardiomyopathy after upper gastrointestinal tract examination. Intern Med, 45：703-704, 2006
11) Templin C, et al：Clinical Features and Outcomes of Takotsubo (Stress) Cardiomyopathy. N Engl J Med, 373：929-938, 2015
12) Park JH, et al：Left ventricular apical ballooning due to severe physical stress in patients admitted to the medical ICU. Chest, 128：296-302, 2005
13) Kosuge M, et al：Simple and accurate electrocardiographic criteria to differentiate takotsubo cardiomyopathy from anterior acute myocardial infarction. J Am Coll Cardiol, 55：2514-2516, 2010
14) 「CCUグリーンノート」(小口泰尚, 他／著, 安田 聡／監), 中外医学社, 2015

Column ❸

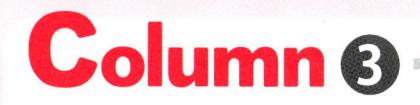

ICUでの急変．ICUなのに急変．

萩原祥弘，鈴木茂利雄

　ICUの患者は各種モニターや使用薬剤，集中治療医の目によって厳重にそのバイタルサインは守られている…とわれわれはつい錯覚しまいがちだ．予測不可能な急変はICU患者にも起こりうる．対応にあたる集中治療医は，気道・呼吸・循環…と安定化を図りつつ，処置後の合併症の可能性や原疾患からの続発症の可能性など鑑別診断を同時に検索していくのが定石であろう．身体所見を取りつつ，血液検査，超音波検査，ポータブルX線などベッドサイドで可能な検査を行っていくのだが，なかなか原因が判然としない…なんてこともある．例えば，原因不明のショック．その鑑別の1つに特発性後腹膜血腫（spontaneous retroperitoneal hematoma：SRH）があげられる．SRHは腹部大動脈瘤破裂，外傷，手術，医療処置などとは関連性なく後腹膜に出血をきたす疾患であるが，抗血小板薬や抗凝固薬使用との関連性も報告されている[1,2]．しかし凝固系の異常値がなくともSRHを発症する群もあり，腹痛・腰痛・下肢の疼痛やしびれ・倦怠感などの発症時の症状を伴う出血性ショックでは注意が必要である[3]．また後腹膜ゆえに超音波では診断が困難であり腹部CT検査を可能な限り早期に行う必要がある（図1）．

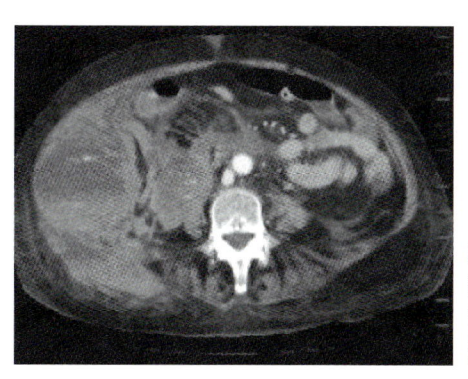

図1　腹部CTで認められた後腹膜血腫
細菌性肺炎で入院．ICUでの第14病日にショックバイタルに陥った．造影CTでは右腸腰筋内に多数の血管外漏出像を伴う血腫を認めた．DVT予防でのヘパリンの皮下注は行っていたが凝固検査異常も認めていなかった

文献

1) Gonzalez C, Penado S, Llata L, et al. The clinical spectrum of retro- peritoneal hematoma in anticoagulated patients. Medicine, 82：257-262, 2003
2) Otrock ZK, Sawaya JI, Zebian RC, et al. Spontaneous abdominal hematoma in a patient treated with clopidogrel and aspirin. Ann Hematol, 85：743-744, 2006
3) Sunga KL, Bellolio MF, Gilmore RM et al. Spontaneous retroperitonal hematoma. J Emerg Med, 43：e157-161, 2012

第4章 意識・中枢神経

1. 鎮痛・鎮静に関連する合併症（ASAC）

金田浩太郎，鶴田良介

Point

- 鎮痛・鎮静に関連する合併症は多岐にわたる
- 鎮痛・鎮静はICU内の合併症や短期アウトカムだけでなく長期アウトカムにも影響する
- 合併症の予防のためには適切な鎮痛・鎮静管理が重要である

はじめに

　鎮痛・鎮静は患者の快適性・安全性の確保，痛みに対する有害な生理的ストレス反応の抑制，呼吸器との同調性の改善などのために行われるが，一方で多くの合併症，アウトカムと関連している[1,2]．それにもかかわらず本邦では鎮痛薬が十分に使用されていない，鎮痛・鎮静の評価が十分行われていない，持続鎮静の中断または減量調整が行われていないなどの問題がある[1]．鎮痛・鎮静に関連する合併症（analgesia/sedation-associated complications：ASAC）を減らすためには，適切な鎮痛・鎮静が不可欠であり，鎮痛・鎮静管理を中心に概説する．せん妄，ICU-AW（ICU-acquired weakness）については他稿で述べられているため，そちらを参照されたい（第4章-2，第10章-1参照）．

> **一口メモ**
>
> **PICS（post-intensive care syndrome）としてのPTSD（posttraumatic stress disorder）・抑うつ・認知機能障害**
>
> 　集中治療にかかわる医師の最大の使命は目の前の重症患者を救命することであり，集中治療室（ICU）内での合併症に目が向きがちであるが，近年ICU管理が短期生存率だけでなく長期生存率に影響を与えることが明らかになってきている[3]．また生存患者においても身体障害〔ICU-AW（ICU acquired weakness）〕や認知機能障害が長期に認められ，患者のみならず家族のメンタルヘルスにも長期に悪影響を及ぼし，PTSD・抑うつ・不安などによりQOLを損なうことが認識され，PICSという概念が提唱されている（図1）．

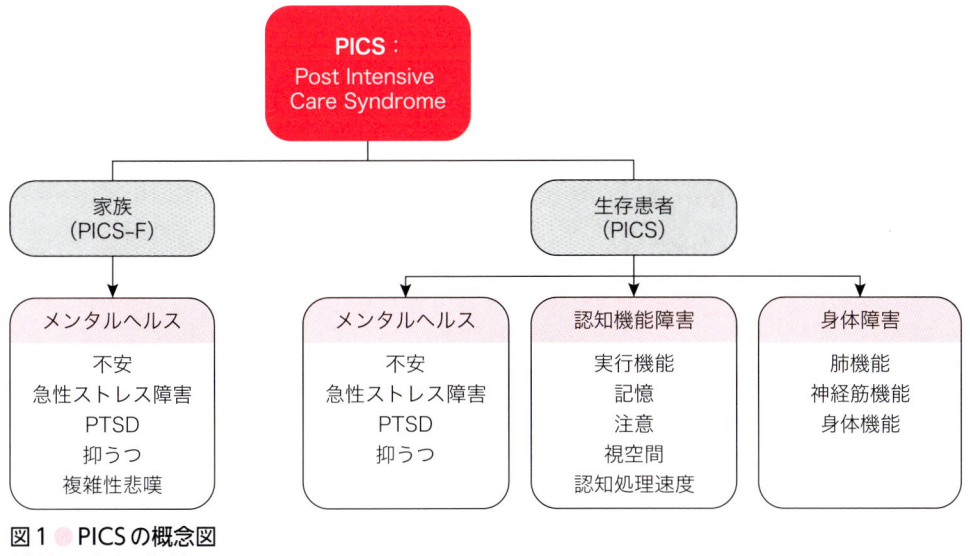

```
                    ┌─────────────────┐
                    │     PICS :      │
                    │ Post Intensive  │
                    │ Care Syndrome   │
                    └─────────────────┘
                       │           │
              ┌────────┘           └────────┐
         ┌─────────┐                   ┌─────────┐
         │  家族   │                   │ 生存患者 │
         │(PICS-F) │                   │ (PICS)  │
         └─────────┘                   └─────────┘
```

家族(PICS-F)	生存患者(PICS)		
メンタルヘルス	メンタルヘルス	認知機能障害	身体障害
不安 急性ストレス障害 PTSD 抑うつ 複雑性悲嘆	不安 急性ストレス障害 PTSD 抑うつ	実行機能 記憶 注意 視空間 認知処理速度	肺機能 神経筋機能 身体機能

図1 PICSの概念図
(文献3を参考に作成)
PTSD：posttraumatic stress disorder

① 合併症の具体的内容/発生要因・機序

　合併症の種類は，人工呼吸期間やICU入室期間・入院期間の延長，覚醒遅延，せん妄，ICU-acquired weakness，血栓・塞栓，神経圧迫，褥瘡，肺炎，嚥下障害など多岐にわたる[1,2,4]．多くは複合的な要因で発生するが，人工呼吸期間，ICU入室期間，入院期間，肺炎，覚醒遅延は鎮静プロトコルの改善で減少するという報告が多く認められ[5]，鎮静と深くかかわっていると考えられる．

　鎮静薬の種類では，非ベンゾジアゼピン系鎮静薬がベンゾジアゼピン系鎮静薬よりもアウトカムを改善できる可能性があるとされている[1,2]．またプロトコル化された痛みの評価を行われた患者と行われていない患者を比較した報告では，痛みの評価を行われた患者で鎮痛薬の使用が多く，鎮静薬，なかでもミダゾラム（ドルミカム®）の使用が少なく，人工呼吸期間とICU入室期間が短かったと報告されている[6]．人工呼吸期間やICU入室期間の延長は間接的にさらに多くの合併症と関連すると考えられるため，いかに鎮痛・鎮静を適切に行うかが重要となる．

　ICUでの鎮静深度とICU退室後のメンタルヘルスとの関係はエビデンスの質が低く不明であるが[1,2]，1日1回鎮静を中断するプロトコルや浅い鎮静のプロトコルでメンタルヘルスの問題が少なかったという報告や[7,8]，鎮静期間とメンタルヘルスの問題の発生率が関連していたという報告があり[9]，鎮静との関連が示唆される．

> **一口メモ** プロポフォールインフュージョン症候群（propofol infusion syndrome：PRIS）
>
> プロポフォールの投与により生じる心不全，不整脈，横紋筋融解，代謝性アシドーシス，高トリグリセリド血症，腎不全，高カリウム血症，カテコラミン抵抗性低血圧などを特徴とする致死的症候群である[1]．プロポフォールを長期（48時間以上）に，大量投与（4.2 mg/kg/時以上）したときに生じることが多いとされている．PRIS は18歳未満の患者で死亡率が高いと報告されており，本邦では集中治療における人工呼吸中の鎮静のための小児への投与は禁忌となっている．

❷ 頻度／発生時期

1) 覚醒遅延

人工呼吸器のウィーニングや離脱の遅れ，ICU 滞在や入院の長期化，意識障害をきたす他の原因の除外の必要性が新たに生じるなどのため問題となる．鎮静法の改善により人工呼吸期間，入院期間を短縮できたという報告が多くあり，報告により幅はあるが人工呼吸期間は10％〜70％減らせたとされている[5]．昏睡状態の期間を有意に減らせたという報告もある[10]．

2) ICU 内肺炎

過度の鎮痛・鎮静による咳反射の減弱や人工呼吸期間の延長により，ICU 内肺炎のリスクが増えると考えられる．1日1回の鎮静の中断によって合併症を減らせるかを検討した RCT では，有意ではないが人工呼吸器関連肺炎（VAP）が持続鎮静群の8％に対し，1日1回の鎮静中断群で3％と少なかったことが示されている[11]．またこの報告では菌血症は対照群の12％に対し1日1回の鎮静中断群で6％，気胸は5％に対し0％，深部静脈血栓は8％に対し3％と，上部消化管出血を除いた合併症が1日1回の鎮静中断群で少なかったことが示されている．

3) PICS としての PTSD・抑うつ・認知機能障害

ICU 退室後の PTSD，抑うつ，不安の評価を行った単施設前向き観察研究では ICU 退室後3カ月の時点で55％の患者が何らかのメンタルヘルスの問題を呈しており，27.1％で PTSD，46.3％で抑うつ，44.4％で不安を認めたという報告がある[9]．集中治療後の PTSD については，ほかにも多くの報告があり正確な頻度は不明であるが，災害や事故など一般的によく知られている他の原因と匹敵するとされている[12]．またこれらのメンタルヘルスの問題は退院後数年経っても認められる[12,13]．認知機能障害も正確な値は不明ながら高率に発生し，長期に認められる[14,15]．

❸ 合併症の生命予後や機能予後への影響

　　人工呼吸中の患者を対象に持続鎮静群と1日1回の鎮静中断群で比較したRCTでは，人工吸期間が持続鎮静群の7.3日に対し1日1回の鎮静中断群では4.9日，ICU入室期間は9.9日に対し6.4日，入院期間は16.9日に対し13.3日，死亡退院は46.7％に対し36.0％，といずれも1日1回の鎮静中断群でアウトカムが良好であったと報告されている[16]．人工呼吸中の患者を対象に両群に自発呼吸トライアルを毎日行い，持続鎮静群と1日1回の鎮静中断群を比較したRCTでは，28日人工呼吸器フリー日数が持続鎮静群の11.6日に対し1日1回の鎮静中断群では14.7日，ICU入室期間は12.9日に対し9.1日，入院期間は19.2日に対し14.9日，28日死亡率は35％に対し35％と，1日1回の鎮静中断群でアウトカムが良好であったことが報告されている[10]．また，この報告では1年死亡率も調べており，持続鎮静群の58％に対し，44％と長期アウトカムも1日1回の鎮静中断群で良好であったと報告している．最近のメタアナリシスでも，鎮静アルゴリズムの使用または1日1回の鎮静中断は死亡率の減少，ICU入室期間・入院期間・気管切開の減少と関連していたと報告されている[17]．

❹ 具体的な予防策

　　ICUのルーチンワークの多くは鎮痛・鎮静に関連する合併症を減らすため，または早期発見のために行われていると言っても過言ではないが，合併症の予防のためにはその根幹である鎮痛・鎮静をいかに適切に行うかが肝要である．そのためにガイドラインやプロトコルに示されている複数のケアをまとめたPAD（pain, agitation, and delirium）ケアバンドル（表1）の導入や，チェックリストの活用が推奨されている[1,2]．

1）評価

　　妥当性が証明されている痛みの評価のためのスケールとして，コミュニケーション可能な患者に対してはNRS（numeric rating scale）またはVAS（visual analogue scale）が，コミュニケーション不可能な患者に対してはBPS（behavioral pain scale）[18]またはCPOT（critical-care pain observation tool）[19]の使用が推奨されている．

　　NRSは現在の痛みの程度を0～10までの11段階で患者自身に口頭または記入により示してもらう方法で，VASは10 cmのスケールの一端を全く痛みなし，もう一端を最大の痛みとして現在の痛みの程度を記入してもらう方法である．痛み管理の目標はともに<3である．BPSは表情・上肢の動き・呼吸器との同調性から3～12の範囲で痛みの評価を行うものであり（表2），CPOTは表情，身体運動・筋緊張・人工呼吸器への順応性または発

表1 ● PADケアバンドル

	痛み	不穏	せん妄
評価	各勤務帯ごと4回以上＋随時 **評価ツール** ● NRS ● BPS ● CPOT 疼痛大：NRS≧4，BPS＞5，CPOT≧3	各勤務帯ごと4回以上＋随時 **評価ツール** ● RASS ● SAS ● 脳機能モニター（筋弛緩薬中） **評価** ● 不穏：RASS＋1～＋4，SAS 5～7 ● 覚醒（安静）：RASS 0，SAS 4 ● 浅い鎮静：RASS －1～－2，SAS 3 ● 深い鎮静：RASS －3～－5，SAS 1～2	各勤務帯ごと＋随時 **評価ツール** ● CAM-ICU ● ICDSC **せん妄あり** ● CAM-ICU陽性 ● ICDSC≧4
治療	30分以内に治療し再評価 ● 非薬物治療とリラクゼーション ● 薬物治療 ・オピオイド静注＋/－非オピオイド鎮痛薬（非神経因性疼痛） ・ガバペンチンorカルバマゼピン＋/－オピオイド（神経因性疼痛） ・硬膜外鎮痛（胸部外傷・腹部術後）	目標鎮静レベルor毎日の鎮静中止（不穏なく従命OK）：RASS －2～0，SAS 3～4 ● 鎮静浅い：痛み評価・治療→鎮静薬（ベンゾジアゼピン系薬以外，アルコール依存ではベンゾジアゼピン系薬考慮） ● 鎮静深い：適正レベルまで鎮静薬中断，再開はベンゾジアゼピン系薬50％量より	● 適宜鎮痛 ● 患者へのオリエンテーション（眼鏡や補聴器を使用してもらう） ● 薬物治療 ・ベンゾジアゼピン系薬を避ける ・リバスチグミンを避ける ・QT延長リスクあれば抗精神薬を避ける
予防	● 処置前に鎮痛＋/－非薬物治療 ● 鎮痛優先（その後鎮静）	● 毎日SBT，早期離床と運動（適切な鎮静レベル，禁忌なし）	● せん妄リスク（認知症，高血圧，アルコール依存，重症度，昏睡，ベンゾジアゼピン系薬投与中） ● ベンゾジアゼピン系薬を避ける ● 早期離床と運動療法 ● 睡眠コントロール ● 抗精神薬の再投与

BPS：behavioral pain scale, CAM-ICU：confusion assessment method for the intensive care unit, CPOT：critical-care pain observation tool, ICDSC：intensive care delirium screening checklist, NRS：numeric rating scale, RASS：Richmond agitation sedation scale, SAS：sedation agitation scale, SBT：spontaneous breathing trial
（文献1より引用）

声で0～8の範囲で評価するものである（表3）．痛み管理の介入基準はそれぞれBPS：＞5，CPOT：＞2である．

同じく妥当性が証明されている鎮静スケールとしてRASS（Richmond agitation-sedation scale）（表4）[20]またはSAS（sedation-agitation scale）（表5）[21]の使用が推奨されている．それぞれ各勤務帯で4回以上，および必要に応じて評価を行う．

表2 behavioral pain scale (BPS)

項目	説明	スコア
表情	穏やかな	1
	一部硬い（たとえば，まゆが下がっている）	2
	全く硬い（たとえば，まぶたを閉じている）	3
	しかめ面	4
上肢	全く動かない	1
	一部曲げている	2
	指を曲げて完全に曲げている	3
	ずっと引っ込めている	4
呼吸器との同調性	同調している	1
	時に咳嗽，大部分は呼吸器に同調している	2
	呼吸器とファイティング	3
	呼吸器の調整がきかない	4

（文献1より引用）

表3 critical-care pain observation tool (CPOT)

指標	状態	説明	点
表情	筋の緊張が全くない	リラックスした状態	0
	しかめ面・眉が下がる・眼球の固定，まぶたや口角の筋肉が萎縮する	緊張状態	1
	上記の顔の動きと眼をぎゅっとするに加え固く閉じる	顔をゆがめている状態	2
身体運動	全く動かない（必ずしも無痛を意味していない）	動きの欠如	0
	緩慢かつ慎重な運動・疼痛部位を触ったりさすったりする動作・体動時注意をはらう	保護	1
	チューブを引っ張る・起き上がろうとする・手足を動かす/ばたつく・指示に従わない・医療スタッフをたたく・ベッドから出ようとする	落ち着かない状態	2
筋緊張（上肢の他動的屈曲と伸展による評価）	他動運動に対する抵抗がない	リラックスした	0
	他動運動に対する抵抗がある	緊張状態・硬直状態	1
	他動運動に対する強い抵抗があり，最後まで行うことができない	極度の緊張状態あるいは硬直状態	2
人工呼吸器の順応性（挿管患者）	アラームの作動がなく，人工呼吸器と同調した状態	人工呼吸器または運動に許容している	0
	アラームが自然に止まる	咳きこむが許容している	1
	非同調性：人工呼吸の妨げ，頻回にアラームが作動する	人工呼吸器に抵抗している	2
または発声（抜管された患者）	普通の調子で話すか，無音	普通の声で話すか，無音	0
	ため息・うめき声	ため息・うめき声	1
	泣き叫ぶ・すすり泣く	泣き叫ぶ・すすり泣く	2

（文献1より引用）

表4 ● Richmond agitation-sedation scale (RASS)

スコア	用語	説明
+4	好戦的な	明らかに好戦的な，暴力的な，スタッフに対する差し迫った危機
+3	非常に興奮した	チューブ類またはカテーテル類を自己抜去：攻撃的な
+2	興奮した	頻繁な非意図的な運動，人工呼吸器ファイティング
+1	落ち着きのない	不安で絶えずそわそわしている．しかし動きは攻撃的でも活発でもない
0	意識清明な 落ち着いている	
−1	傾眠状態	完全に清明ではないが，呼びかけに10秒以上の開眼およびアイ・コンタクトで応答する
−2	軽い鎮静状態	呼びかけに10秒未満のアイ・コンタクトで応答
−3	中等度鎮静状態	呼びかけに動きまたは開眼で応答するがアイ・コンタクトなし
−4	深い鎮静状態	呼びかけに無反応．しかし，身体刺激で動きまたは開眼
−5	昏睡	呼びかけにも身体刺激にも無反応

（文献22より引用）

表5 ● sedation-agitation scale (SAS)

スコア	状態	説明
7	危険なほど興奮	・気管チューブやカテーテルを引っ張る ・ベッド柵を越える．医療者に暴力的 ・ベッドの端から端まで転げ回る
6	非常に興奮	・頻回の注意にもかかわらず静まらない ・身体抑制が必要．気管チューブを噛む
5	興奮	・不安または軽度興奮 ・起き上がろうとするが，注意すれば落ち着く
4	平静で協力的	・平静で覚醒しており，または容易に覚醒し，指示に従う
3	鎮静状態	・自然覚醒は困難．声がけや軽い揺さぶりで覚醒するが，放置すれば再び眠る ・簡単な指示に従う
2	過度に鎮静	・意思疎通はなく，指示に従わない ・自発的動きが認められることがある．目覚めていないが，移動してもよい
1	覚醒不能	・強い刺激にわずかに反応する．もしくは反応がない ・意思疎通はなく，指示に従わない

（文献1より引用）

2）治療

　鎮痛優先の鎮静（analgesia-first sedation）を行う．痛みに対してはNRS＞3，VAS＞3，BPS＞5，CPOT＞2のいずれかで介入を考慮する．静注オピオイドが第一選択だが，非オピオイド性鎮痛薬，オピオイド拮抗性鎮痛薬，また静注以外の投与も使用可能である．

腹部大動脈手術術後，外傷性肋骨骨折患者では胸部硬膜外鎮痛も考慮する．

　鎮静は1日1回中断するか浅い深度を目標とする．浅い深度の定義は決まっていないが，患者の必要鎮静深度や看護体制に応じて決定する．鎮静薬はベンゾジアゼピン系鎮静薬よりも非ベンゾジアゼピン系鎮静薬であるプロポフォールまたはデクスメデトミジン（プレセデックス®）を優先して使用する．薬物による介入だけでなく，騒音防止，照明，音楽などの環境調整も重要である．

3）予防

　痛みを伴う処置やケアを行う前には事前に介入を行う．毎日の自発呼吸トライアルや早期のリハビリテーションを考慮する．

❺ 発症時の戦い方〜対処法・トラブルシューティング〜

　鎮痛・鎮静に関連する合併症は多岐にわたり，発症時には生じた合併症に応じて対応することとなるが，早期認識が重要である．毎日のICUルーチンワークを怠ることなく合併症の早期発見に努められたい．

文献

必読 1) 日本集中治療医学会J-PADガイドライン作成委員会：日本版・集中治療室における成人重症患者に対する痛み・不穏・せん妄管理のための臨床ガイドライン．日本集中治療医学会雑誌，21：539-579, 2014

必読 2) Barr J, et al：Clinical practice guidelines for the management of pain, agitation, and delirium in adult patients in the intensive care unit. Crit Care Med, 41：263-306, 2013

必読 3) Needham DM, et al：Improving long-term outcomes after discharge from intensive care unit：report from a stakeholders' conference. Crit Care Med, 40：502-509, 2012
　→PICSの概念が初めて提唱された米国集中治療医学会で行われた合同カンファレンスの報告

4) Macht M, et al：ICU-acquired swallowing disorders. Crit Care Med, 41：2396-2405, 2013
　→ICU内嚥下障害のレビュー

5) Jackson DL, et al：A systematic review of the impact of sedation practice in the ICU on resource use, costs and patient safety. Crit Care, 14：R59, 2010
　→鎮静の改善が合併症やアウトカムに与える影響のレビュー

6) Payen JF, et al：Pain assessment is associated with decreased duration of mechanical ventilation in the intensive care unit：a post Hoc analysis of the DOLOREA study. Anesthesiology, 111：1308-1316, 2009 ★★★

7) Treggiari MM, et al：Randomized trial of light versus deep sedation on mental health after critical illness. Crit Care Med, 37：2527-2534, 2009 ★★

8) Kress JP, et al：The long-term psychological effects of daily sedative interruption on critically ill patients. Am J Respir Crit Care Med, 168：1457-1461, 2003 ★★

9) Wade DM, et al：Investigating risk factors for psychological morbidity three months after intensive care：a prospective cohort study. Crit Care, 16：R192, 2012

10) Girard TD, et al：Efficacy and safety of a paired sedation and ventilator weaning protocol for

mechanically ventilated patients in intensive care (Awakening and Breathing Controlled trial): a randomised controlled trial. Lancet, 371:126-134, 2008 ★★★

11) Schweickert WD, et al: Daily interruption of sedative infusions and complications of critical illness in mechanically ventilated patients. Crit Care Med, 32:1272-1276, 2004 ★★

12) 布宮 伸, 他:鎮痛・鎮静に関連する合併症(Analgesia/Sedation-Associated Complications:ASAC). ICUとCCU, 38:47-53, 2014

13) Griffiths J, et al: The prevalence of post traumatic stress disorder in survivors of ICU treatment: a systematic review. Intensive Care Med, 33:1506-1518, 2007
　　→ ICU退室後のPTSDについてのレビュー

14) Hopkins RO, et al: Two-year cognitive, emotional, and quality-of-life outcomes in acute respiratory distress syndrome. Am J Respir Crit Care Med, 171:340-347, 2005

15) Rothenhäusler HB, et al: The relationship between cognitive performance and employment and health status in long-term survivors of the acute respiratory distress syndrome: results of an exploratory study. Gen Hosp Psychiatry, 23:90-96, 2001

16) Kress JP, et al: Daily interruption of sedative infusions in critically ill patients undergoing mechanical ventilation. N Engl J Med, 342:1471-1477, 2000 ★★

17) Minhas MA, et al: Effect of Protocolized Sedation on Clinical Outcomes in Mechanically Ventilated Intensive Care Unit Patients: A Systematic Review and Meta-analysis of Randomized Controlled Trials. Mayo Clin Proc, 90:613-623, 2015

18) Payen JF, et al: Assessing pain in critically ill sedated patients by using a behavioral pain scale. Crit Care Med, 29:2258-2263, 2001

19) Gélinas C & Johnston C: Pain assessment in the critically ill ventilated adult: validation of the Critical-Care Pain Observation Tool and physiologic indicators. Clin J Pain, 23:497-505, 2007

20) Sessler CN, et al: The Richmond Agitation-Sedation Scale: validity and reliability in adult intensive care unit patients. Am J Respir Crit Care Med, 166:1338-1344, 2002

21) Simmons LE, et al: Assessing sedation during intensive care unit mechanical ventilation with the Bispectral Index and the Sedation-Agitation Scale. Crit Care Med, 27:1499-1504, 1999

22) 妙中信之, 他:日本呼吸療法医学会 人工呼吸中の鎮静のためのガイドライン. 呼吸器ケア, 6:401-421, 2008

第4章　意識・中枢神経

2. ICU関連せん妄（ICU-AD）

田宗秀隆

> **Point**
> - JCS 1レベルの軽微な注意力障害と，睡眠覚醒リズムに留意する
> - ベンゾジアゼピンをコントロールすることで，離脱せん妄を確実に予防する
> - 抗精神病薬は適応外の対症療法であり，すみやかな全身状態改善が肝心である
> - 多職種協働で，患者・家族・スタッフにやさしいせん妄管理を目指す

はじめに

ICU関連せん妄（ICU-acquired delirium：ICU-AD）は，
①この病態が潜在的に改善可能な性質のものであることに注意を向けるため
②重症患者の神経筋疾患であるICU-acquired weakness（ICU-AW）と対比するべく作られた用語である[1〜3]．

ICU-ADは，
①身体的治療の阻害要因になるのみならず，
②生命的・機能的予後不良因子である[4]ために，予防が望ましい．
しかし，ICUではいくら予防に気を払ったとしても，
③全身状態の悪さの反映，であるから発症を免れないことも多い．

薬物学的な鎮静が必要になることもある．早期発見，早期治療が重要であることは他の疾患と同様であり，その一助とするべく，せん妄の概説，PADガイドライン・ABCDEバンドル，および，発症時の具体的な戦い方（凌ぎ方）を紹介する．

❶ せん妄とは？ 機序や好発日時は？

せん妄とは，DSM-5を大雑把にまとめると「急性経過で発症する注意や意識の障害で，認知機能低下を伴い，変動する意識変容をきたす症候群」である．

ドパミンやアセチルコリンの異常が示唆されているが，定まった見解はない．ICUのせん妄ではサイトカインストームやメラトニンなどが関与している可能性もあり，一般病床でのせん妄と機序が違う可能性もある[5]．せん妄はICU入室当日から起きることもあるし，術後せん妄は手術後2〜4日経ってから起きることもある．アルコール離脱せん妄は禁酒後1〜2日以内に小離脱（自律神経発作），3日前後から大離脱が起きることが多い．飲酒歴と最終飲酒日時をルーチンで聞いておくことは価値がある．

❷ PADガイドラインとABCDEバンドル

1）PADガイドライン

2013年に米国集中治療医学会（SCCM）は「2013 PAD guidelines」を公表した[6]．日本の実情を踏まえて適宜加筆修正しながら訳された「J-PADガイドライン」は，現段階での集中治療を行ううえで常に参照するべきガイドラインである．PADとは，**P**ain（疼痛）・**A**gitation（興奮・不穏）・**D**elirium（せん妄）の頭文字である[7]．**「患者中心（Patient-centered）の医療」**が明確に打ちだされており「十分な痛み対策を基盤とした必要最低限の鎮静（必要なければ鎮静なし）と，これに基づいたルーチンのせん妄対策，早期リハビリテーションを行うこと」が骨子となっている[8〜10]．

2）ABCDEバンドル

後述するCAMの開発者でもあるElyのグループは，予後改善のためにエビデンスがあるものを束ねた，ABCDEバンドルを提唱した[1,2]．図1に示すように，daily spontaneous **A**wakening（SAT），daily spontaneous **B**reathing（SBT），**C**hoice of sedatives and analgesics，daily **D**elirium monitoring，**E**arly mobility and exerciseでICU管理をしようという指針である．

氏家らは，sleepを加えたABCDEsバンドルを提唱している[4]．せん妄予防のためにも患者の満足度のためにも，筆者も日内リズム保持・睡眠はkeyだと考えている．

以降の議論は，十分な疼痛評価と鎮痛が行われ，鎮静も患者ごとに適切な薬剤が使用されており，上記のABCは担保されているものとする．

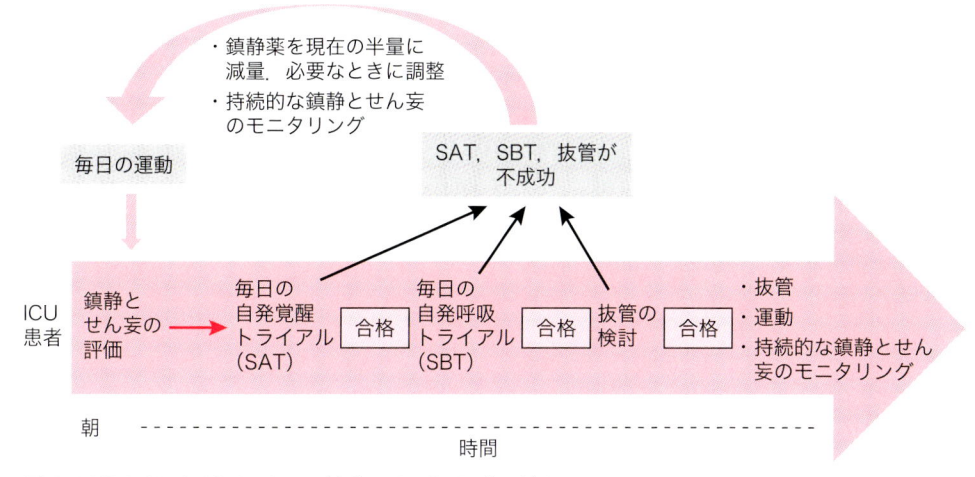

図1 ● ICU-AD と ICU-AW に対する ABCDE バンドル

人工呼吸患者や鎮静患者では毎日プロトコルに則って行い，看護師，呼吸療法士，理学療法士など医療チームが全員把握しておくことが重要である．
（文献4より引用）

一口メモ　推奨されている環境調整の例[11]

- 日中は適切な照度を保つ
- 見当識を保つため，定期的な日時や場所などの声掛け（最低1日3回）
- 見当識を保つため，時計やカレンダーの配置
- 適切な補聴器や眼鏡の着用（日用品を普段通り使う）
- 看護スタッフによる継続的なケア
- 早期離床の努力と他人との触れ合い
- 騒音軽減の努力（特にアラームなど）
- 疼痛防止
- 家族や知己との面会と，家族への病状説明
- 脱水防止
- 便秘予防
- $SpO_2 \geqq 95\%$ を保つように酸素投与
- 夜間睡眠の促進（必要なら温かい飲み物や軽い運動を）

※極力，拘束・カテーテル類は避ける

---

❸ せん妄発症時の戦い方
～意識障害を見逃していないか？　薬物学的投与は？～

　Pain control（鎮痛）が適切だという条件のもとで，なお Agitation（興奮・不穏）・Delirium（せん妄）がある場合，意識障害の除外が必要である．意識障害が否定的で，結局の診断名が「せん妄」だとしても，せん妄の治療自体に全身状態の立ち上げが必須であ

り，身体因の網羅的検索は役に立つ．定型通りAIUEOTIPSを考えていくが，特にICUで見逃されやすい"せん妄mimicker"は，"O"であると考える．すなわち，**CO_2ナルコーシスとオピオイド（opiate）・ベンゾジアゼピン（BZD）系剤のOverdoseである**．

CO_2ナルコーシスとOpiate・BZDという2つの病態に注目した理由は，血液ガス検査がルーチンでない場合に見逃されやすいことに加え，**通常対応（酸素投与や，抗精神病薬とBZD系薬剤点滴での鎮静）がかえって病態の増悪を招く可能性**があるからだ．後記するように，習慣的飲酒者の離脱せん妄は必ず予防したい．離脱せん妄発症時は通常のせん妄と対応が異なり，BZDを十分量投与することが治療になる．

1) 過活動型せん妄の発症時

ハロペリドール（セレネース®）5 mg（1 mL/A）を0.5〜1 A，生理食塩水に溶いて15〜30分かけて点滴静注する．

過活動型せん妄を発症してしまったら，その日からは眠前に定期投与を検討してもよい．夜間の睡眠状態および翌朝の意識レベル・錐体外路症状（extra pyramidal symptom：EPS；嚥下機能障害，強剛など）を総合的に考慮し，適切な投与量を決めていく[12]．

2) 不穏が著しく，身体的な安全が保てないとき

ハロペリドール（セレネース®）5 mg（1 mL/A）を1〜2 A静注し，必要ならフルニトラゼパム（ロヒプノール®注）2 mg（1 mL/A）を1〜2 A，生理食塩水20 mLに溶いて1〜2 mLずつ静注する．呼吸抑制が強いのでSpO_2をモニターしながら投与し入眠したら中止する．

なお，上記の投与法に確固たるエビデンスはなく，救急医・循環器内科医・精神科医が夜間も常駐している多摩総合医療センターで，リスクを考慮した上で使用している方法であることに注意されたい．ICUでは短時間作用型BZDであるミダゾラム（ドルミカム®）を選択することも多い．フルニトラゼパムは，同量の内服投与と静脈内投与で天と地ほどの即効性・効果の違いがあるので注意が必要である．静脈内投与は，慣れているスタッフとともに，安全に配慮して行おう．万が一の際はフルマゼニル（アネキセート®）で拮抗できる．

一口メモ　ベンゾジアゼピン（BZD）系薬剤の耐性と脱抑制？

挿管が長くなってきた頃の鎮静で，ミダゾラムをいくら追加ボーラス投与しても鎮静が足りないという場面に遭遇することがある．BZDに対して耐性が獲得された可能性がある．浅い鎮静の有用性が注目を浴びる現在，まさに注意すべき病態の1つと言えよう．BZDの入眠閾値下の使用では，脱抑制とよばれる衝動制御困難・攻撃性・易怒性が起こり得ることを認識し，一度深鎮静状態に落としこんだ方が安全なこともある．場合によっては少量の抗精神病薬を併用することもあるが，そもそも鎮痛は十分なされているかなど，基本に立ち返ってケースバイケースで判断する必要があろう．

❹ せん妄モニタリング〜エビデンスのある評価法〜

　過活動型せん妄になってしまったら，上記の通り薬物学的鎮静を行わざるを得ないこともある．日々のせん妄モニタリングに関しては，CAM-ICU（confusion assessment method for the intensive care unit）やICDSC（intensive care delirium screening checklist）は信頼性・妥当性の検証がなされている[3,13]．**CAM-ICU**は**RASS**（Richmond agitation-sedation scale）を用いた不穏の評価とせん妄評価の2ステップになっており，繰り返しスコアリングする気になれる簡便さがある．日本語版がインターネットで公開されており，無料でダウンロード可能なので，一読をおすすめする[14]．

　また，2015年には一般病床でRASSをベースに3分間でせん妄モニタリングするという，**3D-CAM**が発表され（日本語版はまだない），RASSは汎用性が高いと思われる[15]．一般病床でのせん妄については，別の書籍を参照されたい[16]．

　なお，せん妄を生理検査や画像検査で明らかにする試みもあるが，現段階で推奨されているものはない．せん妄は日内変動が本質的だと思っている筆者としては，非侵襲的な生理検査に期待しており，BISモニターや近赤外光などの今後の研究発展が俟たれる．

❺ 軽微な注意力障害と睡眠リズム異常 〜早期発見・早期治療のために〜

1）軽微なせん妄を早期発見するために

　JCS 1の意識障害は見当識に注意するだけでは見逃されがちである．軽微な注意力障害の検出方法は，曜日を逆さに読んでもらう，聴覚ASE（attention screening examination）などが有名である．

　挿管されていても使用できることからCAM-ICUでは聴覚ASEが用いられているのだと思うが，筆者らは**100カウントダウン**を頻用している．一般的に用いられる20からのカウントダウンよりも感度が高い印象がある．方法は簡単で，100から1ずつ引いていってもらうだけである．70まで正しく言えたらほぼ注意力障害はないと思ってよいだろう．

2）軽微なせん妄への対応

　100カウントダウンに失敗し，睡眠リズムが崩れていたら，軽微なせん妄を発症していると考え，眠前に薬物投与を検討している．投与量は個々の症例で最適化する必要があり[12]，パーキンソニズムや幻視の有無などから**抗精神病薬に過敏性をもつレビー小体型認知症**の可能性はないかなども加味して増減する．

<投与例>

- クエチアピン（セロクエル®）25 mg 錠，1〜2錠（半減期が短く，鎮静作用が強い．糖尿病・糖尿病の既往があれば禁忌．せん妄改善時間が短くなるかもしれない）[17]．
- リスペリドン（リスパダール®）1 mg 錠，0.5〜2錠（1 mg=1 mLで換算できる内用液もあり使いやすい．半減期が長めなので，腎機能低下例では持ち越しに注意し，適宜減量）．
- ペロスピロン（ルーラン®）4 mg 錠，1〜2錠（半減期が短く，弱めな印象であり，他の薬剤で翌朝まで効果が残ってしまう人によい）．
- トラゾドン（デジレル®，レスリン®）25 mg 錠，1〜2錠（軽い鎮静作用があり，抗精神病薬ではないのでさまざまな禁忌がある際に使いやすい）．

❻ せん妄予防のために

最も重要な「予防」は力点を置いて解説しておきたい．

1）一般のせん妄の予防

数々のstudyが組まれているが，エビデンスの強い薬物投与戦略は現段階で定まっていない．PADガイドラインでも推奨されているのは早期離床（＋1B）のみであり，数々の総説によれば，環境調整が重要視されている．HELPというプログラムはボランティアの介入だけで4割のせん妄を減らした実績を持ち，内容はインターネットで公開されている[18〜20]．

a）薬剤の見直し

一般的なせん妄では，**BZD系薬剤の投与は，せん妄の悪化リスク**であることは，常識として知っておいてよい．筆者は，初期研修の外科ローテーション時代に，術後の不眠患者にBZD系睡眠薬を処方し，せん妄を顕在発症させてしまった苦い経験をよく覚えている…．

せん妄対策の基本はBZD系薬剤の終了である．しかしながら，BZD系薬剤を急に中断すると反跳性不眠を誘発するので，漸減法は個々の症例で検討する必要がある．ラメルテオン（ロゼレム®）がせん妄予防に効果がある，という日本発のstudyが出た．除外基準がやや多く，一重盲検であり，経口内服可能な患者に限っているので，全ICU患者に適応できるかはわからないが，興味深い結果であり，追試が望まれる[21]．

<投与例>

ラメルテオン（ロゼレム®）8 mg 錠1錠，1日1回眠前を毎日．

b) 身体疾患のすみやかな改善

過活動型せん妄はわかりやすいが，低活動型せん妄は認識も難しく，先程述べたように軽微な注意力障害を検出するよう努力するしかない．いずれの場合も身体疾患のすみやかな改善が最上の策である．せん妄発症時の基本的な方針は，**身体的な治療に影響が出ない範囲で最小限の薬剤投与を併用しつつ環境整備をして凌ぎ，身体的治療のための時間を稼ぐ**ということになろう．

2）アルコール離脱せん妄の予防

アルコール離脱せん妄は，広義の医原性の病態と考えたほうがよく，絶対に留意すべき病態である．

＜投与例＞

- ジアゼパム（セルシン®・ホリゾン®・ダイアップ®坐剤）1日量を6〜24 mgの範囲で投与．
- ロラゼパム（ワイパックス®）（1錠0.5 mg）1回1〜2錠，1日3〜4回内服

などを投与し，1週間前後かけて漸減終了するのがよい．

- ジアゼパムは，内服で投与できれば5 mg錠を1回1錠，1日3回，などで良いが，ICUでは内服が不可能なときもあろう．そのような場合は，ダイアップ®坐剤（6 mg）を1回1個1日2〜4回挿肛で対応できる．ジアゼパム点滴投与は，slow i.v. しか許されず，効きが早すぎて呼吸抑制をきたすこともあるので，内服か挿肛の方が安全であろう．

ロラゼパムは，CYPによる代謝を受けないので肝機能異常でも使いやすく，海外でのFirst choiceであるが，日本で認められた投与量は海外のガイドラインと比べると非常に少なく，静注薬も認可されていないので注意が必要である．**CIWA-Ar**（clinical institute withdrawal assessment of alcohol scale, revised）というスコアリングもあり，評価の項目自体は参考になるが，煩雑であるため実臨床で継続的に用いるのは現実的ではない[22]．

一度離脱せん妄を発症してしまうと管理は非常に厄介になるが，予防投与を怠らなければ，**BZDの総投与量も少なくて済む**．

❼ 注意事項〜主に適応外処方と，患者・家族への説明について〜

エビデンスがないなか，現実的には「戦わなくては（凌がなくては）ならない」ので，薬物投与についても例示してきた．しかし，**定型・非定型抗精神病薬の盲目的な投与は禁物である**．不眠時ハロペリドール1 A点滴，というような約束処方は，人権侵害と言っても過言ではない（ハロペリドールは睡眠導入薬**ではない**）．また，**QT延長**の副作用も無視できず，投与にあたっては慎重に検討し，必要なときに最小量を投与するよう努力すべき

だろう．ちなみに，ハロペリドール1Ａ（5 mg）の静脈内投与は，CP（クロルプロマジン）換算でリスペリドン5 mgに相当する高用量であることも念頭においてほしい．特に，認知症患者への抗精神病薬の長期的投与は死亡率を高めるという警告も出ており，昨今の医療情勢を鑑みるに，極力本人や家族へ有益性投与と適応外処方について説明を行い，**同意を得る**ことが望ましい．

一口メモ　心不全に対するせん妄管理

　CS1の心不全のときは（時にCS2も），筆者は一時的に深めの鎮静管理を好む．不穏でバイタルサイン変動をきたしたり人工呼吸器とファイティングしたりすると身体的な管理が極度に難しくなる一方，順調に治療がなされれば数日以内に劇的な改善が見込まれ，せん妄もすみやかに改善する例が多いからである．一時的に鎮静に伴うリスクを許容し，その間に一気に降圧・in-outバランス管理を進めてもらうのがよいと信じている．内服も難しいので結局ハロペリドールの静脈内投与を選択せざるを得ないのだが，添付文書では重症心不全やアドレナリン使用例に対しては投与禁忌である．また，QT延長リスクもあり不整脈誘発が懸念されるが，ICUだからこそ，フルモニタリング下で循環器医がいるわけで，有益性が上回れば，事前説明したうえでの投与は許容されると考えている．責任問題もあるので，ICU専門医とリエゾンコンサルタントとの互いの信頼も重要だ．

　すみやかにルートが抜去され，降圧薬・利尿薬の内服切り替えとともに向精神薬も短時間作用の内服薬に切り替え，1週間以内に漸減終了して，向精神薬なしで退院を迎えたときの喜びはひとしおである．背景の病態に応じて，せん妄もオーダーメイド化した診療を目指したい．

❽ 多職種協働・働きやすい職場づくり

　医療紛争を避けるという消極的な理由だけでなく，せん妄の予防のために，家族も積極的に治療に参画してもらうのがよい．せん妄は，発症すると医師よりも看護師の方が困る病態であり，ベッドサイドで日内変動を常に観察してくれている看護師と上手にタイアップしていくのが肝心である[5]．

　日常生活と違う環境はせん妄促進的であるので，例えばルートは減らし，身体拘束はなるべくしないのが理想である[5]．しかし，理想論と現場の違いも加味し「今，その患者さんに何ができるか，**何が最も妥当なのか**」を常に考え，議論していくことがケアのレベルアップにつながるのだと思っている．

一口メモ　パーキンソン症候群をもつ患者・CKが高い患者への抗精神病薬投与

　まず，抗パーキンソン病薬によるせん妄惹起に注意する必要がある．また，悪性症候群のリスクを考慮し，抗パーキンソン病薬を一気に中断しないことも最低限重要である．抗パーキンソン薬は点滴製剤もあるので，漸減がよいだろう．抗精神病薬を使うならクエチアピンが選択しやすい．

　また，CKが高い状態での抗精神病薬投与も，さらなる横紋筋融解および，悪性症候群が懸念されるため，使いづらい．ほかにも循環動態が不安定な場合などは，身体的抑制を用いるのが最も安全な可能性もある．しかし，身体的抑制をしている状態で患者が暴れるとより管理が難しくな

るという悪循環もあり… どうしても不穏・興奮が強ければ，一時的に鎮静するしかないのだろうが… もともと抗精神病薬が投与されている統合失調症の方が循環動態を崩して入院したときの，抗精神病薬の投与量設定も難しい….

このような症例に出会うたびに，「やっぱり，**せん妄は全身症状の表現型**だな」と感じながら，全身状態の改善という基本に立ち返るのだ….

文献

必読 1) Vasilevskis EE, et al：Reducing iatrogenic risks：ICU-acquired delirium and weakness--crossing the quality chasm. Chest, 138：1224-1233, 2010
→ ICU-ADというtermを初めて使った論文．ABCDEバンドルも掲載されており必読

2) Pandharipande P, et al：Liberation and animation for ventilated ICU patients：the ABCDE bundle for the back-end of critical care. Crit Care, 14：157, 2010

3) 鶴田良介, 他：ICU関連せん妄（ICU-Acquired Delirium）．ICU&CCU, 38：55-62, 2014
→ 日本語でICU関連せん妄をはじめて解説した総説．せん妄の歴史的背景の解説も充実

4) 「ABCDEsバンドルとICUにおける早期リハビリテーション」（氏家良人, 他／編），克誠堂出版，2014年
→ 早期リハは，まずこれを読んで全体を俯瞰してから各論を学ぶとよい

5) Bellapart J & Boots R：Potential use of melatonin in sleep and delirium in the critically ill. Br J Anaesth, 108：572-580, 2012

6) Barr J, et al：Clinical practice guidelines for the management of pain, agitation, and delirium in adult patients in the intensive care unit. Crit Care Med, 41：263-306, 2013
→ いわゆるPADガイドラインである

必読 7) 日本集中治療医学会J-PADガイドライン作成委員会：日本版・集中治療室における成人重症患者に対する痛み・不穏・せん妄管理のための臨床ガイドライン，日本集中治療医学会雑誌，21：539-579, 2014
→ J-PADガイドラインである．日本の現状も加味してエビデンスの質も明記されており必読

必読 8) 布宮 伸：J-PADガイドラインはここに注目！．重症集中ケア J-PADガイドライン 現場での落とし所，13：3-6, 2015
→ 看護師向けの総説で，J-PADガイドラインの理念がまとまっている．インターネットでダウンロードでき，必読

必読 9) 林 淑朗, 他：INTENSIVIST 疼痛・興奮・譫妄．メディカル・サイエンスインターナショナル，6, 2014
→ 2013年末段階でのエビデンスに批判的吟味を加えて考察した好著．鎮痛・鎮静についても詳しい

10) 「Surviving ICUシリーズ 重症患者の痛み・不穏・せん妄 実際どうする？」（布宮 伸／編）羊土社，2015
→ ガイドラインだけだと「実際どうする？」という問いに窮する．そんなとき，大いに参考になる

11) Potter J & George J：The prevention, diagnosis and management of delirium in older people：concise guidelines. Clin Med, 6：303-308, 2006

12) 「せん妄の治療指針．日本総合病院精神医学会治療指針1」（薬物療法検討小委員会／編）星和書店，2005
→ 2015年11月に第2版が上梓された

13) 古賀雄二：せん妄のモニタリング〜CAM-ICUとICDSC，使いやすいせん妄スケールは？．重症集中ケア J-PADガイドライン 現場での落とし所，13：48-54, 2015
→ 看護師の視点で，CAM-ICUやICDSCをわかりやすく解説している

14) ICUのためのせん妄評価法（CAM-ICU）トレーニング・マニュアル 日本語版（http://www.icudelirium.org/docs/CAM_ICU_training_Japanese.pdf）

15) Marcantonio ER, et al：3D-CAM：derivation and validation of a 3-minute diagnostic interview for CAM-defined delirium：a cross-sectional diagnostic test study. Ann Intern Med, 161：554-561, 2014
→ 日本語版はまだなく，そのまま和訳すると使えない部分もあるが参考になる

16) 「自信がもてる！ せん妄診療はじめの一歩〜誰も教えてくれなかった対応と処方のコツ」（小川朝生／著），羊土社，2014
→ ICUに特化するわけではなく，一般的なせん妄診療のケーススタディが豊富

17) Devlin JW, et al：Efficacy and safety of quetiapine in critically ill patients with delirium：a prospective, multicenter, randomized, double-blind, placebo-controlled pilot study. Crit Care Med, 38：419-

427, 2010 ★★
→ せん妄患者にクエチアピン100 mg/日から使用し，せん妄の改善時間が短縮された

18) Inouye SK, et al：The Hospital Elder Life Program：a model of care to prevent cognitive and functional decline in older hospitalized patients. Hospital Elder Life Program. J Am Geriatr Soc, 48：1697-1706, 2000
→ HELPの先駆け論文．2000年代から徐々にせん妄に注目が集まってきている

19) Hospital Elder Life Program（HELP）ホームページ http://www.hospitalelderlifeprogram.org/

20) Inouye SK, et al：Delirium in elderly people. Lancet, 383：911-922, 2014
→ せん妄について考えるべきことはこんなにたくさんある（自戒をこめて）

21) Hatta K, et al：Preventive effects of ramelteon on delirium：a randomized placebo-controlled trial. JAMA Psychiatry, 71：397-403, 2014
→ 日本発のstudy．NNTが4という驚くべき結果はにわかに信じがたく，追試が望まれる

22) Sullivan JT, et al：Assessment of alcohol withdrawal：the revised clinical institute withdrawal assessment for alcohol scale（CIWA-Ar）. Br J Addict, 84：1353-1357, 1989
→ CIWA-Arの原著．離脱せん妄の評価と治療の最適化法．煩雑すぎるが，注意すべき観察項目はよくわかる

第4章 意識・中枢神経

3. 非痙攣性てんかん重積状態

永山正雄

Point

- 脳神経疾患以外の重症患者において最も多い脳神経系合併症はてんかん発作（痙攣性および非痙攣性）である

- てんかん重積状態は，「臨床的あるいは電気的てんかん活動が少なくとも5分以上続く場合，またはてんかん活動が回復なく反復し5分以上続く場合」である

- 凝視，眼球共同偏倚，反復性の瞬目・咀嚼・嚥下運動，自動症，認知障害，高次脳機能障害，異常言動，昏睡状態を呈する例，特に原因不明例，症候変動例では非痙攣性てんかん重積状態（NCSE）を鑑別診断に加える

- NCSEを疑う場合，脳波検査，特にaEEGを含む持続脳波モニタリングを行う

- 「てんかん重積状態（痙攣性または非痙攣性）による致死的あるいは高度機能障害を呈する臓器機能障害」を，てんかん関連臓器機能障害（Epi-ROD）とよぶ

はじめに

　狭義の脳神経疾患に限らず，一般に重症度が高ければ高いほど，神経系合併症の頻度，重要性は高くなり，高度の脳神経系マネジメントが肝要となる．米国のgeneral ICU入室例217例の検討では，脳神経疾患以外によるICU入室例の12%で神経系合併症がみられた[1]．内訳は，代謝性脳症（急性脳症）28.6%，（全身）痙攣28.1%，低（無）酸素・虚血後脳症23.5%，脳血管障害22.1%，その他23.0%の順であった．
　一方，てんかん重積状態例に関する著者らの検討では，下記のとおりであった．
①てんかん重積状態例は連続入院1,025例中30例（2.9%），
②内訳は，全身痙攣重積状態（generalized convulsive status epilepticus：GCSE）例5例（mean 64.6歳），非痙攣性てんかん重積状態（nonconvulsive status epilepticus：NCSE）例15例（70.5歳，複雑部分発作型14例，欠神発作型1例），両者混在10例（54.1歳）

したがって，NCSE例はGCSE例の2～3倍に達することが明らかになった．この結果と上述の米国での検討結果から，重症患者（脳神経疾患以外）において最も多い脳神経系合併症はてんかん発作（痙攣性and/or非痙攣性）であり，非痙攣性てんかん発作（NCS），NCSEの評価が的確に行われるならば50％以上の例で認められることと推定される．脳神経系重症患者はもちろん，脳神経疾患以外の重症患者においてもNCS，NCSEを疑うこと，脳波検査，特に持続脳波（cEEG）モニタリングの重要性を如実に示す知見と言えよう[2]．

本稿では，特に診断の遅れやその機会を逃すことによる合併症ととらえることもできるNCSEについて概説する．

❶ てんかん重積状態とNCSE

1） てんかん重積状態の定義と分類

1981年，国際抗てんかん連盟（ILAE）は，痙攣発作が30分以上持続するか，意識回復なく30分以上反復する場合をGCSEとした．しかし2012年に公表されたNeurocritical Care Societyのガイドラインは，てんかん重積状態を「臨床的あるいは電気的てんかん活動が少なくとも5分以上続く場合，またはてんかん活動が回復なく反復し5分以上続く場合」と定義した[3]．

てんかん重積状態はGCSEとNCSEに分類され，NCSEは多くを占める複雑部分発作型と欠神発作型に分類される．また抗てんかん薬2剤による適切な初期治療を行っても，てんかん発作が終息しない場合，難治性てんかん重積状態（refractory status epilepticus：RSE）とよぶ[4]．

2） 非痙攣性てんかん重積状態（NCSE）

近年，NCSEに関する臨床医の関心が急速に高まっているが，その概念が認識されていても，日常臨床上，NCSとNCSEが鑑別診断に加えられることは少なく，たとえ鑑別診断に加えられても，特発性てんかんとしての複雑部分発作や欠神発作の想起に留まることが多い[2]．

NCSEは急性あるいは慢性に新たな表現型を呈するてんかんの1状態像であるが，多少とも治療可能であるにもかかわらずunderdiagnosisであり，早期診断や早期治療が遅れる，あるいは治療の機会を逸することが常である．

NCSEの背景には，高い致死率または重篤な後遺症を残す基礎疾患がしばしば存在する．NCSEの原因病態には急性心停止，急性脳症，脳血管障害（出血性脳血管障害の18～29％の例がNCSEを呈したとの報告あり），中枢神経系の感染症，腫瘍，外傷，術後など多くの病態がある[5]．一方，ICU入室例の前向き調査では，NCSEの原因は低・無酸素

表1 ● 非痙攣性てんかん重積状態を想起すべき病歴と症候

急性意識障害	昏睡状態，意識変容，意識レベルの変動
遷延性意識障害	遷延性植物状態，意識レベルの変動
反復性意識消失発作（TIA）	
反復性神経発作（TNA）	
自動症	同じ言動の反復，瞬目・咀嚼・嚥下，舌舐めずり，鼻こすりパントマイム様顔面自動症
高次脳機能障害	失語症，Klüver-Bucy症候群，健忘
認知障害	認知症，異常言動
精神症候	笑い
眼球位置・運動障害	凝視，眼球共同偏倚，自発眼振様眼球運動
発作性・反復性・変動性・原因不明の神経症候	
発作間欠期における顔面や四肢の小さなミオクローヌス	
てんかん関連臓器機能障害（Epi-ROD）	急性心停止，無呼吸，ほか

42%，脳血管障害22%，感染症5%，頭部外傷5%，代謝障害5%，アルコールや抗てんかん薬からの離脱5%，腫瘍5%の順で，原因不明例は11%であった[6]．

3）NCSEを想起すべき病歴と症候

　NCSEは画像上，責任病変がみられない例が多い．凝視，反復性の瞬目・咀嚼・嚥下運動，自動症はもちろん，昏睡状態（急性，遷延性），過換気後遷延性無呼吸発作，認知症，高次脳機能障害，急性意識変容，異常言動などを呈する例の鑑別診断にNCSEを加えることが肝要である（表1）．特に**意識レベルの原因不明の変動，発作性・反復性・変動性・原因不明の神経症候，発作間欠期における顔面や四肢の小さなミオクローヌスや眼球共同偏倚の存在は重要な手掛かりとなる**．また明らかな痙攣発作がなくとも，急性臓器機能障害例，特に原因不明の臓器機能障害例（急性心停止例を含む）では，GCSE，NCSEを鑑別に含める必要がある（後述）．

4）NCSEの診断

a）脳波検査

　NCSEの診断上，最も重要なことは脳波検査である．脳波検査は迅速に実施される必要があり，可能であればcEEGモニタリングを行う．cEEGモニタリングにあたってはビデオ脳波同時モニタリング（amplitude integrated EEG：aEEG），あるいはDSA（density spectral array）を施行することがすすめられる．脳波上，発作を説明しうる異常所見が認められた場合はNCSEと診断し直ちに治療を開始する．

脳波異常の範疇に関する世界的コンセンサスはまだないが，複雑部分発作型NCSEの典型例では，局在性で律動性の発作性活動（側頭部，次に前頭部に多い）が，周波数，振幅，ときに空間的分布の変化を伴い出現する[7]．欠神発作型NCSEの典型例では，持続性または反復性の全般性両側同期性棘徐波（3 Hz以上）がみられる．

　脳波判読にあたっては，もとより臨床像の対比，勘案が重要であるが，たとえ脳波専門家であっても，NCSEの新たな概念，臨床像に精通していなければ，従来の脳波判読姿勢ではNCSEが見逃されてしまう場合がしばしばある．脳波判読上，特に意義付けに慎重を要する徐波に関しては，徐波であっても局在性異常を有する発作性徐波であればNCSEの原因と見なし得る．三相波に関しては近年，三相波と類似するgeneralized spike-wave complexesとの形態的鑑別に関する検討結果を，Kaplan PW教授らが報告している[8,9]．現時点では，「三相波様の棘徐波複合を呈するNCSE」と呼ぶことが正確と考えられる．

　一方，現状では，たとえ大学病院や高度医療機関であっても，①夜間等，必要時に脳波検査を施行できない場合，②臨床経過や薬物治療への反応からNCSEが強く疑われるにもかかわらず，脳波検査を施行しても原因となり得る脳波異常を確認できない場合は，少なくない．著者らは，NCSEに関する臨床，研究の黎明期である現在，NCSEのoverdiagnosisを避けるために，脳波検査を施行できなかった例，脳波異常を確認できなかった例は，antiepileptic drug-responsive neurological deficit（ADND）として区別し，NCSEと同一視しないように留意している[5]．臨床的に，少なくともその一部の例，実際には少なからざる例がNCSEと推定され，これらの例を含めればNCSE例はさらに多いものと推定される．

b）薬剤投与による治療診断

　NCSEを疑う例で，ベンゾジアゼピン系薬物投与により症候の劇的な改善（ベンゾジアゼピンchallenge test陽性）を認めれば，NCSE診断の重要な傍証となるとともに診断の客観性を高められる．しかし現状では，NCSEを説明し得る脳波異常が確認された場合にのみ初めてNCSEと診断すべきであろう．また，特に高齢者ではベンゾジアゼピン系薬物投与による効果を見届ける前に，ベンゾジアゼピン系薬物による傾眠傾向，呼吸抑制，舌根沈下が先に出現してしまう場合もしばしばある．一方，ホスフェニトイン（ホストイン®）の場合，意識レベルや呼吸状態に影響を与えることなく即時性に発作を消失させ得る．したがって，著者らは特に高齢者や呼吸状態が不安定な例では，ベンゾジアゼピン系薬物の代わりに当初からホスフェニトインを投与する例（いわばホスフェニトインchallenge test）が多い[2]．

❷ NCSEの頻度／発生時期

　NCSEに関する十分な疫学的データはまだないが，ICU等における頻度に関する報告を

表2 ● 非痙攣性てんかん重積状態（NCSE）の頻度

ICUにおける頻度	報告年次	報告者
General ICU 入室の昏睡例の8%（30分脳波）	2000	Towne
混合 ICU 入室の昏睡例の17.5%	2004	Claassen
外傷性脳損傷例の22%で痙攣，6%でNCSE	1999	Vespa
脳出血例の28%で痙攣，14%でNCSE	2003	Vespa
くも膜下出血例の15%で痙攣	2004	Claassen
敗血症による内科系ICU入室例の6.7%でNCSE	2009	Oddo
混合ICU入室例の11%	2012	Kamel
神経内科入院例における頻度		
神経内科入院連続例の4.1%	2012	永山
神経内科入院連続例の5.1%	2014	永山

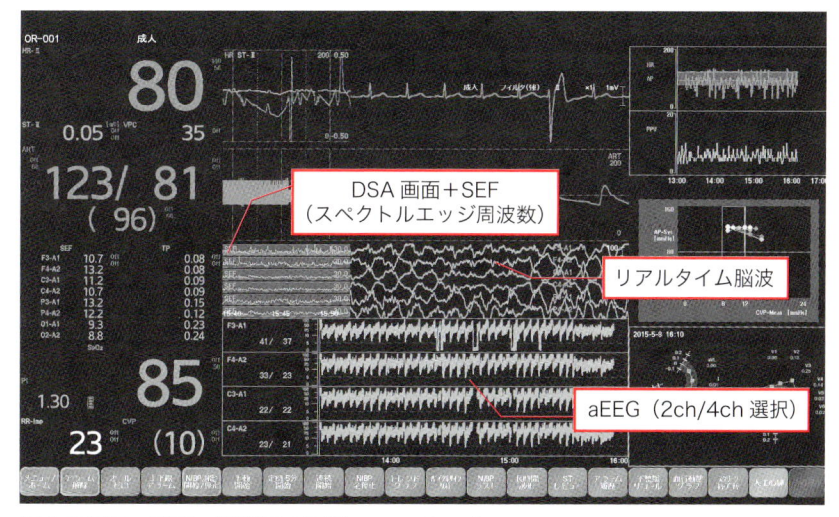

図1 ● 循環，呼吸，脳機能の同時モニタリング
われわれは，重症例やNCSEが疑われる例では直ちに循環，呼吸，脳機能（EEG, aEEG, DSA, 等）の同時モニタリングを開始している
DSA（Density Spectrum Array）：脳波の周波数分析を行いトレンド表示
aEEG（amplitude integrated EEG）：脳波の振幅の変化を圧縮してトレンド表示

表2にまとめる．

　NCSEの脳波異常の検出率は単回のspot EEGでは非常に低く，cEEGモニタリングが肝要である．Neurocritical Care Societyのガイドラインは，**てんかん発作が疑われる状況であれば，てんかん重積状態発症1時間以内にcEEGモニタリングを開始すること，昏睡例では少なくとも48時間はcEEGモニタリングを行うことを推奨している**[3]．われわれは重症例やNCSEが疑われる例では直ちに，循環，呼吸，脳機能の同時モニタリングを開始している（図1）．

❸ NCSEと生命予後，機能予後

　GCSEは呼吸不全，循環不全などのさまざまな臓器障害，臓器不全を合併し得る．一方，NCSEにおいても「過換気後遷延性無呼吸」発作はNCSEの新たな表現型として認識されるべきことがわれわれにより示された[10]．さらに，てんかん発作，特に複雑部分発作型NCSEの焦点となる島皮質や帯状回前部，扁桃体，視床下部，脳幹網様体などからなるcentral autonomic network（CAN）は心循環系ほかの自律神経活動の中枢であることから，筆者は「難治性不整脈，呼吸パターン障害や諸種代謝障害の少なくとも一部は，てんかん性高位中枢機能障害による」との仮説を呈示し，「てんかん関連臓器機能障害（Epi-ROD：epilepsy-related organ dysfunction）」，すなわち**"てんかん重積状態（痙攣性あるいは非痙攣性）による致死的あるいは高度機能障害を呈する各種臓器機能障害"の概念を提唱した**[5]．

　その後のわれわれの検討では，Epi-ROD例（n＝15）は，
①てんかん重積状態例（n＝30）の半数を占め，
②GCSE例の60％，NCSE例の40％，両者混在例（GCSEとNCSEは時間差をもって混在し得る）の60％で，NCSE例でも高頻度であり，
③臓器機能障害の内訳は，GCSEで多臓器不全，敗血症性ショック，不整脈，肝機能障害，NCSE例で急性呼吸不全，心肺停止，たこつぼ心筋症，肺胞低換気，誤嚥性肺炎，QT間隔延長，腎機能障害，両者混在例で多臓器不全，播種性血管内凝固症候群，中枢性尿崩症，心室性期外収縮，肝・腎機能障害，急性腎前性腎不全，
④基礎疾患は急性脳症，急性中枢神経系炎症性疾患，急性脳血管障害が多いこと，
⑤死亡率は33.3％に及ぶこと（臓器機能障害非合併例では6.7％），
を示した．

　したがって，Epi-RODはGCSE例のみならずNCSE例でも高頻度にみられる致死的病態であること，たとえ明らかな痙攣発作がなくとも急性臓器機能障害，特に原因不明例の原因鑑別にNCSEを加えることの重要性を強調したい[2]．

❹ NCSE発症時の戦い方

　NCSEの治療に関する高度のエビデンスは現時点でまだなく，高度のエビデンスの蓄積が喫緊の課題である．3学会合同脳神経蘇生（脳神経救急・集中治療）ガイドライン合同委員会（委員長：永山正雄）は，2015年10月に「JRC（日本蘇生協議会）蘇生ガイドライン2015」を構成する「脳神経蘇生ガイドライン」を公表した．このなかからNCSE，GCSEに関する推奨と提案をそれぞれ表3，表4に示す[11]．

表3 ● 非痙攣性てんかん重積状態（NCSE），推奨と提案〔JRC（日本蘇生協議会）蘇生ガイドライン2015〕

- てんかん重積状態（痙攣性，非痙攣性）は，意識障害と並んで最も高頻度な神経症候の1つであり，脳神経救急・集中治療の最も重要な課題である．
- さまざまな急性意識障害（原因不明，意識レベル変動，顔面・四肢のミオクローヌス，眼振，眼球共同偏倚の合併など），急性意識消失発作，急性意識変容（同じ言動を反復，精神症候など），全身痙攣，突発性の凝視，自動症，急性認知障害，急性高次脳機能障害（失語症，健忘症ほか）を呈する例で原因が明らかでない場合は，非痙攣性てんかん重積状態（NCSE）の存在を疑って脳波検査，特にamplitude-integrated EEG（aEEG）を含む持続脳波モニタリングを行い，専門医にコンサルテーションを行う．
- てんかん重積状態（痙攣性，非痙攣性）により心停止や呼吸停止を含む急性臓器障害が生じうることに留意する．
- NCSE患者には基礎疾患の治療をできるだけ早期から行うべきである．複雑部分発作重積状態に対してGCSEの治療に準じた急性期治療を行うことは理にかなっている．

（文献11より引用）

表4 ● 全身痙攣重積状態（GCSE），推奨と提案〔JRC（日本蘇生協議会）蘇生ガイドライン2015〕

- 全身痙攣が持続あるいは反復している場合，患者に接触する前から全身痙攣が続いている場合は，全身痙攣重積状態（GCSE）と考えて直ちに呼吸管理と抗てんかん薬投与を行うべきである．
- GCSEに対する第一選択薬として，ジアゼパム静脈内投与（呼吸抑制・血圧低下に注意しつつ，通常5〜10 mgを1分以上かけて投与，3分ごとに計20 mgまで反復可）が推奨される．静脈路確保困難な場合は，ミダゾラム筋肉注射は有効である．ジアゼパム初回投与時のみ筋肉注射を考慮してもよい．
- ビタミンB₁欠乏や低血糖が疑われるGCSE患者では，採血後にチアミン100 mg静脈内投与あるいはブドウ糖約20 g（50％ブドウ糖の場合は40 mL）静脈内投与を行うことは理にかなっている．
- ジアゼパムの効果持続は約30分のため，ジアゼパム投与5〜10分後にフェニトインのプロドラッグであるホスフェニトインを体重換算表に従い静脈内投与（22.5 mg/kgを3 mg/kg/分または150 mg/分のいずれか低い方を超えない）するが，洞性徐脈，高度刺激伝導障害例では投与禁忌である．ホスフェニトインを使用できない場合は，フェニトイン静脈内投与（通常，250 mgをECGモニターを監視しつつ5分以上かけて投与，状況により総量15〜20 mg/kgまで緩徐に静脈内投与）を行うが，フェノバルビタール静脈内投与（15〜20 mg/kgを10分以上かけて緩徐に静脈内投与），ジアゼパム投与後にフェノバルビタールを併用する場合は呼吸抑制の頻度が高まり得ることに注意），レベチラセタム静脈内投与も用いられる．
- 以上によっても痙攣が止まらない場合，ICU管理下でのミダゾラム投与（0.2 mg/kgをゆっくり静脈内投与したのちに0.1〜0.5 mg/kg/時を持続静脈内投与）を考慮する．難治性GCSEに対する安易なプロポフォール投与は推奨されない．子癇によるGCSE例に対しては，硫酸マグネシウム投与が適応となる．
- GCSE例では，薬物治療効果や非痙攣性てんかん重積状態合併の評価，転帰判定のために持続脳波モニタリングが重要である．

（文献11より引用）

文献

1) Bleck TP, et al：Neurologic complications of critical medical illnesses. Crit Care Med, 21：98-103, 1993
   → Neurocritical Care Society を創設したBleck教授によるICUにおける神経系合併症に関する重要論文
2) 永山正雄，梁 成勲：非痙攣性てんかん重積状態に関する諸問題．BRAIN and NERVE 67：553-562, 2015
   → NCSEの進歩に関する代表的レビュー
3) Brophy GM, et al：Guidelines for the evaluation and management of status epilepticus. Neurocrit Care, 17：3-23, 2012

　　　　→ Neurocritical Care Societyによる最新ガイドライン

4) 永山正雄:難治性てんかん重積状態の定義・分類・診療指針. ICUとCCU, 39:265-271, 2015

5) 永山正雄:非痙攣性てんかん重積状態の臨床と病態. BRAIN and NERVE, 65:561-572, 2013
　　　　→ NCSEに関する先駆けとなったレビュー

6) Towne AR, et al:Prevalence of nonconvulsive status epilepticus in comatose patients. Neurology, 54:340-345, 2000
　　　　→ NCSEが高頻度であることを示した記念碑的論文

7) 「Nonconvulsive status epilepticus」, (Kaplan PW & Drislane FW, eds). Demos Medical Publishing, 2008
　　　　→ NCSEに関する唯一のモノグラフ

8) Kaplan PW & Schlattman DK:Comparison of triphasic waves and epileptic discharges in one patient with genetic epilepsy. J Clin Neurophysiol, 29:458-461, 2012

9) Kaplan PW & Sutter R:Affair with triphasic waves-their striking presence, mysterious significance, and cryptic origins:what are they? J Clin Neurophysiol, 32:401-405, 2015

10) 永山正雄:「過換気後遷延性無呼吸」と自律神経発作-非痙攣性てんかん重積状態の新たな表現型-. 神経内科, 71:232-236, 2009

必読 11) 「JRC蘇生ガイドライン2015」(日本蘇生協議会JRC蘇生ガイドライン2015作成委員会/編), 医学書院, 2016
　　　　→ 米欧と同時に公表された最新の蘇生, 救急・集中治療ガイドライン

第5章 腎臓・電解質

1. 急性腎障害（AKI）

小丸陽平，土井研人

Point
- ICU入室患者の約40～50％がAKIを発症する
- AKIを認識したら，他臓器への治療と合わせて早期に腎保護を目指す戦略を立てる

はじめに

　動脈血酸素分圧や酸素飽和度，血圧，脈拍数といったバイタルサインを重視し，呼吸・循環といった生体システムの維持をひとまずの至上命題として掲げる集中治療領域において，体液量や酸塩基，電解質などを自ずと調整してホメオスタシスの維持を担っている腎臓の機能は必要不可欠なものである．翻って，それがひとたび失われた場合には患者の病態改善へのステップが一歩も二歩も後退することを私たちはICUにて日頃痛いほど経験している．

　ICU症例で**急性腎障害**（acute kidney injury：AKI）を合併するものはおおよそ**40～50％**（オーストラリア/ニュージーランド36.1％[1]，フィンランド39.3％[2]，日本38.3％[3]）とされ，その早期認識と予後改善に向けた早期治療介入に注目が集まっている．ひとたびAKIを発症した症例の長期予後がこれまで考えられていたほど良好ではなく，発生頻度の高い緊急疾患として広く認識されている心筋梗塞（MI）と比較してもAKIは有意に予後が悪いこと[4]，いったん生命の危機を脱しても透析療法を要するような慢性腎臓病へ進展する割合が高いこと[5]，などが示され，ICUにおける初期対応の重要性が叫ばれるようになった．

表1 ● KDIGOによるAKIの定義とステージ分類[8]

AKIの定義
以下の3つのうちいずれかを満たすこと．
・48時間以内に，血清クレアチニン（Scr）値が0.3 mg/dL以上上昇する．
・7日以内と思われる経過で，Scrが以前の値（ベースライン）の1.5倍以上に上昇する．
・尿量が6時間以上0.5 mL/kg/時を下回る．

ステージ分類	血清クレアチニン	尿量
ステージ1	Scrがベースラインの1.5～1.9倍に上昇，もしくは0.3 mg/dL以上上昇する．	<0.5 mL/kg/時が6～12時間継続
ステージ2	Scrがベースラインの2.0～2.9倍に上昇	<0.5 mL/kg/時が12時間以上継続
ステージ3	Scrがベースラインの3倍以上に上昇，もしくはScr≧4.0 mg/dL，もしくは腎代替療法を開始，もしくは18歳未満の患者では，eGFRが35 mL/分/1.73 m^2	<0.3 mL/kg/時が24時間以上継続 もしくは無尿の時間が12時間以上

AKI

　AKIとは，かつて急性腎不全（acute renal failure）として曖昧に認識されていた急性の腎機能障害を，2000年代に入って再定義したものであり，**RIFLE基準**[6]，**AKIN基準**[7]を経て国際的な腎臓学団体である**KDIGO**が2012年に**AKIの定義とステージ分類**[8]を発表した（表1）．これにより，急性呼吸促迫症候群（ARDS）や急性冠症候群（ACS）に対応する多臓器不全の一角としての腎障害が共通認識として設定され，統一された基準の下での臨床研究が施行されやすくなった．

　図1に，ICUにおける治療経過と血清Cre値の推移の一例を示した．腎機能は複数の要素により時系列とともに変動し，私たちは各時点で適切な臨床判断を求められる．本稿では，現時点で「腎保護的」とされている治療戦略をとるために知っておくべきトピックをリストアップし，根拠となる背景の研究を紹介する．なお，AKIの定義がなされてからの研究は開始から高々10数年であることを鑑みると，今後の研究やデバイスの進歩によっては推奨の内容が大きく変わりうることは，自戒を込めて冒頭に記しておきたい．

1）輸液の種類とICU～アルブミン溶液の効果は？～

　ICUで遭遇することの多い重症敗血症や外傷性ショックなどでは，腎血流量の低下が容易に生じ，いわゆる**腎前性（pre-renal）AKI**を発症する頻度が高い．この場合，血管内ボリュームを保って（fluid resuscitation）腎灌流量を維持することが，末梢組織への酸素供給量の維持のみならず，腎保護の観点からも必要となる．

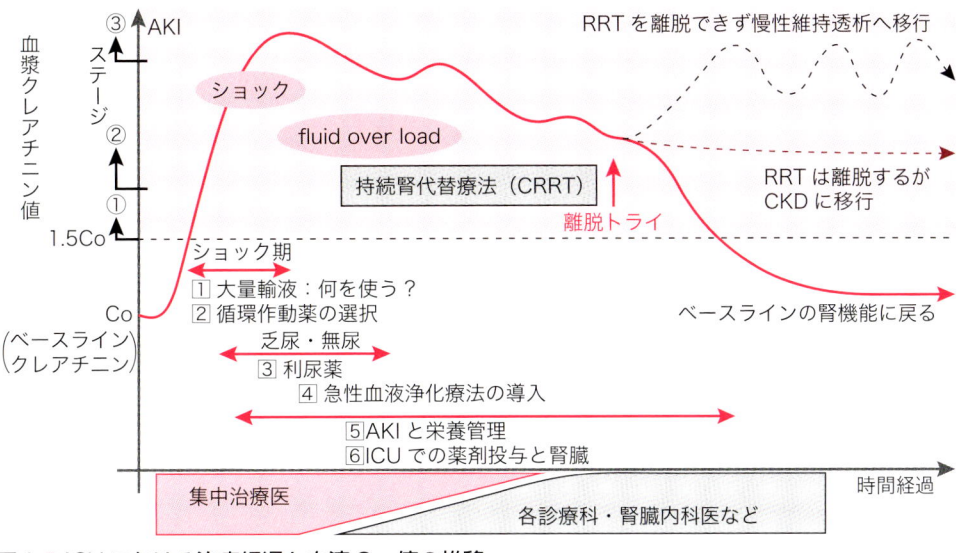

図1 ● ICUにおける治療経過と血清Cre値の推移

RRT：renal replacement therapy（腎代替療法）
CKD：chronic kidney disease（慢性腎臓病）
CRRT：continuous renal replacement therapy（持続腎代替療法）
ICU入室中は、さまざまな臨床的なイベントに伴って、血清Cre値も大きく変動する．最終的にはAKIの予後は大きく3つに分かれる

a）輸液の種類で予後に差はあるか？

　各種ショックの病態で血管内ボリュームを保ち循環動態を「立ち上げよう」と考えたとき、体内の水分のわずか1/12の分画である血管内に効果的に水分が供給・維持されることが望まれる．この考えから、維持液よりも細胞外液組成に近い**晶質液（crystalloid：生理食塩水やリンゲル液など）**が、そして晶質液よりもさらに膠質浸透圧が高い**膠質液（colloid：アルブミン製剤など）**が効果的ではないか、という議論が生じるのは自然な流れであろう．しかし**結論から述べると、これらの輸液の違いでICUにおける予後に差があるという確固たるエビデンスは現時点では存在しない．**

　2004年に発表されたSAFE study[9]は、ICUに入室した7,000人を生理食塩水とアルブミン溶液の2群にランダムに割付け、28日後の転帰を比較したものであり、結果に有意差はみられなかった．この研究対象は敗血症や外傷症例、ARDSの症例などが入り混じっていたため、その後サブ解析がなされており、（頭部）外傷症例ではアルブミン溶液の使用が不利な傾向[10]、重症敗血症の症例ではアルブミン溶液が有利な傾向[11]などが指摘されている．

b）病態ごとのエビデンス

　このほかにも、重症敗血症や循環血液量減少性ショックにおけるアルブミン溶液の予後への影響に関しては報告[12]があるが、**全体としては一貫性のあるエビデンスがない**と言わざるをえない．

例えば，外傷の大量出血ではまず血管の機械的な破綻が血液量減少を引き起こすのに対し，重症敗血症の場合には全身性の炎症の影響でGlycocalyxとよばれる血管内皮細胞内腔側の層構造が大きく損なわれて血管透過性が亢進する[13]など，近年ではショックの中にも多くの異なる病態があることが指摘されており，真にアルブミンが有効なサブグループの同定にはもう少し時間がかかるのかもしれない．なお，ヒドロキシエチルデンプン（HES）製剤に関しては，複数の大規模臨床試験にて**腎代替療法導入やアレルギーなどの副作用の発生率が高い**と報告[14,15]されており，現時点で積極的に使用を考慮する場面はないと考える．

　後述するFACTT study[16]以来，特に呼吸不全を伴っている症例では，自施設ではなるべくショック離脱後の**体液過剰の状態（fluid overload）**を避けることを目指している．したがって，特に禁忌がなく適応されうる病態であれば，循環が破綻している状態から立ち上がるまでの輸液量が少なく済む傾向がある血液製剤（赤血球，血小板，新鮮凍結血漿含む），アルブミン製剤などを晶質液よりも優先して用いることがしばしばある．

　また，蘇生期に生理食塩水を大量に使用した群では，高Cl性の代謝性アシドーシスが惹起され，AKIの発症リスクを高めることが指摘されている（下記**一口メモ**参照）ことも考慮すべきである．

一口メモ　ClとAKI

　塩化物イオン（Cl）──なんとなく血液検査で毎回オーダーされるものの，NaやK，Caなどと比較して臨床現場で着目されることが少ない電解質である．

　しかし，アニオンギャップの計算で登場することでもわかる通り，酸塩基平衡の重要なアクターであり，また輸液戦略を立てる際にも検討すべき項目であることが最近報告されている．

　古くからClは過度に存在すると尿細管で再吸収される際に腎血管の収縮をきたし，虚血性AKIの発症につながるとされてきた[17]．オーストラリアのグループは，ICUにおいてClの投与量を制限したグループと制限せずに投与したグループで比較し，前者の方がAKIの発症率や腎代替療法の施行率が低いことを報告[18]した．最近観察期間を1年間に延長した続報でも同様の結果が報告[19]されている．日本では乳酸リンゲル液や酢酸リンゲル液（Cl = 109 mEq/L）が生理食塩水（Cl = 154 mEq/L）に比較してよく使われる傾向にあるため，諸外国よりは高Cl血症は起こりにくいとされるものの，糖尿病性ケトアシドーシスや横紋筋融解症など，生理食塩水を多量に輸液するような場面ではClの大量投与に注意が必要となる．

2）血圧や循環作動薬とAKI

　重症患者において，血圧が軽度低下しているもしくは正常下限前後にある（収縮期血圧90～100 mmHg程度）状態でも腎血流の**自動調節能が破綻**しているために腎障害をきたす**normotensive ARF（現在のAKI）**ことが以前から指摘されていた[20]．このため，明らかなショックではなくても，糸球体内圧を下げる効果のある薬剤（ARBなど）を中止したり，（特にもともと高血圧が指摘されていた高齢者などで）血圧を高めに保ったりすることがしばしば必要となる．

循環作動薬とAKIの関連で有名なのは、「低用量ドパミン」を腎保護のために用いる、という概念が否定されたことである[21]．かつての「renal dose dopamine」という言葉が死語になったといってよい．

その後，敗血症を中心とした重症患者に対してドパミンがノルアドレナリンと比較して有意に**不整脈などの合併症発症率が高く**，心原性ショックのサブグループでは死亡率も高いという報告[22]がなされるようになった．したがって，現時点では昇圧薬の第一選択としてはドパミンを選択する場面はかなり限られる印象である．

3) 尿量低下への対応〜利尿薬の効果は？〜

利尿薬自体が腎組織を障害するかどうかについては長年議論が分かれてきた．かつて，ループ利尿薬の使用によって腎の酸素需要を軽減し，AKIの予防に繋がるとする論調もあったが，現在までの臨床研究では利尿薬にAKIの予防効果を立証したものはなく，観察研究に限定されるが利尿薬の使用はAKI発症の独立したリスク因子として同定されている[23]．

a) 利尿薬の効果についてのエビデンス

利尿薬が腎機能障害を惹起してしまう原因としては，利尿薬の使用で血管内ボリュームを過度に少なくしてしまい，結果的に血圧の低下や虚血性AKIを作り出してしまうことが想定される．加えて，利尿薬を使用せざるをえない症例ではすでに腎機能が低下して乏尿である症例や体液過剰の症例が多く，予後が悪く見えるといった事情もあるかもしれない．

近年，体液過剰の状態（**fluid overload**）が腎機能の予後をむしろ悪化させるという見識が広まりつつある[24]．ARDSの輸液管理を検討した**FACTT study**[16]では，バイタルサインの維持に昇圧薬が不要となった症例を輸液推奨群と輸液制限群とに分けて予後を比較した．結果的に輸液を制限した群（Dry管理群）の方が輸液を許容した群（Wet管理群）よりもICU滞在日数や人工呼吸器装着日数が短かったのみならず，腎代替療法を必要とする患者の割合も少なかった．また，別のイタリアにおけるコホート研究[25]では，「プラスバランスで管理すること」がAKI患者の28日死亡率を有意に上昇させる独立したリスク因子であると同定した．これらは「腎臓のために体液量を多めに保とう」という長年信じられてきた定説に一石を投じるものであり，輸液過多も腎機能に悪影響を与えること[26]を示している．その意味では，**反応尿がある患者において利尿薬自体は体液コントロールの武器となりうる**であろう．

また，本邦で使用できる薬剤として心房性Na利尿ペプチド（hANP）がある．1997年の報告[27]ではhANPの治療によって透析回避率や生存率などに有意な効果は示されていないが，この研究はAKIの概念が提唱される以前のものであり，対照群はすでに腎機能障害が高度に進行した症例（sCre 4 mg/dL程度）であったことが指摘されている．その後は良質なRCTが不足しているものの，造影剤腎症[28]や心臓外科手術後[29]のAKI発症に

表2 ● 患者がWetかDryかを考える際の指標

Wet or Dry??		
全般	血液検査	カテーテル挿入後の指標
臨床経過 in-out balance	Hct BUN/Cre Cre AST, ALT Na BNP 乳酸値	動脈圧波形，呼吸性変動 CVP PCWP $ScvO_2$, SvO_2 CO, CI SV, SVV GEDV PPV ELWI
バイタルサイン		
心拍数 血圧 脈圧 酸素飽和度/酸素必要量		
身体所見	尿所見	介入への反応性
体重 ツルゴール低下 皮疹 粘膜乾燥（目，舌，口腔） 口渇感 痰の量と性状 浮腫 CRT Tilt test 下肢挙上テスト	尿量 尿浸透圧，尿比重 Na FENa FEUN	Fluid challenge test 胸腔内圧に対する反応 カテコラミンに対する反応 鎮静薬に対する反応 体外循環開始，終了時の反応 利尿剤に対する反応 CHDF（持続血液濾過透析） の脱血可能流速 （挿管下）一回換気量 など
	画像/超音波	
	胸部X線写真 IVC径，IVC呼吸性変動 左房左室径 胸水，腹水 腎血流	

CRT：capillary refilling test（毛細血管再灌流時間），Hct：hematocrit（ヘマトクリット），FENa：fractional excretion of Na（sodium）（ナトリウム排泄分画），FEUN：fractional excretion of urea（窒素排泄分画），IVC：inferior vena cava（下大静脈），CVP：central venous pressure（中心静脈圧），PCWP：pulmonary capillary wedge pressure（肺動脈楔入圧），$ScvO_2$：中心静脈血酸素飽和度，SvO_2：混合静脈血酸素飽和度，CO：cardiac output（心拍出量），CI：cardiac index（心係数），GEDV：global end-diastolic volume（心臓拡張末期容量），SV：stroke volume（1回心拍出量），SVV：stroke volume variation（1回心拍出量変動），PPV：pulse pressure variation（脈圧変動），ELWI：extravascular lung water index（肺血管外水分量係数），CHDF：continuous hemodiafiltration（持続血液濾過透析）

対しては，hANPによる予防効果の報告が散見される．現時点では，**低用量**のhANPを，より**早期**のAKIに対して使用するエビデンスが必要とされている．

b）利尿薬を効果的に使うために

避けなければならないのは，「尿量が減ったから利尿薬を使用する」「アウトオーバーだから補液で補う」といった短絡的な思考である．これでは，例えば尿量が減ったのは血管内ボリュームが減少しているからなのに，利尿薬を投与することで状況をさらに悪化させる可能性がある．**経過表を見て利尿薬や輸液のオーダーを出す前に必ずベッドサイドに行き，患者の身体診察や各種のパラメーターを確認することが必要**である．表2に「WetかDryか」というテーマについて参考となる指標を掲げた．広く知られているように，例えばCVP 1つをとっても，単独で体液量評価の指標となることはない[30]ことが示されている．

> **一口メモ　フロセミド負荷試験**
>
> 近年，AKIの重症度の進展を予測するのに，**フロセミド負荷試験**（furocemide stress test：**FST**）が提唱されている[31,32]．これはAKIN基準でステージ1または2のAKI患者に対し，1.0 mg/kgのフロセミドをボーラス投与し，その後2時間の尿量を測定するものである．この間の尿量が200 mL未満であった場合には，ステージ3のAKIへの進展を有意に予測できた．各種のAKIバイオマーカーと比較してもFSTの予測能は有意に高く，今後，例えば腎代替療法の開始を迷う場面などでまず実施してみる試験となるかもしれない．

4）急性血液浄化療法はどのタイミングで，どのように行うか

　AKI患者に対する急性血液浄化療法は一時的な透析用カテーテルを留置し，以下のような病態をきたした場合に対象となる[33]．
　①重篤な電解質異常（高カリウム血症，高カルシウム血症，高マグネシウム血症など）
　②尿毒症（意識障害，心外膜炎など，BUN > 100など）
　③利尿薬では改善しない体液量過多（乏尿・無尿の状態も含む）
　④改善しないアシドーシス

　これまでに間欠血液透析（intermittent hemodialysis：IHD）と持続腎代替療法（continuous renal replacement therapy：CRRT）のどちらが優れているか[34]，血液浄化量の多寡やRRT導入時期のタイミング[35]が生命予後に影響しうるのかについて複数の比較試験が行われているが，**基本的には前向きRCTで生存率に関して有意差をもって特定のRRT治療条件の優位性が示されたことはない**．したがって，マンパワーや機材など，各施設の実情に即して可能なモダリティと処方を選択し，透析用カテーテルの挿入による出血や感染，血気胸のリスク，また特にCRRTでは持続的な抗凝固療法を必要とすることなどに注意して臨床判断を下すこととなる．日本のDPCデータを用いた16万5千のICU症例の解析では，全ICU患者の3.9％にCRRTが施行されており，CRRT症例の院内死亡率は50.6％と，重症例に対する使用が多いことが示唆されている[36]．

　なお，現在もICUにおける急性血液浄化療法の効果的な使用については研究が行われ，フランスを中心としたI.D.E.A.L.–ICU試験[37]やカナダを中心としたSTARRT–AKI試験[38]の結果が注目される．

5）AKI症例での栄養管理

　慢性腎臓病の場合，透析導入を遅らせる目的で0.6〜0.8 g/kg程度に1日あたりのタンパク摂取量を抑えることが推奨されている．ではAKIの場合にはどうだろうか．
　AKIを発症するような急性期患者の場合，**異化亢進状態**になっていることが多いとされており，必要栄養投与量に達する（＝ underfeedingにならない）ような栄養補給がICU管理における大原則となる．実際，小児例ではあるもののunderfeedingがAKIの発症リ

スクであることが示されている[39]．

　したがって，現在のところAKIで過度のタンパク制限は推奨されていない．ICU患者に対する栄養管理ガイドラインで知られる米国のASPENとヨーロッパのESPENでは，それぞれがAKIを含めた腎機能低下患者を対象とした栄養投与ガイドライン[40〜42]を発表しており，それによると，異化される体内のタンパク質や透析療法で除去されるタンパク質の量を考慮し，非透析療法の患者では1日あたり0.6〜0.8 g/kg（1.0 g/kg未満）程度，透析療法中には1.0〜1.5 g/kg，持続透析療法や高度の異化亢進状態にある場合には**最大で1.7 g/kg程度**までむしろタンパク投与量を増量するように推奨されている．

　そのほか，経腸栄養を経静脈栄養に優先させること，極端な高血糖や低血糖を避けることなどは一般のICUにおける栄養管理と変わらない．

　なお，CRRT施行中の患者にあっては，本邦で使用されている透析液・補充液中にリンが含まれないため，**血中リンが不足する**ことがよく経験され，適宜補充が必要である．低リン血症が持続すると筋力の麻痺が生じることがあり，人工呼吸器からの離脱が阻害されたり，心室性不整脈が生じたりすることが知られている．

6）ICUにおける薬剤投与と腎臓

a）薬剤性AKI

　薬剤を原因としたAKIは珍しくない．通常は投与開始から数日でCreの上昇がみられ，対応としては**可能な限り原因薬物を中止すること**である[43]．表3に，病因と障害部位に基づいた腎臓内科医的な視点からの腎毒性薬剤の一覧を示す．ICUでのルーチン投与が広くなされているプロトンポンプインヒビター（PPI）ですら近年遅発性の間質性腎炎の原因となる重要な薬剤として認識されるなど，身近なものが少なくない[44]．患者に使用されている薬剤は内服を含めて常に念頭におきつつ，腎機能の動向には細心の注意を払うべきである．

b）抗菌薬投与の際の注意

　また，重症敗血症が高頻度に生じるICUでは自ずと抗菌薬を使用する機会が多いが，その際に気をつけなければならない概念に「**augmented renal clearance**」がある．これは，重症患者において種々の理由で実際のGFRが大きくなり，血清Creの値ではGFRを推定できなくなることである[45]．ICUでは実際の薬物クリアランスが変動することから，抗菌薬を成書や添付文書にあるような通常の容量で投与するだけでは，血中濃度が不十分となることがある．特にペニシリン系やカルバペネム系を含むβラクタム系抗菌薬で実際には血中薬物濃度がかなり低くなってしまう現象（図2）が観察されており，結果として**感染症の制御がつかず，耐性菌の出現をも助長してしまう**可能性が指摘されている．今後は可能な限り**血中薬物濃度測定（therapeutic drug monitoring：TDM）**をしながらPK/PD理論上有効な血中濃度を保つべきだと推奨されている．現実的には抗菌薬投与中に

表3 ● Drug induced AKIの原因となりうる薬剤

血行動態を変化させるもの（糸球体濾過量を減少させる）

- 輸入細動脈を収縮する：NSAIDs，カルシニューリン阻害薬（シクロスポリンやタクロリムス）
- 輸出細動脈を拡張する：ACE阻害薬，ARB

血管障害をきたすもの

- 血栓性微小血管障害を生じる：血管新生阻害薬，ゲムシタビン，マイトマイシンC，インターフェロン，カルシニューリン阻害薬，mTOR阻害薬，チエノピリジン系薬剤（抗血小板薬），キニン，オキシモルフォン（オピオイド）
- 血管炎を生じる：プロピルチオウラシル，インフリキシマブ，コカイン
- 動脈塞栓症を生じる：抗凝固薬

糸球体障害をきたすもの

- 膜性腎症タイプ：NSAIDs，白金製剤，ブシラミン，ペニシラミン
- 微小変化群タイプ：NSAIDs，リチウム，インターフェロン，パミドロネート，ワクチン
- 巣状分節性糸球体硬化症タイプ：上記に加えて，ホルモン剤，ヘロイン
- ループス腎症タイプ：メチルドパ，ヒドララジン，プロカインアミド，キニジン

尿細管障害をきたすもの

- 急性尿細管壊死：化学療法薬全般（シスプラチン，イフォスファミドなど），抗菌薬（特にアミノグリコシド，アムホテリシンB，バンコマイシンなど），鉄キレート剤，重金属，造影剤
- 結晶沈着性腎症：抗ウイルス薬（アシクロビルなど），抗菌薬（サルファ剤，シプロフロキサシン），メトトレキサート，トリアムテレン，アスコルビン酸，リン酸ナトリウム（下剤）
- 急性浸透圧性腎症：IVIG，HES製剤，マンニトールなど
- 後腹膜線維症に伴う尿路閉塞：メチセルギド（セロトニン受容体拮抗薬）

腎間質障害をきたすもの

- 急性間質性腎炎：抗菌薬（βラクタム系，サルファ剤，キノロン系など），NSAIDs，PPI，その他多種

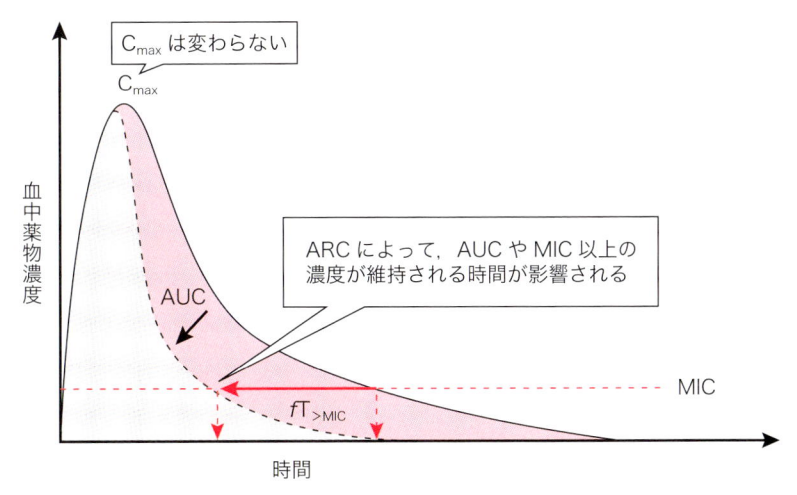

図2 ● βラクタム系抗菌薬における血中薬物濃度の経時的変化

ARC：augmented renal clearance
ACU：area under curve
MIC：minimum inhibitory concentration

原因菌の感受性は良いのに臨床効果が不十分である印象を受けた場合には，**投与頻度を上げる**，もしくは**同じ量でも投与にかける時間を長くする**などの対策が選択肢となる．

> **一口メモ　バンコマイシンと腎障害**
>
> バンコマイシンはアメリカで1958年に発売されてから実に60年近くに渡って全世界で使用されてきた抗菌薬である．私たちも院内発症の感染症を中心にICUでバンコマイシンを使用する機会が多いが，合併症としての腎障害は知られているものの，「バンコマイシン腎症」の病態生理の詳細については明確にされておらず，近位尿細管での酸化ストレスの増加が尿細管の虚血を引き起こすのではないか，と動物モデルで示唆されているのみである[46]．
>
> アメリカ感染症学会（IDSA）の推奨ではトラフ値10〜20μg/dLが治療量の目安とされているものの，**20μg/mLを超えるトラフ値，1日4g以上の使用，1週間以上の治療期間**などが腎障害発生のリスクとして知られている．

おわりに

AKIという言葉はICUを含めた医療現場で人口に膾炙しつつあるが，最終的な臨床アウトカムの改善に結びつけるという点では，未達の部分が大きい．2000年に発表された『21世紀の集中治療医のための心得100箇条』[47]で，**「腎機能の改善は，重症患者の病態が改善していることを示す最も確かな兆候の1つ」**となかば格言的に触れられているように，AKIからの回復は確実にICU患者の生命予後を改善するはずである．

私たち集中治療医がICUで複数臓器を同時に相手にするなかで，AKIに関する現時点でのエビデンスに精通しさらに患者アウトカムの改善につながる新たな治療方策を現場から確立していくことを，読者の皆さんとともに目指してゆきたい．

文献

1) Bagshaw SM, et al：A comparison of the RIFLE and AKIN criteria for acute kidney injury in critically ill patients. Nephrol Dial Transplant, 23：1569-1574, 2008 ★
   → 2000〜2005年のオーストラリアとニュージーランドのICUにおけるデータ

2) Nisula S, et al：Incidence, risk factors and 90-day mortality of patients with acute kidney injury in Finnish intensive care units：the FINNAKI study. Intensive Care Med, 39：420-428, 2013 ★
   → 2,901名のフィンランドにおける前向きAKI観察研究

3) Doi K, et al：Mild elevation of urinary biomarkers in prerenal acute kidney injury. Kidney Int, 82：1114-1120, 2012 ★
   → 東大ICU患者337名の観察研究

4) Chawla LS, et al：Association between AKI and long-term renal and cardiovascular outcomes in United States veterans. Clin J Am Soc Nephrol, 9：448-456, 2014 ★
   → 心筋梗塞とAKIの予後の比較．心筋梗塞よりAKIの予後が悪いFigure2は衝撃的

必読 5) Coca SG, et al：Chronic kidney disease after acute kidney injury：a systematic review and meta-analysis. Kidney Int, 81：442-448, 2012
   → AKIの長期的な予後に関する大規模なシステマティックレビュー

6) Bellomo R, et al：Acute renal failure – definition, outcome measures, animal models, fluid therapy and information technology needs：the Second International Consensus Conference of the Acute Dialysis Quality Initiative（ADQI）Group. Crit Care, 8：R204-R212, 2004
→ AKI が初めて定義された記念碑的論文．ARF（慢性腎不全）から AKI への流れを作った

7) Mehta RL, et al：Acute Kidney Injury Network：report of an initiative to improve outcomes in acute kidney injury. Crit Care, 11：R31, 2007
→ AKIN による AKI の再定義

必読 8) Khwaja A：KDIGO Clinical Practice Guideline for Acute Kidney Injury. Kidney international, 120：179-184, 2012
→ 文献 6，7 を受けての最新の AKI の定義．本文「表 1」参照．和訳版あり

必読 9) Finfer S, et al：A comparison of albumin and saline for fluid resuscitation in the intensive care unit. N Engl J Med, 350：2247-2256, 2004 ★★★
→ SAFE study 原著

10) SAFE Study Investigators, et al：Saline or albumin for fluid resuscitation in patients with traumatic brain injury. N Engl J, Med, 357：874-884, 2007

11) Finfer S, et al：Impact of albumin compared to saline on organ function and mortality of patients with severe sepsis. Intensive Care Med, 37：86-96, 2011

12) Caironi P, et al：Albumin replacement in patients with severe sepsis or septic shock. N Engl J. Med, 370：1412-1421, 2014 ★★★
→ ALBIOS study．重症敗血症患者へのアルブミン投与は予後を改善しなかった

13) Chelazzi C, et al：Glycocalyx and sepsis-induced alterations in vascular permeability. Crit Care, 19：26, 2015
→ 敗血症における Glycocalyx に関する明解なレビュー

14) Brunkhorst FM, et al：Intensive insulin therapy and pentastarch resuscitation in severe sepsis. N Engl J Med, 358：125-139, 2008 ★★★
→ HES 製剤が用量依存性に予後を悪くした

15) Haase N, et al：Hydroxyethyl starch 130/0.38-0.45 versus crystalloid or albumin in patients with sepsis：systematic review with meta-analysis and trial sequential analysis. BMJ, 346：f839, 2013
→ 敗血症患者に対する HES 製剤に関するメタアナリシス

必読 16) Wiedemann HP, et al：Comparison of two fluid-management strategies in acute lung injury. N Engl J Med, 354：2564-2575, 2006 ★★★
→ 1,001 人を割り付け，ARDS の輸液管理を検討．FACCT study 原著

17) Wilcox CS：Regulation of renal blood flow by plasma chloride. J Clin Invest, 71：726-735, 1983
→ Cl 濃度と腎血流に関する基礎実験

18) Yunos NM, et al：Association between a chloride-liberal vs chloride-restrictive intravenous fluid administration strategy and kidney injury in critically ill adults. JAMA, 308：1566-1572, 2012 ★
→ Cl を多く投与すると AKI 発生や腎代替療法必要性が増した

19) Yunos NM, et al：Chloride-liberal vs. chloride-restrictive intravenous fluid administration and acute kidney injury：an extended analysis. Intensive Care Med, 41：257-264, 2015 ★
→ 文献 18 の追報告

20) Abuelo JG：Normotensive ischemic acute renal failure. N Engl J Med, 357：797-805, 2007
→ 明解なレビュー．やや古いがおすすめ

必読 21) Bellomo R, et al：Low-dose dopamine in patients with early renal dysfunction：a placebo-controlled randomised trial. Australian and New Zealand Intensive Care Society（ANZICS）Clinical Trials Group. Lancet, 356：2139-2143, 2000 ★★★

22) De Backer D, et al：Comparison of dopamine and norepinephrine in the treatment of shock. N Engl J Med, 362：779-789, 2010 ★★★

23) Ejaz AA & Mohandas R：Are diuretics harmful in the management of acute kidney injury？ Curr Opin Nephrol Hypertens, 23：155-160, 2014
→ 利尿薬使用と AKI に関するレビュー

必読 24) Prowle JR, et al：Fluid management for the prevention and attenuation of acute kidney injury. Nat Rev Nephrol, 10：37-47, 2014
→ 体液量管理と AKI に関するレビュー

25) Teixeira C, et al：Fluid balance and urine volume are independent predictors of mortality in acute kidney injury. Crit Care, 17：R14, 2013 ★★

26) Grams ME, et al：Fluid balance, diuretic use, and mortality in acute kidney injury. Clin J Am Soc Nephrol, 6：966-973, 2011
 → FACTT研究（LRCT, 文献16）のデータの二次解析

27) Allgren RL, et al：Anaritide in acute tubular necrosis. Auriculin Anaritide Acute Renal Failure Study Group. N Engl J Med, 336：828-834, 1997 ★★★
 → 急性腎不全患者にhANPを使用しても，透析回避率などで有意差が出なかった

28) Morikawa S, et al：Renal protective effects and the prevention of contrast-induced nephropathy by atrial natriuretic peptide. J Am Coll Cardiol, 53：1040-1046, 2009 ★★★
 → CKD患者の冠動脈造影後の造影剤腎症予防にhANPが効果あったという日本のデータ

29) Sezai A, et al：Influence of continuous infusion of low-dose human atrial natriuretic peptide on renal function during cardiac surgery：a randomized controlled study. J Am Coll Cardiol, 54：1058-1064, 2009 ★★★
 → 冠動脈バイパス術の術中にhANPを使用することで合併症が減ったとする日本のデータ

30) Marik PE, et al：Does central venous pressure predict fluid responsiveness? A systematic review of the literature and the tale of seven mares. Chest, 134：172-178, 2008
 → CVPは単独で体液量の指標とはなり得ないことを示したシステマティックレビュー．Figure 1で「CVP神話」は崩された

必読 31) Chawla LS, et al：Development and standardization of a furosemide stress test to predict the severity of acute kidney injury. Crit Care, 17：R207, 2013 ★★
 → 早期AKIを対象にフロセミド負荷試験を検証

32) Koyner JL, et al：Furosemide Stress Test and Biomarkers for the Prediction of AKI Severity. J Am Soc Nephrol, 26：2023-2031, 2015
 → フロセミド負荷試験とバイオマーカーの組み合わせ．文献31と同一グループが発表

33) 「CRRTポケットマニュアル」（野入英世，花房規男／編），医歯薬出版，2015
 → 実臨床で手元にあると便利

34) Pannu N, et al：Renal replacement therapy in patients with acute renal failure：a systematic review. JAMA, 299：793-805, 2008
 → AKIに対するRRTに関するシステマティックレビュー

必読 35) Bellomo R, et al：Intensity of continuous renal-replacement therapy in critically ill patients. N Engl J Med, 361：1627-1638, 2009 ★★★
 → CRRTの処方量に関する検討

36) Iwagami M, et al：Current state of continuous renal replacement therapy for acute kidney injury in Japanese intensive care units in 2011：analysis of a national administrative database. Nephrol Dial Transplant, 30：988-995, 2015 ★★
 → DPCデータを用いた日本のICUにおけるCRRTと予後の検証

37) Barbar SD, et al：Impact on mortality of the timing of renal replacement therapy in patients with severe acute kidney injury in septic shock：the IDEAL-ICU study（initiation of dialysis early versus delayed in the intensive care unit）：study protocol for a randomized controlled trial. Trials, 15：270, 2014
 → 現在実施中の臨床研究のプロトコル

38) Smith OM, et al：Standard versus accelerated initiation of renal replacement therapy in acute kidney injury（STARRT-AKI）：study protocol for a randomized controlled trial. Trials, 14：320, 2013
 → 現在実施中の臨床研究のプロトコル

39) Kyle UG, et al：Nutrition support among critically ill children with AKI. Clin J Am Soc Nephrol, 8：568-574, 2013 ★★
 → 栄養とAKIに関する小児での研究

40) Brown RO & Compher C：A.S.P.E.N. clinical guidelines：nutrition support in adult acute and chronic renal failure. JPEN J Parenter Enteral Nutr, 34：366-377, 2010
 → 腎不全患者の栄養管理についてのASPEN（アメリカ静脈経腸栄養学会）のガイドライン

41) Cano N, et al：ESPEN Guidelines on Enteral Nutrition：Adult renal failure. Clin Nutr, 25：295-310, 2006
 → 腎不全患者の栄養管理（経腸）についてのESPEN（ヨーロッパ静脈経腸栄養学会）のガイドライン

42) Cano NJ, et al：ESPEN Guidelines on Parenteral Nutrition：adult renal failure. Clin Nutr, 28：401-414, 2009
　　→腎不全患者の栄養管理（経静脈）についてのESPEN（ヨーロッパ静脈経腸栄養学会）のガイドライン

43) Perazella MA：Renal vulnerability to drug toxicity. Clin J Am Soc Nephrol, 4：1275-1283, 2009
　　→薬剤性腎障害に関するレビュー

44) Perazella MA & Luciano RL：Review of select causes of drug-induced AKI. Expert Rev Clin Pharmacol, 8：367-371, 2015
　　→薬剤性AKIに関するまとまったレビュー．文献43と同一の著者

45) Sime FB, et al：Augmented renal clearance in critically ill patients：etiology, definition and implications for beta-lactam dose optimization. Curr Opin Pharmacol, 24：1-6, 2015
　　→急性期のAugmented renal clearanceに関するまとまったレビュー

46) Elyasi S, et al：Vancomycin-induced nephrotoxicity：mechanism, incidence, risk factors and special populations. A literature review. Eur J Clin Pharmacol, 68：1243-1255, 2012
　　→バンコマイシンによる腎障害に関するまとまったレビュー

47) Franklin C：100 thoughts for the critical care practitioner in the new millennium. Crit Care Med, 28：3050-3052, 2000
　　→「21世紀の集中治療医のための心得100箇条」．15年前の文献だが，今に通じるものが多い

第5章　腎臓・電解質

2. 横紋筋融解症

金子　仁

はじめに

　横紋筋融解症（rhabdomyolysis）は骨格筋の傷害とそれに続く筋肉細胞内組織〔**ミオグロビン，クレアチンキナーゼ（CK）**，乳酸デヒドロキナーゼ（LDH），ヒドロゲナーゼ，AST・アルドラーゼなどの酵素，カリウム・カルシウム・リン酸などの電解質，ミオグロビンなどのタンパク，尿酸など〕の循環系への放出で定義される症候群である．本症とみられる最初の報告は，第二次世界大戦下のロンドン大空襲時に発生した圧挫症候群（いわゆるcrush syndrome）に引き続く横紋筋融解症・腎障害の報告である[1]．外傷だけではなく，横紋筋融解症は薬剤，感染症，毒素，高体温，遺伝性ないし後天性に発症するミオパチー（例えば多発筋炎など）でも発生する[1,2]．そのため，ICUにおいて必ず遭遇し，一定の確率で**腎障害**に進行する疾患である．

1　横紋筋融解症の疫学

◆発症率

　横紋筋融解症の原因別頻度は，外傷26%，不動18%，敗血症10%，血管手術8%，心臓手術6%と推計される[3]．本症に引き続く急性腎障害（acute kidney injury：AKI）の発症頻度は報告によって13〜50%とばらつきを認める[1]．一方，AKIの原因のなかで本症が占める割合は7〜10%程度と報告されている[2,4]．本邦における最近の原因別頻度に対する調査はないようであるが，スタチンによるCK 700 IU/L以上の横紋筋融解症（疑い症例も含む）の発症率は0.56%と報告されるなどの疫学研究が存在する[5]．
　ICUにおける死亡率の検討では，腎障害を伴わない場合（22%）は，伴う場合（59%）と比較して予後は良い．また，10年以上の長期予後は80%程度と良好であり，大多数が腎障害から回復する[2]．

McMahonら[3]によると，本症から腎障害や死亡などの**有害事象が発生するリスク**は圧挫症候群（有害事象発生率41.2%），敗血症（39.3%），心停止後（58.5%）で高く，筋炎（1.7%），運動（3.2%），痙攣（6%）で低く，基礎疾患に依存する傾向が認められる．一方で高齢者，女性であること，最初のクレアチニン値・CK値が高い，カルシウム値が低い，リン酸値が高い，炭酸水素イオン値が低いものはAKIのリスクファクターとしている（一口メモ参照）．また，違法薬物，アルコール依存，外傷，複数因子がある場合，AKI発症率が高い[6]．

> **一口メモ**
> McMahonらは年齢，性別，初期クレアチニン，カルシウム，CK，リン酸，炭酸水素イオン，および原因疾患に応じたリスクスコアを提案している．しかし，これについてはまだ幅広く検討がなされていないために本稿では提示を見送った．興味がある方は文献3を参照のこと．

❷ 横紋筋融解症の原因

原因を表1に示す．多くの状態や疾患が横紋筋融解症を引き起こすことはよく知られている．そのため，原因の確定には横断的な検索が必要となる場合があり得る．

アルコール，違法薬物，スタチンなどの脂質降下薬などは，非外傷性の原因としてよく知られている[2]．細菌，ウイルス感染，刺傷，家族歴のある疾患などでも発症を認めており，詳細な問診や診察が原因の確定につながる．

❸ 横紋筋融解症の発生機序[1,2,7]

筋細胞は筋小胞体に貯蔵されているカルシウムを細胞質へ放出することで筋収縮を発生する．一方で細胞質内での異常なカルシウム濃度上昇は細胞崩壊の原因となる．そのため，細胞膜間の電気化学的勾配を保つことや，細胞質内のカルシウム濃度を適正にコントロールすることを目的に，ATPを利用するNa-K-ATPase，Na/Caポンプなどの膜貫通型タンパクが存在している．ATPが枯渇すると，このメカニズムが障害され，細胞質カルシウム濃度が持続的に高値となりプロテアーゼ，ヌクレアーゼなどの酵素が誘導され，細胞崩壊の原因となる．また，外傷のように筋への直接傷害，それによる浮腫・虚血・好中球浸潤を伴う炎症が筋障害を発症，増悪させる．

表1 ● 横紋筋融解症の原因

外傷	圧挫症候群，コンパートメント症候群，感電
身体活動	強度な運動，痙攣，アルコール離脱症候群・せん妄・興奮・不動
筋の低酸素状態	大血管閉塞，不動による四肢の圧迫，CO中毒，シアン中毒，血管内血栓症，鎌状赤血球症
遺伝性疾患	解糖系・グリコーゲン分解系異常（糖原病）
	脂質代謝系異常
	ミトコンドリア病
	ペントースリン酸回路異常（G6PD）
	プリンヌクレオチド回路異常（ミオアデニル酸デアミナーゼ異常）
	鎌状赤血球症
感染	Influenza A/B, Coxsackie, Epstein-Barr, HIV, Legionella species, *Streptococcus pyogenes, Staphylococcus aureus, Clostridium* 感染症
体温異常	熱中症，悪性高熱，筋弛緩薬性悪性症候群，低体温
代謝性・電解質異常・自己免疫疾患	高/低ナトリウム血症（水中毒など），低カリウム血症，低リン酸血症，低カルシウム血症，非ケトン性高浸透圧症候群，DKA，血管炎，皮膚筋炎・多発筋炎，甲状腺機能低下症，高アルドステロン症
薬剤・毒素	フィブラート・スタチン，アルコール，ヘロイン，コカイン，ヘビ・クモ・昆虫刺傷
特発性	

（文献1, 2, 7を参考に作成）

❹ 横紋筋融解症と腎障害

　横紋筋融解症で最も重要な合併症は腎障害である．循環系へ放出された筋細胞内物質で，AKIの直接の原因となるものは**ミオグロビン**である．ミオグロビンは17.8 kDaの色素タンパクであり，腎糸球体を透過し尿細管に至る．また，鉄を有し酸素親和性が高い特徴ももつ．

　横紋筋融解症によりAKIが発症するメカニズムは下記の3つが推定されている[1,2,7]（図1）．

1）腎血管収縮・腎循環血漿量低下

　傷害された筋肉への水移行による循環血漿量低下，それによるレニン―アンギオテンシン―アルドステロン系活性化，ミオグロビンによるNOなどの血管拡張因子消費，TNF-αなどのサイトカインによる血管収縮が引き起こされる．

2）尿細管円柱形成

　主として遠位尿細管における尿濃縮や尿pH低下により，ミオグロビンとTamm-

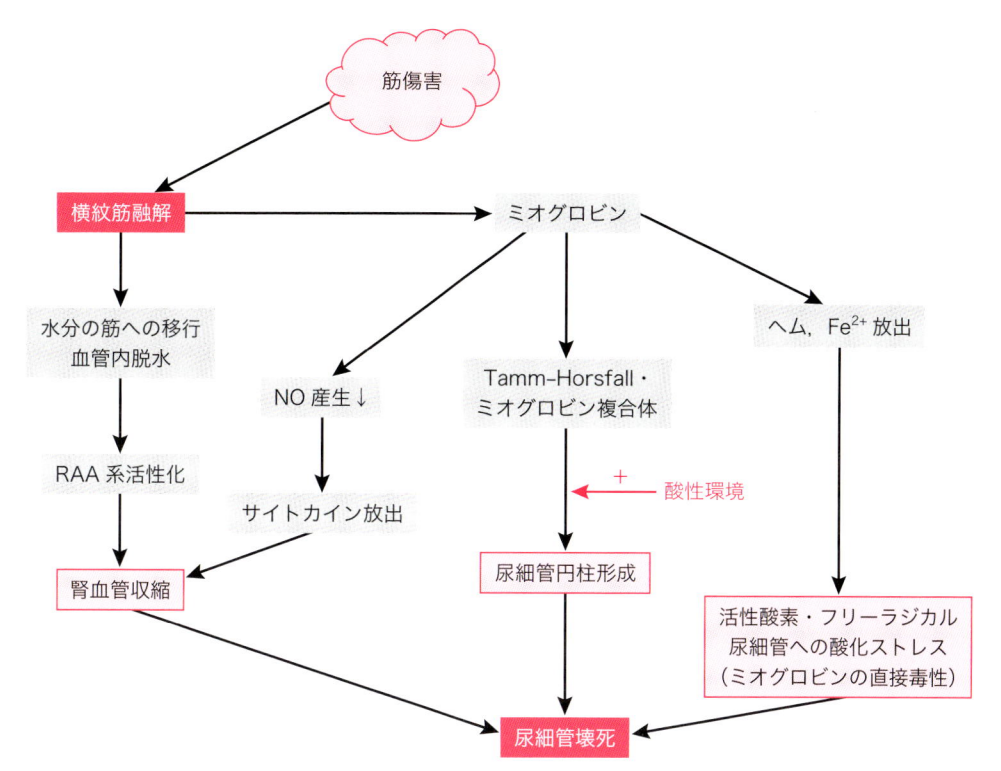

図1 ● 横紋筋融解症における急性腎障害（AKI）のメカニズム
RAA：レニン–アンギオテンシン–アルドステロン
（文献1を参考に作成）

Horsfallタンパク円柱形成が引き起こされ，AKIとなる．

3）ミオグロビンによる尿細管細胞への直接傷害

　　主として近位尿細管でのミオグロビンによる酸化ストレスや脂質過酸化反応による活性酸素・フリーラジカル生成がAKIの原因となる（このフリーラジカルは血管収縮物質でもあり，腎血管収縮の誘因ともなりうる）．

　　これらに加えて，細胞崩壊による高尿酸血症を原因とした腎機能障害も発生する．また，リン酸と代謝性アシドーシスは活性型ビタミンDを抑制したり，リン酸カルシウム塩沈着のため腎尿細管閉塞の原因となる．

❺ 横紋筋融解症の臨床症状（表2）

　　横紋筋の細胞崩壊であるため，筋痛・筋力低下・腫脹・硬直が認められ，そしてほとん

表2 ● 横紋筋融解症の臨床症状

筋力低下，筋痛，腫脹，疼痛，硬直
発熱，嘔気・嘔吐，頻脈
乏尿・無尿
基礎疾患の存在

（文献1を参考に作成）

どがミオグロビンを尿中に検出し，**褐色尿**を呈する．

1）ミオグロビン尿症

通常，血清ミオグロビンはハプトグロビンやα2グロブリンと結合し，迅速に腎から排出される．しかし，ミオグロビンの血中濃度が上昇すると尿中にミオグロビンが出現し，**ミオグロビン尿症**となる[1]．尿中ミオグロビン濃度が100 mg/dL（100×10^4 ng/mL）を超えると著明なミオグロビン尿として肉眼的に認識される[7]．なお，ミオグロビンは正常で尿中に5 ng/mL程度検出されるが，ミオグロビン尿症の診断基準は20 ng/mL以上とされる[1]．

2）その他の症状

非典型的所見は，発熱，嘔気・嘔吐，消化不良などの消化器症状を伴うこともある．筋炎などのように急激な発症ではない場合，CK上昇と筋肉痛が主所見であることもある．また，筋傷害の程度が高度・広範囲であれば筋肉への水分移行による低血圧，ショックを伴う．検査上の特徴として，細胞崩壊による**高カリウム血症**，**代謝性アシドーシス**，低カルシウム血症，高尿酸血症，高リン酸血症を示すことがある．これらは致死性不整脈をはじめとする重篤な病態の原因となることがある．また，腎障害を発症した場合，尿量低下や電解質異常・代謝性アシドーシスの増悪因子となる．

❻ 横紋筋融解症の診断

横紋筋融解症には明確な診断基準はないが，診断には血清クレアチニン，CK，ミオグロビン，カルシウム，リン，LDH，AST，ALT，炭酸水素イオン，尿中ミオグロビン・尿沈渣も含めた尿検査が必要である（**一口メモ参照**）．**表3**にZimmermanら[7]のレビューに基づいて作成した検査値を示す．

表3 ● 横紋筋融解症で行われる検査と異常値

検査	異常値	
CK	＞500 IU/L	AKIリスクは5,000 IU/L以上
ミオグロビン	＞80 ng/mL	高値はAKIのリスク
カリウム	＞6.0 mEq/L	筋傷害および腎障害の重症度を反映
	＜2.0 mEq/L	横紋筋融解症の原因となり得る
リン酸	＞6.0 mg/dL	筋傷害および腎障害の重症度を反映
	＜2.0 mg/dL	横紋筋融解症の原因となり得る
カルシウム	＜8.0 mg/dL	傷害された筋などへの沈着により低下する
クレアチニン	上昇	AKIのマーカー
アニオンギャップ	上昇	筋傷害・腎障害のため上昇
尿検査	潜血陽性・沈渣陰性	
（尿中薬物）	（陽性）	（横紋筋融解症の原因）
（アルコール）	（陽性）	（横紋筋融解症の原因）

（文献7より引用）

一口メモ

血中ミオグロビン測定については，文献によって異なる立場が認められる．文献2および文献7ではCKよりも早期に代謝されること（おそらく肝および脾において）からAKIの発症予想には寄与しないため，推奨しない，ないし不要としている．一方文献1および文献9では血清ミオグロビンをAKIおよび腎代替療法導入の早期マーカーとして推奨している．また，尿中ミオグロビン値は横紋筋融解症の診断として必須ではない．なぜなら，沈渣で赤血球陰性で尿潜血陽性であれば尿中ミオグロビンの存在が示唆されるためである．ただし，この検査による横紋筋融解症の検出感度は80％程度であり，その他尿潜血陽性となる疾患の除外が必要である[4,6]．

1) 血液クレアチンキナーゼ

血清CKは横紋筋融解症の重症度，つまり崩壊している筋肉量と相関するが，必ずしもAKIの発症とは相関しない[1,2]．急性横紋筋融解症の場合，CKが15,000から20,000 IU/L以下であればAKIのリスクは低いという報告がある[1]．しかし，敗血症，脱水，アシドーシスなどの病態が併存することの多いICU患者では，**CK 5,000 IU/L**とAKI発症のリスクを関連づけた方がよい[2,7,8]．

2) 血清ミオグロビン

CKは筋傷害から8～12時間で血中に出現するのに対して，ミオグロビンは2～12時間出現，その後1～3時間でピークに達するため，ミオグロビンがAKIや腎代替療法の良いマーカーとして指摘されている[1,9]．Premru[9]らは，血清ミオグロビンのピークが15,000

ng/mLより高い群でAKIの発症率および腎代替療法導入が有意に高く，**血清ミオグロビンはAKIの早期予想因子**であるとしている．また，El-Abdellatiら[10]は，1,769人のICU患者対象の検討でAKIリスク因子として，CK 773 IU/L，血清ミオグロビン 368 ng/mL，尿中ミオグロビン 38 ng/mLをカットオフ値とし，このなかで血清ミオグロビンが最もよいAKIの予想因子とした．

3）血清クレアチニン

クレアチニン値については，2010年のアメリカ合衆国の多学会合同ステートメントにおいて，150 μmol/L（≒1.7 mg/dL）以上で積極的な経過観察の必要性がありAKIのリスクであると指摘された[9]．しかし，血清クレアチニン値は本症によるAKIの場合，しばしば他のAKIより急速な上昇を示す傾向にある．この原因は筋肉内のクレアチニンが血液中に流入している，つまり崩壊した筋肉量が多いことを示しているようで，必ずしもAKIの重症度と相関しない可能性がある[2]．

❼ 横紋筋融解症の治療 (図2)

横紋筋融解症の治療戦略は，①**基礎疾患に対する治療**，②**尿アルカリ化**，③**利尿の確保**である．具体的な治療の進め方を図2に示す．

1）AKIを予防するための保存的治療

腎灌流と尿量増加目的の**早期かつ積極的な輸液療法**は現在最もコンセンサスが得られている治療である[1,2,7,8]．症状出現の最初の24時間の積極的な輸液は予後を改善する．圧挫症候群に対する後ろ向き研究では，AKIを発症した患者は発症しなかった患者と比較して輸液の開始時期が遅れていることが示されている[11]．しかし，高度乏尿・無尿の患者には，間質浮腫，肺うっ血，さらに腹部コンパートメント症候群・それによる腎灌流圧低下，ARDSのリスクがあることを忘れてはならない．輸液の内容については生理食塩水と晶質液の比較では，CKの変化に差は認めなかったが，希釈性アシドーシスのため生理食塩水の群がより炭酸水素ナトリウムを必要としたとの報告がある[12]．

2）尿アルカリ化

尿アルカリ化を得るための炭酸水素ナトリウムの効果について，明確にAKI予防を証明した研究はない[2,7]．アルカリ化を推奨する専門家の意見の根拠は，Tamm-Horsfallタンパク・ミオグロビン複合体沈着は酸性尿で促進されること，フリーラジカル生成はアルカ

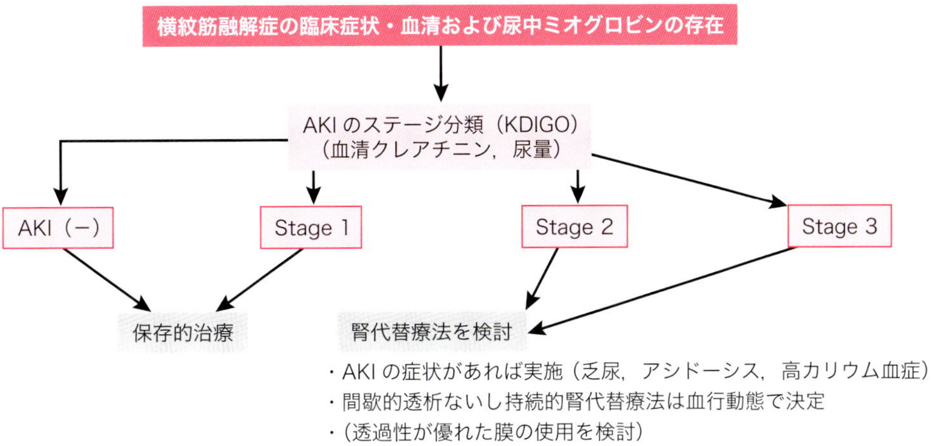

```
┌─────────────────────────────────────────┐
│ 横紋筋融解症の臨床症状・血清および尿中ミオグロビンの存在 │
└─────────────────────────────────────────┘
                    ↓
        ┌─────────────────────┐
        │ AKI のステージ分類（KDIGO）│
        │ （血清クレアチニン，尿量）  │
        └─────────────────────┘
         ↓       ↓        ↓        ↓
     AKI（−）  Stage 1  Stage 2  Stage 3
         ↓       ↓        ↓        ↓
        保存的治療        腎代替療法を検討
```

・AKI の症状があれば実施（乏尿，アシドーシス，高カリウム血症）
・間歇的透析ないし持続的腎代替療法は血行動態で決定
・（透過性が優れた膜の使用を検討）

保存的治療の詳細

1) 積極的な輸液投与
   ・初期：10〜20 mL/kg ないし 1 L 等張性生理食塩水急速投与＋1 L 5% グルコースと急速投与
     上記に，100 mmol 炭酸水素ナトリウム（メイロン®（8.4%）100 mL）投与を加える
   ・維持：尿量を 1〜2 mL/kg/ 時に維持する輸液（3〜6 L/ 日以上と推定される）
2) 尿 pH を 6.5 以上に維持（尿アルカリ化）
   ・炭酸水素ナトリウム〔メイロン®（8.4%）200〜300 mL〕投与
     ないし 30〜44 mEq/L の等張性生理食塩水 100 mL/ 時
3) 利尿薬
   ・20% マンニトール（マンニットール 100 mL）投与，維持量 10 mL/ 時

中止条件

尿アルカリ化：4〜6 時間かけても尿 pH 6.5 まで上昇しない，低カルシウム血症の出現
　　　利尿薬：浸透圧ギャップ 55 mOsm/kg を超える場合

図2 ● 横紋筋融解症の治療戦略
（文献 1，2 を参考に作成）

リ環境で抑制され尿細管障害の軽減が推定されること，ミオグロビンによる血管収縮が酸性環境で誘発されること，という主に動物実験を中心とした報告があり，尿細管の酸性環境が AKI を増悪させる可能性があることに基づいている[2]．しかし，尿アルカリ化の効果を単独で証明した研究はない．Bosch ら[2]は，総説のなかで尿のアルカリ化が明確に正当化される状態として，大量生理食塩水投与による希釈性アシドーシスの補正目的に使用することを支持している．なお，炭酸水素ナトリウムの投与は低カルシウム血症を誘発する可能性，ナトリウム負荷の可能性があることに留意するべきである．尿アルカリ化に対する炭酸水素ナトリウム投与の中止基準は，尿 pH が 4〜6 時間かけても 6.5 まで上昇しない場合，症候性低カルシウム血症の出現がある場合である[1]．

3) 利尿薬の投与

　　AKI 予防としての利尿薬投与も賛否両論である．本稿作成の中心となった3つの総説[1,2,7]

では，エビデンスの欠如を指摘しながらもループ利尿薬よりもマンニトールがやや支持的に記載されている．その根拠として利尿効果以外にも，マンニトールが間質水分を血管内に移行・維持，筋肉の浮腫を減らす効果があり，尿細管円柱形成を軽減させる作用があることも推定されているためである．それだけではなく，腎血管拡張・腎灌流を増加させる可能性[13]，フリーラジカルに対するスカベンジャー効果の可能性[1]も指摘されている．しかし，高濃度のマンニトールは腎障害の原因となるため[14]，浸透圧ギャップ（血清浸透圧と計算上の浸透圧差）を測定し，55 mOsm/kgを超える場合は中止をするべきである[2]．ループ利尿薬については，乏尿・無尿時や高カリウム血症などのAKI諸症状の是正目的としての使用は正当化される[7]．

　2015年12月時点での文献検索では，炭酸水素ナトリウム＋マンニトールを輸液負荷に追加することでAKIの予防効果を明確に示した研究は存在しない．Homsiら[15]やBrownら[16]の研究やKarajalaら[17]のエキスパートオピニオンのようにAKI予防の有効性には否定的な見解が目立つ．

　結論として，横紋筋融解症による急性腎障害予防の保存的加療は，**尿量確保目的の輸液を中心として，尿アルカリ化およびマンニトールを補助的**に加えることと考えてよい．

4）腎代替療法

　腎代替療法（renal replacement therapy：RRT）の適応は，①**AKIの諸症状・状態に対する適応**，②**ミオグロビン除去のための適応**，で分けられる．

a）AKIに対する適応

　高カリウム血症，高窒素血症，代謝性アシドーシス，コントロールのできない尿量低下・溢水などの重度腎障害の状態となれば，その症状改善の目的のためにAKIに対する導入基準（第4章-1参照）に基づいてRRTを施行するべきである[1,2,7]（**一口メモ参照**）．

> 一口メモ
> 文献1では，KDIGO AKI Stage 2以上でRRT考慮を推奨している．

b）ミオグロビン除去のための適応

　最近，孔サイズや篩係数の大きいsuper high flux膜や長時間透析（クリアランス90 mL/分程度）による血液濾過〔篩係数（SC）0.4～0.7，クリアランス11～40 mL/分程度〕でミオグロビン除去の可能性が指摘されている[18～21]．これらのヘモフィルターを使用し，特に血液濾過を組み合わせることで有効なミオグロビン除去が得られると推測されている．しかし，これらの研究では1.8 L/時を超える血液濾過流量で行っており，現在の日本の保険診療上は現実的ではなく，ICUで使用されるCRRTよりも大きな面積（1.1～1.4 m^2）を使用している．また，ミオグロビン除去目的での持続・間歇RRTとAKI予防や予後の

改善を示した質の高い研究は現時点ではない．そのため，ICUでのミオグロビン除去を目的としたRRTの適応は狭い適応しかないものと考えられる．

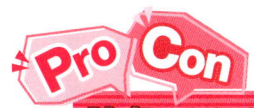

Pro Con 論点のまとめ

横紋筋融解症治療

【保存的加療は？】
- 輸液負荷はコンセンサスあり！
- マンニトール＋尿アルカリ化の明確なAKI予防，予後改善のエビデンスはない
- 利尿薬は使用するならマンニトールという意見が多いが，臨床的エビデンスは弱い
- マンニトール・尿アルカリ化は補助療法と考えてよい

【腎代替療法の適応】
- 保存的加療でコントロールできない腎機能障害による症状の出現（高カリウム血症，アシドーシス，溢水など）が出現したら，実施！
- 腎代替療法でミオグロビンを除去することは可能かもしれない
- しかし，血液透析濾過膜の選択や浄化量は注意が必要！
- 腎代替療法によるミオグロビン除去でAKI予防や予後に与える影響の検討は未だ行われていない！

文献

必読 1) Petejova N & Martinek A：Acute kidney injury due to rhabdomyolysis and renal replacement therapy：a critical review. Crit Care, 18：224, 2014
→ 現時点で最新のレビュー

必読 2) Bosch X, et al：Rhabdomyolysis and acute kidney injury. N Engl J Med, 361：62-72, 2009
→ 表や図を読むだけでも横紋筋融解症への理解が深まる

3) McMahon GM, et al：A risk prediction score for kidney failure or mortality in rhabdomyolysis. JAMA Intern Med, 173：1821-1828, 2013 ★
→ 後ろ向き研究だがRRT導入リスクや死亡リスクを2,371人の患者で検討した研究

4) Bagley WH, et al：Rhabdomyolysis. Intern Emerg Med, 2：210-218, 2007

5) 平成21年度学術委員会学術第2小委員会報告：薬剤疫学的手法を利用した医薬品適正使用に関する研究（最終報告），日本病院薬剤師会

6) Meli G, et al：Rhabdomyolysis：an evaluation of 475 hospitalized patients. Medicine, 84：377, 2005 ★
→ 475人の横紋筋融解症の原因を調査した研究

必読 7) Zimmerman JL & Shen MC：Rhabdomyolysis. Chest, 144：1058-1065, 2013
→ レビュー．本症の原因の表や原因薬剤に目を通しておくと参考になる

必読 8) Brochard L, et al：An Official ATS/ERS/ESICM/SCCM/SRLF Statement：Prevention and Management of Acute Renal Failure in the ICU Patient：an international consensus conference in intensive care medicine. Am J Respir Crit Care Med, 181：1128-1155, 2010
→ 米国多学会の合同ステートメント．本症に関する記載は短いのですぐに読める

9) Premru V, et al：Use of myoglobin as a marker and predictor in myoglobinuric acute kidney injury. Ther Apher Dial, 17：391-395, 2013 ★
→ 484人を対象．血清ミオグロビンが予後因子となりうることを示した

ICU合併症の予防策と発症時の戦い方 155

10) El-Abdellati E, et al：An observational study on rhabdomyolysis in the intensive care unit. Exploring its risk factor and main complication：acute kidney injury. Ann Inten Care, 3：8, 2013 ★
    → 1,769人のICU患者でCK，血清/尿中ミオグロビン値とAKIとのリスクを検討した．そのなかでも血清ミオグロビン値が良い予測因子であることを示した

11) Sever MS, et al：Management of crush-related injuries after disasters. N Engl J Med, 354：1052-1063, 2006

12) Cho YS, et al：Comparison of lactated Ringer's solution and 0.9% saline in the treatment of rhabdomyolysis induced by doxylamine intoxication. Emerg Med J, 24：276-280, 2007
    → 乳酸化リンゲル液が生理食塩水よりも重炭酸の必要量低下，代謝性アシドーシス発生の可能性を低下させることを示している

13) Bragadottir G, et al：Mannitol increases renal blood flow and maintains filtration fraction and oxygenation in postoperative acute kidney injury：a prospective interventional study. Crit Care, 16：R159, 2012

14) Visweswaran P, et al：Mannitol-induced acute renal failure. J Am Soc Nephrol, 8：1028-1033, 1997
    → 高濃度のマンニトールがAKIの誘因となることを指摘した論文

15) Homsi E, et al：Prophylaxis of acute renal failure in patients with rhabdomyolysis. Ren Fail, 19：283, 1997

16) Brown CV, et al：Preventing renal failure in patients with rhabdomyolysis：do bicarbonate and mannitol make a difference? J Trauma, 56：1191-1196, 2004 ★
    → ICU 2,083人の患者でマンニトール＋炭酸水素ナトリウム投与が外傷による本症の予後に影響しないことを示した研究

17) Karajala V, et al：Diuretics in acute kidney injury. Minerva Anestesiol, 75：251-257, 2009

18) Naka T, et al：Myoglobin clearance by super high-flux hemofiltration in a case of severe rhabdomyolysis. Crit Care, 9：R90, 2005

19) Sorrentino SA, et al：High permeability dialysis membrane allows effective removal of myoglobin in acute kidney injury resulting from rhabdomyolysis. Crit Care Med, 39：184-186, 2011

20) Schenk MR, et al：Continuous veno-venous hemofiltration for the immediate management of massive rhabdomyolysis after fulminant malignant hyperthermia in a bodybuilder. Anesthesiology, 94：1139, 2001

21) Intensivist, CRRT, 2, 2010

第5章 腎臓・電解質

3. 腹部コンパートメント症候群（ACS）

今 明秀

Point

- 腹部が膨隆し，中心静脈圧が正常または上昇しているにもかかわらず乏尿であるすべての外傷または熱傷の患者にACSを疑うべきである
- IAH/ACSのマネジメントには4つの基本原則がある．IAPの継続的モニタリング，バランスのとれた輸液蘇生，内科的マネジメント法，手術療法である
- 内科的マネジメントがIAPの低下およびIAHによる臓器機能障害の防止に重要な役割を果たしている
- IAP＞20 mmHgで生理学的異常のサインがある患者では減圧手術を行うべきである

はじめに

　腹部コンパートメント症候群（abdominal compartment syndrome：ACS）は腹腔内圧上昇（intraabdominal hypertension：IAH）によって末梢臓器の損傷が引き起こされる臨床状態である．認識されずに放置されると，この低灌流状態から消化管虚血，腎不全，多臓器不全症候群が生じる．IAHは横隔膜の挙上を起こし結果として呼吸困難と心臓への血液還流の減少が生じ，心拍出量の低下とさらなる末梢臓器循環の悪化が起きる[1]．ACSの死亡率は減圧治療がなされなかったものでは，ほぼ100％である．死亡率を減らすには積極的な早期発見と治療にかかっている．

❶ 基礎疾患

　ACSは重傷腹部外傷に合併しやすい．同様に腹部大動脈瘤破裂の修復後，腹腔内出血，膵炎，広範囲熱傷，腸閉塞，術後腸管浮腫，敗血症性ショック，過量輸液の蘇生，悪性新

生物，肝移植でも報告されている[1]．

❷ 分類

現在は原発性と続発性の2種類のACSに分類されている．以下はWorld Society of Abdominal Compartment Syndrome（WSACS）のコンセンサス会議による定義である[1]．

a）原発性ACS

手術やIVRなどの治療を必要とすることが多い腹部骨盤部の外傷や疾患に関連する．消化器外科術後や腹部外傷に対するダメージコントロール手術の術後に起こる．サードスペースへの体液喪失による臓器の浮腫や出血の持続は原発性ACS発症の重要な要素である．

b）続発性ACS

毛細管漏出を伴う敗血症や広範囲熱傷，重傷の軟部組織または骨盤骨折など大量の輸液蘇生を必要とする状態で，腹部に原因のない状態によって起きる．主な機序は再灌流障害や血管透過性亢進によって腹腔内臓器へ体液が奪われ腹腔内臓器の体積が増える．大量の輸液蘇生（晶質液＞10 Lまたは濃厚赤血球輸血＞10単位）を行った患者はすべてIAHおよびACS発症のリスクがある．

c）再発性ACS

原発性/続発性ACSに対して予防的または治療的な減圧開腹術を行った後も持続するACSや，一時的閉腹を行った後に最終的閉腹をした場合にACSが再発することである．

❸ 臨床所見（図1）

ACSは，**乏尿と腹部膨隆のある外傷，および大量の輸液蘇生を要する患者すべてに疑われるべきである**．身体所見では必ずしも硬く膨隆した腹部は明らかにならないし，これはIAHやACS発症の信頼性できる指標ではない（表1）．**膀胱内圧測定は手軽にできるので，これを怠らない**．CTで診断も可能であるが，この方法は普及していない（図2）．

1）呼吸

横隔膜の挙上によって胸郭コンプライアンスが低下し最高気道内圧が上昇することにより，低酸素血症，高二酸化炭素血症，呼吸性アシドーシスに至る．

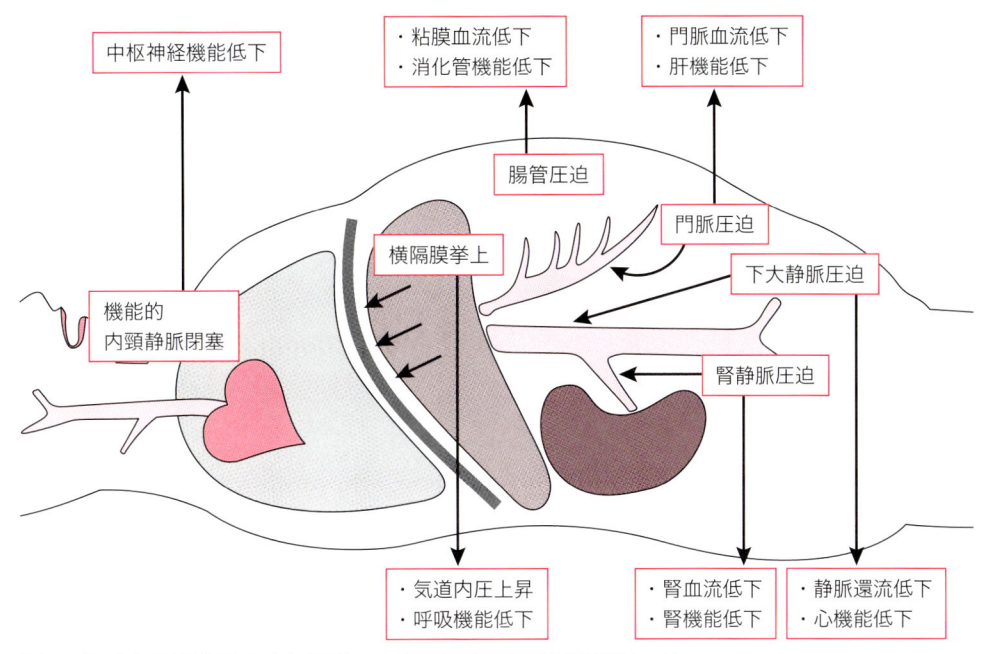

図1 腹腔内圧が上昇すると腹部コンパートメント症候群が起こる

表1 腹部触診で腹腔内圧はわからない

腹部身体所見	膀胱内圧測定	
	>10 mmHg	≦10 mmHg
上昇	19	6
正常	28	94

腹部身体所見	膀胱内圧測定	
	>15 mmHg	≦15 mmHg
上昇	9	17
正常	7	114

膀胱内圧10 mmHg以上を腹部所見で上昇とした感度は40％，膀胱内圧15 mmHg以上を腹部所見で上昇とした感度は56％に過ぎない
（文献2より引用）

2) 循環

　　胸腔内圧の上昇によって心臓への静脈還流が減少して心臓のコンプライアンスが低下し，心拍出量の低下と末梢臓器灌流の減少に陥る．

3) 腎臓

　　腎実質と大静脈への直接の圧迫と心拍出量の低下により腎血流が低下し，糸球体濾過率が落ちる．

ICU合併症の予防策と発症時の戦い方　159

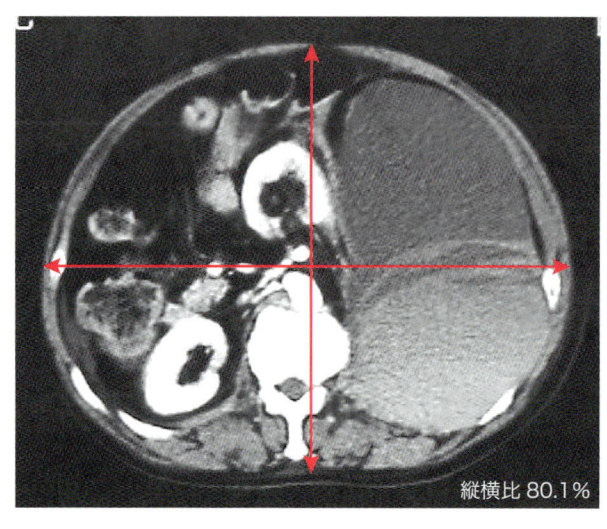

図2 ● CTで腹腔内圧がわかるか？
PickhardらがCTにおいて左腎静脈が大動脈を横切る高さでの縦/横比＞0.8（$p<0.001$）をACSの所見としている．下大静脈の圧排所見は低循環容量時にも認めるのであてにならない．症例は後腹膜血腫でACSとなった自験例である．左腎静脈を横切る高さでの縦/横比＞0.8で異常である．この指標をRound belly signという[3]

4）消化管

腸管の低灌流によってバクテリアルトランスロケーションと敗血症の合併が増える．

❹ 診断

　IAHとACSの診断には腹腔内圧（intra-abdominal pressure：IAP）の測定が不可欠である．
　1．膀胱内圧測定はIAP測定の標準法でありベッドサイドで行える．
　2．IAHはIAP 12 mmHg以上に上昇したもの．ACSはIAP20 mmHg以上の上昇が持続し，かつ新たな臓器機能障害や臓器不全があるものと定義される．

1）方法①：圧トランスデューサーを用いる方法（図3）

①Foleyカテーテルの採尿バッグへの連結管を吸引ポートより少し遠位でクランプする．
②20〜25 mLの生理食塩水をFoleyカテーテルからカテーテルチップシリンジで膀胱内に注入し，採尿バッグを再接続する．
③16〜18 G針を動脈ラインの圧トランスデューサーに取り付ける．フラッシュして吸引ポートに挿入する．吸引ポートがないときは，チューブに直接刺入する．
④仰臥位の状態の患者の中腋窩線のレベルでシステムのゼロ点校正をする．注入後30〜60秒で測定する．

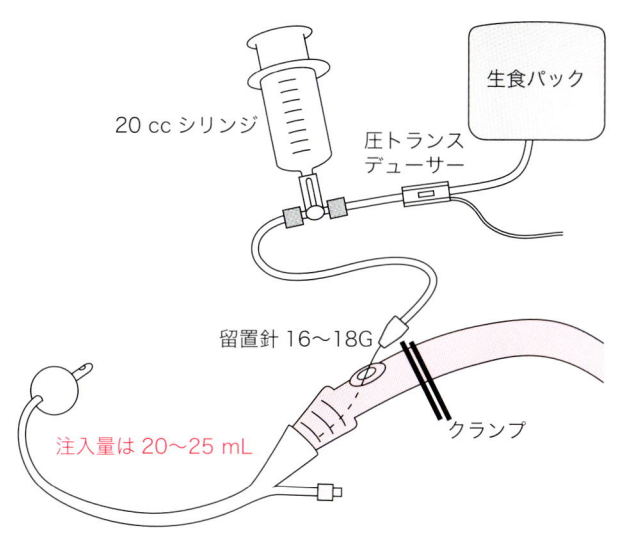

図3　膀胱内圧測定法：圧トランスデューサーを用いる方法
静脈留置針を圧トランスデューサーにつないで圧測定を行う．中腋窩線をゼロ点にする

2）方法②：圧による水柱を利用する方法（図4）

①Foleyカテーテルの採尿バッグへの連結付近にある吸引ポートを生理食塩水25 mLを満たしたシリンジを接続した延長チューブに静脈留置針を付けて穿刺するか，延長チューブを直接接続する．

②膀胱内に20 mLの生理食塩水を注入する．生理食塩水を膀胱内に注入し始めると，採尿バッグチューブへ生理食塩水と尿が逆流してくるので，吸引ポートより遠位のチューブを鉗子でクランプする．

③垂直に把持した延長チューブに上がってくる水柱を呼気終末で測定する．水柱の場合で，10 cm水柱は7.6 mmHgに換算する．

④**方法①の④**と同様[2]．

❺ 治療

　　WSACSの推奨による現在の最先端のIAH/ACSのマネジメントは4つの基本原則に基づいている．

1）**IAPの継続的モニタリング**をする．

　　IAHとACSの発症に大きくかかわるIAP値は患者ごとによってさまざまである．IAH/ACSの患者では，腹腔内灌流圧（abdominal perfusion pressure：APP）を継続的に測定しこれを**60 mmHg以上に保つ**ことが現在推奨されている．

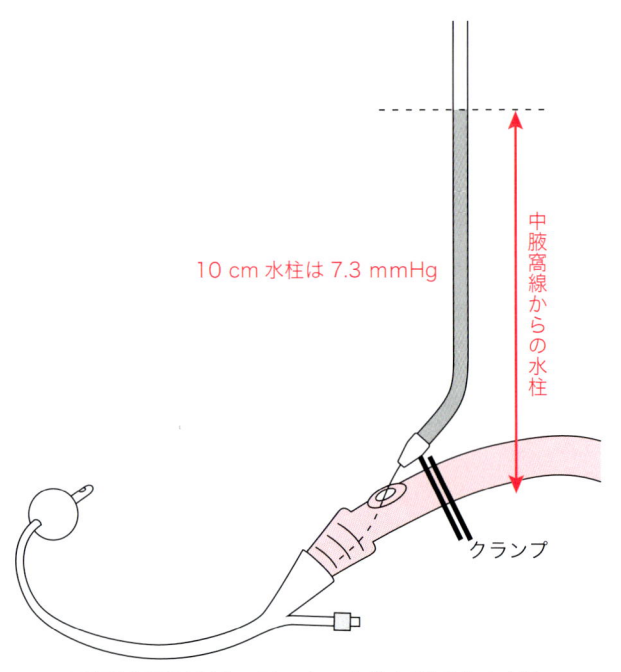

図4 ● 膀胱内圧測定法：圧による水柱を利用する方法
垂直に把持した延長チューブに上がってくる水柱を呼気終末で測定する．
10 cm 水柱は 7.6 mmHg に換算する

$$APP = MAP(mean\ arterial\ pressure) - IAP(intraabdominal\ pressure)$$

2) **バランスのとれた輸液蘇生**によって全身循環と臓器機能の最適化を達成する．
3) IAPを低下させるための**内科的マネジメント法**
   a. 主に軽度（12〜15 mmHg）〜中等度（16〜20 mmHg）のIAHに対しての体位変換（20 mmHg以上では頭部挙上の制限[4]），鎮静薬と鎮痛薬，そして一時的な筋弛緩薬の使用による腹壁コンプライアンスの改善．
   b. 経鼻胃管での胃減圧と消化管運動促進薬による管腔内容の排除．
   c. 経皮的腹腔穿刺による腹腔内貯留液の排除．IAPの上昇が主に腹腔内の液体貯留による場合，この方法はIAH上昇と続発性ACSに最も有効である．
   d. 過剰な輸液を制限．
4) 難治性IAHにはすぐに**外科的減圧術**を行う．

6 開腹減圧術

1）開腹減圧術

ACSの治療法の標準的方法として以前から行われている．現在では，これは患者のIAH

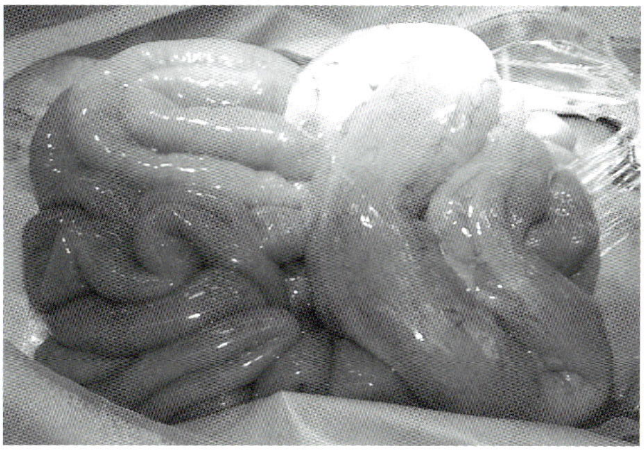

図5 ● 減圧開腹術
ACSと診断し，開腹手術を施行した．腫脹した腸管が腹腔外へ飛び出した．腹水800 mLだった（p.11 Color Atlas ❺参照）

が内科的マネジメントに対して抵抗性になったときの救命処置と考えられている．IAH＞20 mmHgが開腹術の必要性を示唆する．

a）術前の予防

減圧によって，大量の毒性代謝物と酸が全身循環に放出され，**再灌流障害を引き起こすことがある．**重大な心抑制と低血圧を引き起こす．したがって，筋膜を切開しIAPを開放する前に麻酔チームに再灌流障害の危険があることを知らせなければならない．減圧に前もって2〜4アンプルの重炭酸ナトリウムを負荷しておく[5]．

b）手術設備

ベッドサイドで減圧をすると，見逃していた損傷がみつかったときは，修復が難しい．できるだけ，手術室で減圧開腹すべきである（図5）．

2）低侵襲手術

腹部の減圧における低侵襲テクニックとして，皮下の白線のみを切開する方法がある．

❼ open abdomen

重度の内臓浮腫に直面して，特にさらなる液体貯留が予想される場合は，開腹術の後に腹部を開放したままとし，一時閉鎖テクニックを用いる．予防的アプローチは再発ACS発症を防ぐ．**長期間腹部を開放したままで管理した例では，腸管穿孔の合併症を予防することが重要**である．そのためにはすべての露出腸管を適切に覆う．腹部の閉鎖にはさまざまなテクニックが用いられ，一般的に施設ごとに特徴がある．

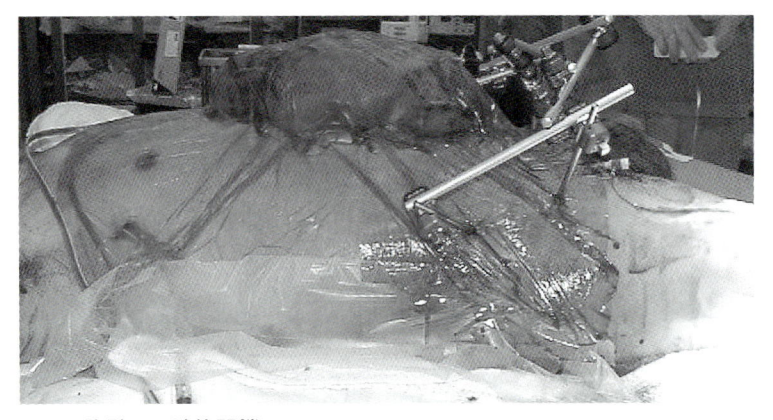

図6 ●腹壁の一時的閉鎖
骨盤骨折後に合併したACS．腸管の被覆にプラスチックの静脈輸液バッグを使用した
（p.11 Color Atlas ❻参照）

1）一時的閉鎖

a）陰圧補助閉鎖デバイス（vacuum-assisted wound closure）

腹腔内容積を増やすのに加え，陰圧ドレッシングは浮腫となる水分，血清，炎症性メディエーター，血液を排除してくれる．もともとはBakerらによって示されたが[6]，陰圧ドレッシングはプラスチックドレープ，外科用タオル，閉鎖吸引ドレーンを用いて簡単に作ることができる．今は市販されている陰圧キットが入手できるが，open abdomenに保険適用がない．

b）人工物による被覆

腸管の被覆に人工物を使うのは，費用のかからないオプションである．プラスチックの静脈輸液バッグ（図6）や液体加温装置のドレープ，バイクリルメッシュ，筋膜ジッパーなどによる一時閉鎖の成功が，程度の差こそあれ報告されている．

2）永久閉鎖

a）筋膜閉鎖

内臓の浮腫が十分にとれたら，筋膜の閉鎖を行うべきである．もし術後10日前後で筋膜閉鎖ができなければ，腹腔は強い癒着のために一般にこれ以降に閉創は不可能で，段階的腹壁再建術が必要になる[5]．

b）分層植皮術

筋膜閉鎖が行えない場合に使われる（図7）．露出腸管に肉芽組織が出てきたときに行う．この手技によって植皮層の下で腸管浮腫が改善し癒着が落ち着く余地ができる．

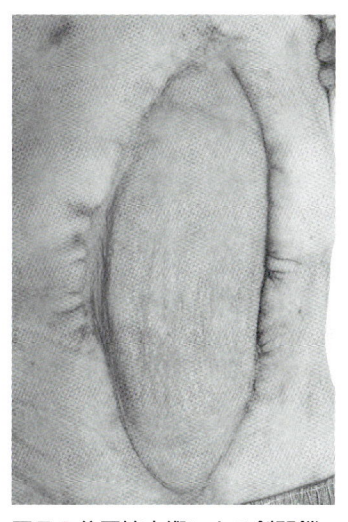

図7● 分層植皮術による創閉鎖
分層植皮術は筋膜一次閉鎖が行えない場合に使われる．露出腸管に肉芽組織が出てきたときに行う．
planned giant ventral hernia として管理し，植皮層の下で腸管浮腫が改善し癒着が落ち着くのを待つ (p.12 Color Atlas ❼参照)

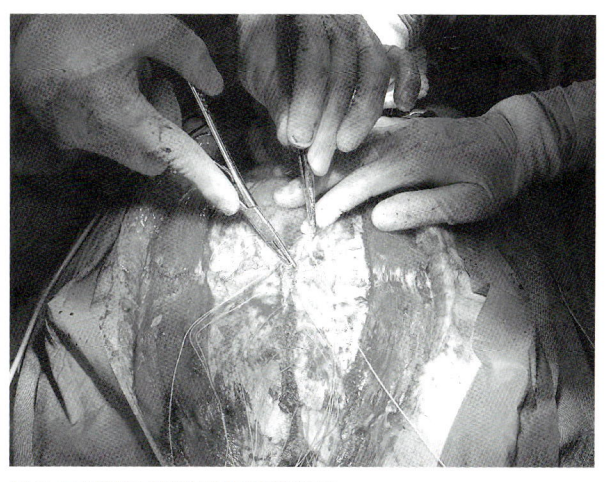

図8● 両側腹直筋前葉反転閉腹法
創の離開距離がおおむね15 cm以下になれば考慮してよい．左右の腹直筋の前葉を剥離し，正中に反転させて縫合する (p.12 Color Atlas ❽参照)

c) 皮膚授動閉鎖術

皮膚の授動閉鎖術は皮膚に余裕のある患者で行われる．皮弁は開腹術の創の両側から授動され，正中で閉鎖される．皮弁の阻血を避けるように術後ケアを行う．

d) 遅延腹壁再建術

一般的に植皮術から6〜9カ月経って，移植皮膚が下にある腸管から容易に持ち上がるようであればピンチテストを行う．つまめれば，腹壁再建術が可能である．腹壁の欠損のため，腹直筋鞘の反転延長術（図8）や人工物メッシュの永久留置が必要となる[7]．

3）開腹後のマネジメント

開腹術直後に，手術室で膀胱内圧を測定する．術当日は再発性ACSに注意する．

◆ 文献

必読 1) Kirkpatrick AW, et al：Intra-abdominal hypertension and the abdominal compartment syndrome：updated consensus definitions and clinical practice guidelines from the World Society of the Abdominal Compartment Syndrome. Intensive Care Med, 39：1190-1206, 2013
→ World Society of the Abdominal Compartment Syndrome のメンバーが2006件の意見を評価し，2013年における腹部コンパートメント症候群診療の議論を尽くした

2) Kirkpatrick AW, et al：Is clinical examination an accurate indicator of raised intra-abdominal pressure in critically injured patients? Can J Surg, 43：207-211, 2000

→ 42例の外傷患者を対象にした研究．腹腔内圧上昇のリスクがある患者に対しては腹部所見はあてにならないので，ルーチンに膀胱内圧を測定すべきだ

3) Pickhard PJ, et al：The abdominal compartment syndrome：CT findings. AJR, 173：575-574, 1999
→ 4例の腹部コンパートメント症候群のＣＴ所見

4) Yi M, et al：The evaluation of the effect of body positioning on intra-abdominal pressure measurement and the effect of intra-abdominal pressure at different body positioning on organ function and prognosis in critically ill patients. J Crit Care, 27：222. e1-222. e6, 2012
→ 88例の外傷患者を対象にした．腹腔内圧上昇は28.4%，腹部コンパートメント症候群は2.3%であった．呼吸管理のために頭部挙上をすると，腹腔内圧が上昇する

5) Robert A, et al：Abdominal compartment syndrome. The trauma manual third edition. 29：293-296, 2008
→ 第4版の翻訳が拙訳にて2016年に出版される

6) Barker DE, et al：Experience with vacuum-pack temporary abdominal wound closure in 258 trauma and general and vascular surgical patients. J Am Coll Surg, 204：784-792；discussion 792-793, 2007
→ 258例の患者に対して718件vacuum-pack t closureを行った．合併症率15.5%，腸管瘻孔は5% ★

7) Kushimoto S, et al：Usefulness of the bilateral anterior rectus abdominis sheath turnover flap method for early fascial closure in patients requiring open abdominal management. World J Surg, 31：2-8；discussion 9-10, 2007
→ 腹直筋鞘の反転延長術をOPEN ABDOMENの早期閉腹に対して行ったと日本からの報告．世界第一例

第6章 消化管・肝臓

1. ICUにおける消化性潰瘍の予防

大城 雄, 佐々木満仁

Point

- ICU患者は疾患や治療行為により過度なストレスを受け, 消化性潰瘍を含む急性粘膜病変が形成されていくため, 消化性潰瘍予防策の検討が必要である
- 現在ICUでは消化性潰瘍予防としてPPIやH$_2$RAを用いることが多い
- メタアナリシスを用いた予防効果の比較ではH$_2$RAよりPPIが優れているとされるが, 近年ICU管理の進歩によりICU入院患者の消化性潰瘍による出血の頻度自体が大きく低下し, 現時点ではどの薬剤が望ましいのか, またその適切な用量, 投与経路も明らかでない
- 消化性潰瘍予防薬による有害事象として感染症リスクの増大も報告されており, 全例に投与するのではなく, 消化管出血のリスク評価を行いハイリスクの患者(特に48時間以上の人工呼吸器管理, 凝固能障害を有する)に対しストレス性潰瘍予防を検討する
- 経腸栄養は消化性潰瘍予防効果を有する可能性がある

はじめに

　ICU患者は疾患そのものにより, あるいは医療行為により高度な侵襲性ストレスを受けている. この侵襲性ストレスにより上部消化管に消化性潰瘍が生じることが知られている. 予防手段を講じない場合は, 循環動態の悪化, 輸血・手術などを要する消化管出血をきたすことがあり, その場合の死亡率は出血のない場合と比べ有意に高く, 消化性潰瘍予防はICUでの標準治療と考えられている. ただし消化性潰瘍予防薬として頻用される胃酸分泌抑制薬は人工呼吸器関連肺炎や*Clostridium difficile*感染症などの感染症のリスクを増加させる報告もある.

　今回は, どのような患者にどのような消化性潰瘍予防を要するのか, PPI (proton pump inhibitors：プロトンポンプ阻害薬) とH$_2$RA (histamine$_2$ receptor antagonists：ヒスタミンH$_2$受容体拮抗薬) の比較のほか予防治療について最近の報告も踏まえて述べる.

❶ ストレス性潰瘍の具体的内容/発生要因・機序

　急性期の重症患者は過大なストレスを受けており，この侵襲性ストレスが消化管の粘膜障害を生じさせることが知られている．重症患者における過大なストレス下で生じる消化管潰瘍病変のことをストレス性潰瘍とよび，ときに出血などの合併症を引き起こす．

　発生要因としては，疾患そのものによる高度な侵襲性ストレスに加え，治療による医原性の侵襲性ストレスも無視できるものではなく，これらの侵襲性ストレスにより粘膜の保護と胃酸の産生のバランスが崩れ，胃・十二指腸などの消化管にストレス性潰瘍が生じることが知られている．その機序は，過大なストレスにより交感神経系の活性化，カテコラミン分泌促進，血管収縮が引き起こされ，粘膜の虚血をもたらし，胃壁運動の低下とそれに伴う胃酸の停滞，そして粘膜修復の障害につながる．さらに血管収縮が改善し血流が回復した際，つまり再灌流のときに一酸化窒素合成酵素の増加が同部位で生じ，粘膜の充血，細胞死や炎症増悪をもたらす．この粘膜の虚血と再灌流が重篤な粘膜障害を引き起こし，潰瘍病変，消化管出血を引き起こすとされる[1,2]．

❷ 頻度/発生時期

　内視鏡を用いた調査ではICU入室時にはすでに10～25％の患者に胃のびらんなどの粘膜病変が出現しており，入室後3日目までには90％の患者に潰瘍病変を含む粘膜病変を認めたと報告されている[3,4]．

　また消化管出血の頻度に関しては，消化管出血の定義や患者背景は異なるが，ICU患者全体では0.6％～8.5％であり，予防手段を受けていなければ15％に達すると報告される[5～8]．

　ただしこれらの数値の解釈には注意が必要で，ここ10～20年の集中治療の進歩によりICU患者の消化性潰瘍発生率は減少をみとめている．1999年以前では「臨床的に意義のある出血」（循環動態の悪化，ヘモグロビンの大幅な低下，輸血が必要などの消化管出血を指す[6,7]）は消化性潰瘍予防策をとらない場合は2～6％にみられたが[9]，2000年以降においては消化性潰瘍予防策により変動するが0.1～4％と報告されている[10～12]．また消化管出血の頻度に関する研究は，多くは2000年以前のもので，現在の消化管出血に関する研究は非常に限られている．そのため今日のICUにおける消化管出血の頻度に関するデータは乏しい．

　2000年以降の消化管出血の頻度の低下には，消化性潰瘍予防効果が指摘される経腸栄養の早期投与やEGDT（early goal-directed therapy）の施行による血行動態の早期改善，人工呼吸器の適切な使用・早期離脱の試みなど集中治療の進歩も関連していると考えられ，消化性潰瘍出血のリスクは2000年以前と比し大きく低下してきている．

❸ ICU患者における消化性潰瘍による消化管出血の生命予後

　ICU患者における消化性潰瘍による消化管出血は，死亡率の増加との関連が指摘されている．Cookらの報告によるとICU患者で「臨床的に意義のある出血」が生じた患者の死亡率は49％であり，出血のない患者の死亡率9％と比較して有意に死亡率が高かった．またICU滞在日数も4〜8日長くなったことも報告されている[6,7]．これらのことから現在では，ICU患者において消化性潰瘍予防策が重要とされ広く施行されている．

❹ 消化性潰瘍予防薬の適応，リスク因子，具体的な予防策

1）消化性潰瘍予防策はすべきか？

　ICU管理の進歩による消化性潰瘍出血自体のリスク低下や，消化性潰瘍予防薬の副作用，コストの面からもすべての患者に消化性潰瘍予防薬を投与するのは望ましいことではない．
　近年，過剰医療に対する批判が高まり，米国では"Choosing Wiselyキャンペーン"が患者中心医療の推進を目的として展開されている．そこでは過剰医療を減らし医療ケアを改善するため各分野・学会ごとに5つの項目が掲げられている．その1つ分野のSociety of Hospital Medicineにおいては，①非重症患者への不必要な尿道カテーテル留置を行わない，②不必要な赤血球輸血を行わない，③不必要な遠隔モニタリングを行わない，④不必要な全血球計算・生化学検査行わない，という項目とともに⑤**消化管合併症の高リスクでない患者への不必要な消化性潰瘍予防薬の投与を行わない**ことを掲げている[13]．
　消化管出血のリスクを適切に判断し，不必要な予防薬投与を避けることも，適切な患者への予防薬投与と同様に重要となっている．

2）消化管出血のリスク因子

　消化管出血のリスク因子に関してはすでにいくつか特定されており，その根拠となった主要な研究は1994年に2,252例のICU患者へのCookらの前向き観察研究である[7]．
　これによると「**48時間を超える人工呼吸管理（odds ratio（OR）15.6，$p<0.001$）**」と「**凝固能障害（OR 4.3，$p<0.001$）**」の2つが，最大のリスク因子としてあげられる．これらリスク因子のうち1つでも認める患者では「臨床的に意義のある消化管出血」が3.7％に認められ，どのリスク因子も有さない患者では0.1％にしか認められなかったと報告される．
　その他では急性肝不全，5日以上の経鼻胃管の留置，アルコール乱用の既往，慢性腎不全，*Helicobacter pylori*血清抗体陽性[14]，あるいは頭部・脊髄損傷，体表面積の35％を越える熱傷，4時間以上の手術，多量のステロイド投与，急性肺損傷などがリスク因子と

表1 ● ストレス潰瘍予防の適応

major crieteria（少なくとも1つを満たせば投与の適応）
1. 凝固能障害（血小板＜50,000/mm^3，PT-INR＞1.5，APTTが正常値の2倍以上） 2. 48時間以上の人工呼吸器管理 3. 1年以内の上部消化管潰瘍か出血

minor crieteria（2つ以上満たせば投与の適応）
1. 敗血症 2. 1週間以上のICU入院 3. 6日以上続く便鮮血陽性 4. 高用量ステロイド治療（250 mg/日以上のヒドロコルチゾンもしくは同等の力価以上）

（文献9より引用）

して報告されている[9]．

3）予防策の適応

各種ガイドラインはこれらをもとにして消化管潰瘍予防について述べている．

1999年にThe American Soceiety of Health-System Pharmacists（ASHP）より発表されたストレス潰瘍予防のガイドライン[9]（2015年末に改訂予定）では**消化管出血のリスクに応じて予防を行うことが推奨されている**（表1）．

The 2012 surviving sepsis campaign guidelines（SSCG）においても消化管潰瘍予防について以下のように言及している．

①**消化管出血リスクの高い重症敗血症・敗血症性ショックの患者へのH$_2$RAあるいはPPIの消化管潰瘍予防薬の投与の推奨**

（grade1B：strong recommendation, quality of evidence as moderate）

②**消化管潰瘍予防薬を使用する際はH$_2$RAよりもPPIを推奨**

（grade2C：weak recommendation, quality of evidence as low）

③**消化管出血のリスクがない患者への予防薬投与を避けること**

（grade2B：weak recommendation, quality of evidence as moderate）

消化管出血のリスクとして凝固能異常，48時間を超える人工呼吸器管理，あるいは低血圧を例として挙げている[15]．

いずれのガイドラインも全例で消化性潰瘍予防薬の投与を行うのでなく，リスクを評価した上でICUにおける消化性潰瘍予防薬の投与の検討を推奨している．

❺ H$_2$RAとPPIの比較

消化性潰瘍予防薬については現在，制酸薬であるH$_2$RAとPPIが頻用されている．PPI

は多くの胃酸関連の消化管疾患で使用されており，消化性潰瘍病変や逆流性食道炎，NSAIDs（nonsteroidal anti-inflammatory drugs）潰瘍などさまざまな消化器疾患においてH₂RAを上回る効用を示している[16]．

またH₂RAは胃酸分泌をPPIと比較し早期に抑制するが，頻回使用により耐性形成し，投与72時間程度後より胃内のpHを高く保てなくなることがある．一方でPPIは頻回使用でも耐性を生じないため胃内のpHを高く保つにはH₂RAよりも有効である．ストレスによる消化性潰瘍では胃内のpH＞4.0を保つことで予防できるとされ，PPIはこの点でH₂RAより優れているとされる[17〜19]．

実際にICU患者においてPPIとH₂RAの消化管出血予防について比較したRCTのメタアナリシスが4報報告されている（表2）．このうち「臨床的意義のある上部消化管出血」を主要アウトカムとした報告は3報あり，いずれもPPIでH₂RAより有意に予防効果が高かったという結論であった[20,21,23]．Linらの報告[22]では上部消化管出血全体を主要アウトカムとしたもので，PPIとH₂RAでの上部消化管出血発生率は同等であったと報告している．ただし低リスクの患者が全体の40％を占めることやバイアスの影響が指摘されている．これらメタアナリシスはエビデンスの質として高いものでなく，また古いRCTを含むものであり，消化管出血の発生率の低下した現在において当てはめることは難しく，再検証が望まれる．

またPPIあるいはH₂RAの最適な投与経路や投与量，投与期間に関しては依然検討されていない．そのため簡便性や消化管出血のリスク，副作用・薬物相互作用，コストなどを考慮して個々の患者ごとに判断する．状態が改善し消化管出血リスクが軽減した際には中止も検討し，漫然と投与される状態を避けなければならない．

◆胃酸分泌抑制薬による副作用について

消化性潰瘍予防薬で頻用される胃酸分泌抑制薬は，胃内のpHを高くする．そのため通常は無菌である上部消化管において細菌の増殖・定着が起こり院内肺炎のリスクが上昇すると考えられている[24]．また胃酸により抑制されるはずのクロストリジウムも胃酸抑制薬の使用により増殖が生じ，ICU患者に限局した研究はないが入院患者にて偽膜性腸炎の頻度が上がることが報告されている[25]．

H₂RAに特有な副作用・有害事象としてH₂RAの反復静脈内投与による耐性形成がある．ほかに血小板減少，肝機能障害や間質性腎炎があげられ．また腎機能障害を認める場合には用量調整を要する．

PPIに特有な副作用・有害事象として腹痛，嘔気，下痢，頭痛がある．またCYP450による代謝のためにシクロスポリン，ジアゼパム，フェニトイン，ワルファリンの併用にて作用増強する恐れがある．クロピドグレルとの併用に関しては，RCTに限定した試験において心血管系への関与は認められなかったが，クロピドグレルの抗血小板作用を減弱させ，心血管系合併症のリスクが増加するという報告もある[26]．

表2 ● H₂RAとPPIの消化管出血予防に関するRCTのメタアナリシス

研究者 （発表年）	研究の数	対象	患者数	主要アウトカム	他のアウトカム	結果
Alhazzani[20] （2013）	14	成人ICU患者	1,720	臨床的意義のある上部消化管出血，すべての上部消化管出血	・院内肺炎 ・ICU死亡率 ・ICU滞在期間	・臨床的意義のある消化管出血はPPIがより少なかった（RR 0.36，95%CI 0.19〜0.68） ・すべての消化管出血もPPIがより少なかった（RR 0.35，95%CI 0.21〜0.59） ・院内肺炎の発生率は同等であった（RR 1.06，95%CI 0.73〜1.52） ・ICU死亡率は同等であった（RR 1.01，95%CI 0.83〜1.24） ・ICU滞在日数は同等であった（95%CI −2.20〜1.13）
Barkun[21] （2012）	13	成人ICU患者	1,587	臨床的意義のある上部消化管出血	・院内肺炎 ・全死亡率 ・ICU滞在日数	・臨床的意義のある上部消化管出血はPPIがより少なかった（OR 0.30，95%CI 0.17〜0.54） ・院内肺炎の発生率は同等であった（OR 1.05，95%CI 0.84〜1.68） ・全死亡率は同等であった（OR 1.19，95%CI 0.84〜1.68） ・ICU滞在期間は同等であった（95%CI −1.90〜1.66）
Lin[22] （2010）	7	成人ICU患者	936	上部消化管出血	・肺炎 ・ICU死亡	・上部消化管出血はPPIとH₂RAで同等であった（2.04% vs 7.83%, pooled risk difference −0.04, 95%CI −0.09〜−0.01） ・肺炎の発生率は同等であった ・ICU死亡率は同等であった
Pongpra-sobcha[23] （2009）	3	成人で48時間以上の人工呼吸器管理か凝固能障害がある重症患者	569	臨床的意義のある上部消化管出血	・院内肺炎	・臨床的意義のある消化管出血はPPIがより少なかった（OR 0.42，95%CI 0.20〜0.91） ・院内肺炎の発生率は同等であった

RR：relateive risk

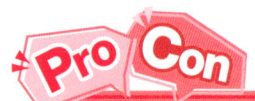

論点のまとめ

予防薬投与が消化性潰瘍予防に有用か

【賛成論】
- 臨床的に意義のある上部消化管出血が生じた場合，死亡率あるいはICU滞在期間の増加につながる可能性がある．
- ICU入室早期より多くの患者で消化性潰瘍を含む急性粘膜病変が生じている可能性がある．
- ICU入室時に明らかなリスク因子を有していなくとも，ICU患者は状態が不安定で状態変化

により消化管出血のリスクも上昇する可能性がある．
- 以上より予防薬投与は推奨される．

【反対論】
- 消化性潰瘍予防薬投与は広く行われているが，明確なエビデンスがあるわけではない．
- 予防薬投与による弊害（感染症や薬剤相互作用）も報告され，それによる予後悪化も懸念される．
- 早期経管栄養や早期人工呼吸器離脱，血行動態安定化のプロトコルなどのICU管理の進歩によりICUでの上部消化管出血のリスクが低下する可能性がある．
- 以上より一部に予防薬投与が必要な症例があることは理解できるが，全例に対するルーチンでの投与は推奨されない．

❻ 経腸栄養について

　経腸栄養の持続投与はH_2RAやPPIの投与よりも，容易に胃内のpHを3.5より高くするため，早期経管栄養は制酸薬よりもより効率よく消化管出血を予防するといわれている[27]．また経腸栄養とH_2RAの併用にて院内肺炎の発生率を増加させたとも報告された[27]．しかし，これらの結果はサブグループ解析にとどまり，消化管出血予防を主要アウトカムとした前向き試験は未だ報告がない．

❼ おわりに

　現在，ICUにおける消化性潰瘍予防薬としてPPIあるいはH_2RAが各種ガイドラインにて推奨され，広く投与が行われている．

　しかし，これら消化性潰瘍予防薬の投与は高いエビデンスに基づいて行われているわけではなく，そのため現時点では全ICU患者へのルーチンでの消化性潰瘍予防薬の投与には慎重になるべきである．今後，現在のICUにおける消化性潰瘍予防としての薬剤をどのような判定基準で行うか，またどの薬剤が適切であるかを明確にしていく必要がある．

文献

1) Sesler JM：Stress-related mucosal disease in the intensive care unit：an update on prophylaxis. AACN Adv Crit Care, 18：119-126, 2007
2) Ali T & Harty RF：Stress-induced ulcer bleeding in critically ill patients. Gastroenterol Clin North Am, 38：245-265, 2009
3) Eddleston JM, et al：Prospective endoscopic study of stress erosions and ulcers in critically ill adult patients treated with either sucralfate or placebo. Crit Care Med, 22：1949-1954, 1994
4) Martin LF：Stress ulcers are common after aortic surgery. Endoscopic evaluation of prophylactic

therapy. Am Surg, 60 : 169-174, 1994

5) Shuman RB, et al : Prophylactic therapy for stress ulcer bleeding : a reappraisal. Ann Intern Med, 106 : 562-567, 1987

6) Cook DJ, et al : The attributable mortality and length of intensive care unit stay of clinically important gastrointestinal bleeding in critically ill patients. Crit Care, 5 : 368-375, 2001 ★★★★

7) The Canadian Critical Care Trials Group : Risk factors for gastrointestinal bleeding in critically ill patients. Canadian Critical Care Trials Group. N Engl J Med, 330 : 377-381, 1994

8) Ben-Menachem T, et al : Prophylaxis for stress-related gastric hemorrhage in the medical intensive care unit. A randomized, controlled, single-blind study. Ann Intern Med, 121 : 568-575, 1994

9) ASHP Therapeutic Guidelines on Stress Ulcer Prophylaxis : ASHP Commission on Therapeutics and approved by the ASHP Board of Directors on November 14, 1998. Am J Health Syst Pharm, 56 : 347-379, 1999

10) Choung RS & Talley NJ : Epidemiology and clinical presentation of stress-related peptic damage and chronic peptic ulcer. Curr Mol Med, 8 : 253-257, 2008

11) Andersson B, et al : Gastrointestinal complications after cardiac surgery. Br J Surg, 92 : 326-333, 2005

12) Faisy C, et al : Clinically significant gastrointestinal bleeding in critically ill patients with and without stress-ulcer prophylaxis. Intensive Care Med, 29 : 1306-1313, 2003 ★

13) Bulger J, et al : Choosing wisely in adult hospital medicine : five opportuneities for improved healthcare value. J Hospi Med, 8 : 486-492, 2013

14) Ellison RT, et al : Risk factors for upper gastrointestinal bleeding in intensive care unit patients : role of Helicobacter pylori. Federal Hyperimmune Immunoglobulin Therapy Study Group. Crit Care Med, 24 : 1974-1981, 1996 ★★

必読 15) Dellinger RP, et al : Surviving sepsis campaign : international guidelines for management of severe sepsis and septic shock : 2012. Crit Care Med, 41 : 580-637, 2013
→serviving sepsis campaignによる敗血症診療ガイドライン．2008年以来の改訂．2008年時から主な変更はリスクのない患者には消化性潰瘍の予防を行わないことを推奨している点とPPIとH₂RAの優先が逆転し，PPIを推奨している点

16) Brett S : Science review : The use of proton pump inhibitors for gastric acid suppression in critical illness. Crit Care, 9 : 45-50, 2005

17) Somberg L, et al : Intermittent intravenous pantoprazole and continuous cimetidine infusion : effect on gastric pH control in critically ill patients at risk of developing stress-related mucosal disease. J Trauma, 64 : 1202-1210, 2008 ★★

18) Brett S : Science review : The use of proton pump inhibitors for gastric acid suppression in critical illness. Crit Care, 9 : 45-50, 2005

19) Fennerty MB : Pathophysiology of the upper gastrointestinal tract in the critically ill patient : rationale for the therapeutic benefits of acid suppression. Crit Care Med, 30 : S351-S355, 2002

20) Alhazzani W, et al : Proton pump inhibitors versus histamine 2 receptor antagonists for stress ulcer prophylaxis in critically ill patients : a systematic review and meta-analysis. Crit Care Med, 41 : 693-705, 2013 ★★★★

21) Barkun AN, et al : Proton pump inhibitors vs. histamine 2 receptor antagonists for stress-related mucosal bleeding prophylaxis in critically ill patients : a meta-analysis. Am J Gastroenterol, 107 : 507-520, 2012 ★★★★

22) Lin PC, et al : The efficacy and safety of proton pump inhibitors vs histamine-2 receptor antagonists for stress ulcer bleeding prophylaxis among critical care patients : a meta-analysis. Crit Care Med, 38 : 1197-1205, 2010 ★★★

23) Pongprasobchai S, et al : Proton pump inhibitors for the prevention of stress-related mucosal disease in critically-ill patients : a meta-analysis. J Med Assoc Thai, 92 : 632-637, 2009 ★★★

24) Herzig SJ, et al : Acid-suppressive medication use and the risk for hospital-acquired pneumonia. JAMA, 301 : 2120-2128, 2009 ★

25) Bavishi C & Dupont HL : Systematic review : the use of proton pump inhibitors and increased susceptibility to enteric infection. Aliment Pharmacol Ther, 34 : 1269-1281, 2011

26) van Boxel OS, et al：Cardiovascular and gastrointestinal outcomes in clopidogrel users on proton pump inhibitors：results of a large Dutch cohort study. Am J Gastroenterol, 105：2430-2436, 2010

必読 27) Marik PE, et al：Stress ulcer prophylaxis in the new millennium：a systematic review and meta-analysis. Crit Care Med, 38：2222-2228, 2010

28) Krag M, et al：Stress ulcer prophylaxiss in the intensive care unit：is it indicated? Acta Anaesthesiol Scand, 57：835-847, 2013
→ ICU患者へのストレス性潰瘍予防に関するシステマティックレビュー．今日におけるストレス性潰瘍予防に関する試験・エビデンスについて概説．強いエビデンスはないことがわかる

29) Madsen KR, et al：Guideline for stress ulcer prophylaxis in the intensive care unit. Dan Med J, 61：C4811, 2014
→ the Danish Society of Intensive Care Medicine（DSIT）and the Danish Society of Anesthesiology and Intensive Care Medicine（DASAIM）によるガイドライン．現在のエビデンスを要約し，ICU患者へのストレス性潰瘍予防薬の臨床的な使用法を提示する

第6章 消化管・肝臓

2. ICUにおける肝機能障害

宮本和幸

Point

- 薬物性肝障害の診断には，薬物投与と肝障害の出現・消退の時間的関係，他の原因の除外診断が必要である
- ICUでは抗菌薬・抗てんかん薬・アミオダロンなど，使用頻度の高い薬剤による肝障害が多い
- 薬剤性肝障害を疑い積極的に診断をすることで重症化を防ぐことができる．また，原因薬剤の中止が遅くなると重症化する傾向にある

はじめに

肝機能障害はICU入院中の患者においてしばしば認められる．原因として，肝炎・肝不全・**薬物性肝障害**・胆嚢・胆管炎など肝・胆道系の障害に加え，心不全・低酸素・敗血症による二次的な肝障害まで含めるとその要因はさまざまである[1]．ICUでは重篤な状態の患者に対してさまざまな薬剤が投与されており，薬物性肝障害は避けて通れない合併症である[2]．本稿では，ICU滞在中に多い**薬物性肝障害**を焦点に解説する．

1 薬物性肝障害の病態生理

薬物性肝障害とは，薬物またはその代謝産物による**肝細胞・胆管**の障害である．発症機序からは**中毒性**と**特異体質性**に分類される[3〜5]（図1）．

1）中毒性

薬物またはその代謝産物が肝毒性をもち，用量依存性である．

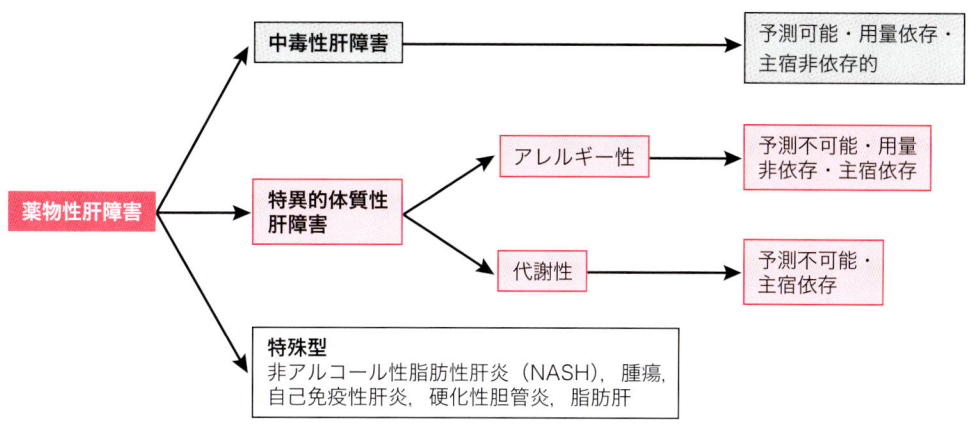

図1 ● 薬物性肝障害の発症機序による分類

（例）アセトアミノフェンによる肝細胞障害型，副腎皮質ステロイド，パラコートによる胆汁うっ滞型など

2）特異的体質性

a）アレルギー性特異的体質

薬物や中間代謝産物が抗原となり，抗体と結合して，T 細胞依存性に肝細胞を障害する．DLSTが陽性になりうる．

（例）フェニトイン，抗菌薬

b）代謝性特異体質

CYPやグルタチオン-S-転移酵素など薬物代謝関連酵素の遺伝的素因が原因となる．一般的に用量依存性でないため，発症の予測は困難なことが多い．DLSTは陰性なことが多い．

（例）イソニアジド（イコスチン®），シクロスポリン（ネオーラル®，サンディミュン®）など

3）特殊型

肝腫瘍（良性・悪性），ある種の薬物による脂肪肝や非アルコール性脂肪肝炎（non alcoholic steatohepatitis：NASH）発症などがある．

（例）経口避妊薬，タンパク同化ホルモン薬などの長期服用

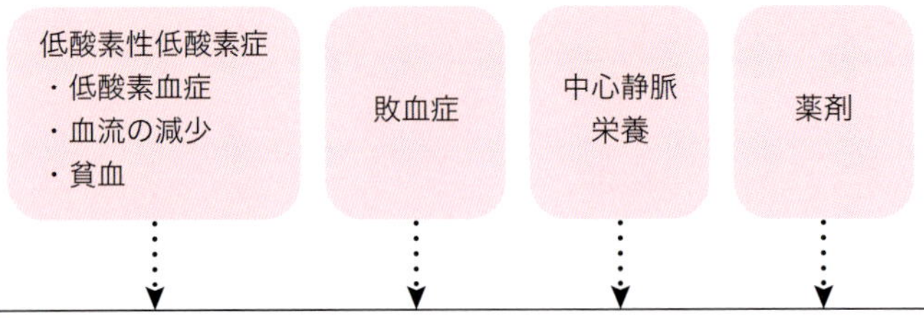

低酸素性低酸素症 ・低酸素血症 ・血流の減少 ・貧血	敗血症	中心静脈栄養	薬剤

急性肝損傷	肝細胞障害型（↑ALP，AST）	うっ滞型（↑ALP，γ-GT）
急性肝機能障害	合成機能障害（↑ビリルビン，INR） ● 頻度が高い ● 死亡率の上昇と関連	除去機能障害（↓ICG-PRD） ● 非侵襲的に臨床で確診 ● 死亡率の上昇と関連
急性肝不全	● **脳障害**を併発した肝機能障害 ● 血液凝固障害 ● 黄疸 ● 頭蓋内圧亢進 ● 肝移植なしでの死亡率の高いリスク	

図2 ● ICUにおける肝障害の原因
急性肝損傷・肝臓機能障害・急性肝不全をもたらす肝臓侵襲の原因・定義・ICUでの重要事項
ALP：alkaline phosphatase
ALT：alanine aminotransferase
AST：aspartate aminotransferase
γ-GT：γ-glutamyl transpeptidase
ICG-PDR：indocyanine green plasma disappearance rate
INR：international normalized ratio
（文献1より引用）

❷ 薬物性肝障害の診断

①薬物投与と肝障害の出現・消退の時間的関係，②他の原因の除外の2つがポイントとなる[3]．上述したように，ICUでは一次的，二次的な要因から肝障害が惹起されるため，まず，他の原因の除外が必要である[1]（図2）．また，ICUでは自ら症状を訴えることのできない症例も多く，ルーチンの血液生化学検査〔白血球分画：好酸球，直接・間接ビリルビン，肝逸脱酵素，凝固能（PT，APTT）など〕に上記項目を加え，定期的なモニタリングを行う．さらに，アレルギー性の機序による肝障害が多いことから，発熱・皮疹などの症状にも注意が必要である．肝機能障害を認めた場合には，新規に開始した薬物・入院前から内服している薬物の種類・開始時期などの詳細な調査を行う．日本では，2004年の日本消化器関連学会週間（DDW-J）のシンポジウムでの議論を経て提案された診断基準が用いられている[6]．まず，最初に表1を用いて，ALTとALPの値から，肝障害のタイプを**肝細胞障害型**，**胆汁うっ滞型**および両者の**混合型**の3つに分類する[7]．続いて，表2の8項目のスコアリングを行い，総スコアが5点以上で可能性が高い，3，4点で可能性あり，2点以下で可能性が低いと判断する．これらを用いた診断は感度98.7%，特異度97.0%と報告されている[6]．

表1 ● 肝逸脱酵素による薬物性肝障害の病型分類

肝細胞障害型	ALT＞2N＋ALP≦N または ALT比/ALP比≧5
胆汁うっ滞型	ALT≦N＋ALP＞2N または ALT比/ALP比≦2
混合型	ALT＞2N＋ALP＞N かつ2＜ALT比/ALP比＜5

N：正常上限，ALT比＝ALT値/N，ALP比＝ALP値/N
（文献7より引用）

❸ 頻度・発症時期

　肝臓はさまざまな薬物代謝の主要臓器である．しかし，意外にも薬物性肝障害の頻度は0.01〜0.001％と全体ではそれほど高くない[1]．本邦における7年間（2005〜2011年）の集計では，抗腫瘍薬（ソラフェニブ，メルファランなど），抗てんかん薬（カルバマゼピンなど），抗菌薬（レボフロキサシン）が多く報告がなされている[8]．

　一方，ICUでは重篤な状態にある患者に対して，さまざまな薬剤が投与され，明確な発症率の報告はないものの，発症率は上昇すると考えられる．Lescot[1]らは抗菌薬，抗痙攣薬，アセトアミノフェン，アミオダロン，プロポフォールなどICUでの使用頻度が高い薬物で肝障害の頻度が高かったと報告した（表3）．

　発症時期は，機序の違いにより，1回の内服で発症する場合や，2年以上の継続投与で突然発症した症例もあることから服薬期間の長短で判断することはできない．このため，**ICU入室後から新規に開始した薬物以外に，入院前から内服を続けている薬物にも注意が必要である**．アレルギー性特異体質の場合は，投与薬物に対してアレルギーをすでに獲得していると1回の投与で発症する可能性がある．一方，投与開始後にアレルギーを獲得し，その結果発症する場合はさらに発症までに期間**1〜8週間**を要する．多くの薬物がこの範疇に入るため，この期間は定期的なモニタリングが必須となる[3]．

　薬物の過剰摂取による用量依存性の中毒性，代謝性特異体質の場合は，発症までに要する期間がアレルギー性特異体質による肝障害より長くなる．

❹ 薬剤性肝機能障害の生命予後への影響

　胆汁うっ滞型では，黄疸が改善するまでに数週間〜数カ月を要することもあるが，多くの症例では薬剤中止後に肝機能は完全に改善する[4]．一方，肝細胞障害型では肝不全に移行する割合が高く，肝不全となった場合はその予後は不良である．

　近年，スペインの薬物性肝障害データベースから肝不全を合併した症例を解析した研究では，肝不全など重症化する危険因子として，T-bil高値，AST/ALT比高値，AST高値が報告されている．また，抗痙攣薬により肝不全となった小児[9]，アセトアミノフェンによ

表2 ● DDW-J 2004薬物性肝障害ワークショップのスコアリング

		肝細胞障害型		胆汁うっ滞または混合型		スコア
		初回投与	再投与	初回投与	再投与	
1. 発症までの期間*						
a. 投与中の発症の場合 　投与開始からの日数		5～90日 ＜5日，＞90日	1～15日 ＞15日	5～90日 ＜5日，＞90日	1～90日 ＞90日	+2 +1
b. 投与中止後の発症の場合 　投与中止後の日数		15日以内 ＞15日	15日以内 ＞15日	30日以内 ＞30日	30日以内 ＞30日	+1 0
2. 経過		ALTのピーク値と正常上限との差		ALPのピーク値と正常上限との差		
投与中止後のデータ		8日以内に50％以上の減少 30日以内に50％以上の減少 （該当なし） 不明または30日以内に50％未満の減少 30日後も50％未満の減少か再上昇		（該当なし） 180日以内に50％以上の減少 180日以内に50％未満の減少 不変，上昇，不明 （該当なし）		+3 +2 +1 0 −2
投与続行および不明						0
3. 危険因子		肝細胞障害型		胆汁うっ滞または混合型		
		飲酒あり 飲酒なし		飲酒または妊娠あり 飲酒，妊娠なし		+1 0
4. 薬物以外の原因の有無**		カテゴリー1，2がすべて除外 カテゴリー1で6項目すべて除外 カテゴリー1で4つか5つが除外 カテゴリー1の除外が3つ以下 薬物以外の原因が濃厚				+2 +1 0 −2 −3
5. 過去の肝障害の報告						
過去の報告あり，もしくは添付文書に記載あり 　なし						+1 0
6. 好酸球増多（6％以上）						
あり 　なし						+1 0
7. DLST						
陽性 　擬陽性 　陰性および未施行						+2 +1 0
8. 偶然の再投与が行われた時の反応		肝細胞障害型		胆汁うっ滞または混合型		
単独再投与 初回肝障害時の併用薬と共に再投与 初回肝障害時と同じ条件で再投与 偶然の再投与なし，または判断不能		ALT倍増 ALT倍増 ALT増加するも正常域		ALP（T.Bil）倍増 ALP（T.Bil）倍増 ALP（T.Bil）増加するも正常域		+3 +1 −2 0
					総スコア	

*薬物投与前に発症した場合は「関係なし」，発症までの経過が不明の場合は「記載不十分」と判断して，スコアリングの対象としない
投与中の発症か，投与中止後の発症化により，aまたはbどちらかのスコアを使用する
**カテゴリー1：HAV，HBV，HCV，胆道疾患（US），アルコール，ショック肝．カテゴリー2：CMV，EBV．ウイルスはIgM HA抗体，HBs抗原，HCV抗体，IgM CMV抗体，IgM EB VCA抗体で判断する
判定基準：総スコア2点以下：可能性が低い
　　　　　3，4点：可能性あり
　　　　　5点以上：可能性が高い
（文献6より引用）

表3 ● ICUにおける薬剤性肝障害の原因薬剤

薬剤	型	機序
抗感染症薬		
ケトコナゾール	肝細胞障害型	特異的反応
テトラサイクリン	肝細胞障害型	微小空胞変化
イソニアジド	肝細胞障害型	特異的反応（CYP3A4?）
リファンピシン	肝細胞障害型	特異的反応（CYP3A5?）
アモキシシリン or クラブラン酸	肝内胆汁うっ滞型	toxic-allergic reaction
マクロライド系抗生物質（エリスロマイシンなど）	肝内胆汁うっ滞型	—
トリメトプリム-スルファメトキサゾール（ST合剤）	混合型	特異的反応，CYP450の役割？
ニトロフラントイン	混合型	特異的反応
クリンダマイシン	混合型	特異的反応
抗てんかん薬		
フェニトイン	混合型	特異的反応
バルプロ酸	肝細胞障害型	抗痙攣薬過敏症症候群
カルバマゼピン	混合型	特異的
フェノバルビタール	混合型	抗痙攣薬過敏症症候群
アセトアミノフェン		
アセトアミノフェン	肝細胞障害型	直接毒性
その他		
アミオダロン	肝細胞障害型	アルコール肝炎様反応
スタチン	肝細胞障害型	未知
プロポフォール	肝細胞障害型	

（文献1より引用）

る肝障害から肝不全となり血液浄化を要する症例[9]，クレアチニン高値症例[9]，発症前から肝疾患のある症例[10]では肝不全になるリスクが高く，予後が不良なことが報告されている．また，肝不全に至った症例では，①ASTが基準値の17.3倍以下のとき，AST/ALT比が1.5倍を超える，②ASTが基準値の17.3倍を超えるとき，T-bilが基準値の6.6倍を超える，これらを予後不良因子として報告している[11]（図3）．

❺ 具体的な予防策

まず，肝障害を起こしやすい薬物の投与を避けること，代替薬があれば変更が望ましい．また，肝機能検査の異常を判断するには，投与前の初期値が重要である．このため，**肝障害を起こす確率が高い薬物を使用する場合はあらかじめ肝機能検査を実施しておく**必要がある．

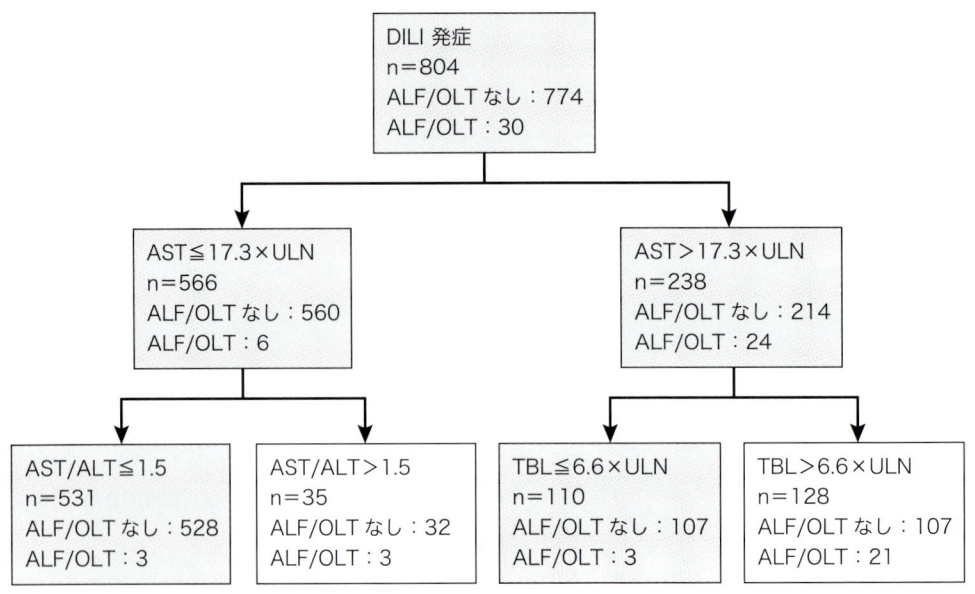

```
          DILI 発症
          n=804
          ALF/OLT なし：774
          ALF/OLT：30
              │
      ┌───────┴───────┐
      ▼               ▼
AST≦17.3×ULN    AST>17.3×ULN
n=566           n=238
ALF/OLT なし：560  ALF/OLT なし：214
ALF/OLT：6       ALF/OLT：24
   │                │
 ┌─┴─┐            ┌─┴─┐
 ▼   ▼            ▼   ▼
AST/ALT≦1.5  AST/ALT>1.5  TBL≦6.6×ULN  TBL>6.6×ULN
n=531        n=35         n=110        n=128
ALF/OLTなし：528 ALF/OLTなし：32 ALF/OLTなし：107 ALF/OLTなし：107
ALF/OLT：3   ALF/OLT：3   ALF/OLT：3   ALF/OLT：21
```

図3● 薬物性肝障害における ALF/OLT の予測アルゴリズム

DILI と診断された場合に ALF/OLT の予測のための考え方．ALF/OLT の高リスクとなるものは、白色の四角で示している（特異性：82%、感度：80%、陽性尤度比：4.4、陰性尤度比：0.24）
DILI（薬剤性肝障害）、ALF（急性肝障害）、OLF（肝移植）
（文献11より引用）

6 発症時の対処法

1) 原因薬剤の特定・中止

　起因薬物の同定をすみやかに行い、投与を中止する．M'Kada[12] らは積極的に薬剤性肝障害の疑い診断を進めることで肝障害の重症化を防ぐことができる．原因薬剤の中止が遅くなると重症化する傾向があることを報告している．併せて、肝機能が正常化するまでモニタリングを続ける．原因薬剤の詳細を調べるには、薬物性肝障害データベースが有用である[13]．また、上述した、**肝細胞障害型で肝不全に至るリスクが高い症例では早期に肝臓専門医にコンサルト**を行うべきである．

2) 治療

　現在、特異的治療としては、アセトアミノフェン中毒に対する、N–アセチルシステイン投与やバルプロ酸に対するL–カルニチン投与が報告されている[14,15]．しかし、いずれも ICU 入院患者で適応となることは少ない．その他の薬物での特異的治療は確立されていない．糖質コルチコイド投与は肝細胞障害型では有用性は確立されていない．しかし、アレルギー性特異的体質型では有用な可能性がある[16]．また、胆汁うっ滞型を呈する症例では、ウルソデオキシコール酸（1回200 mg、1日3回、毎食後）の投与を行う．併せて、

胆汁流出障害が起こるため，低脂肪食，ビタミンA・Kなどの脂溶性ビタミンの補充も行う．肝不全となった症例では，血漿交換・血液濾過透析などの集学的治療が必要である．

まとめ

薬物性肝障害の既往のある患者が，原因となった薬物を再度投与された場合は，より重篤な肝障害が発現する可能性がある．このため，病棟薬剤師と連携し，**本人および家族から薬物性肝障害の既往の有無について，聴取することが必要**である．また，既往がある場合は，再投与を未然に防ぐために，カルテに明瞭な記載を行う．

一口メモ　薬物リンパ球刺激試験（drug lymphocyte stimulation test：DLST）

末梢血中から単核細胞を分離・培養し，被疑薬をさまざまな濃度で添加してリンパ球の増殖をみる検査である．アレルギー性発症機序の場合に陽性となることがあるが，薬物の代謝産物がハプテンとなる場合には陽性にならない．このため，DLSTが陰性であっても起因薬として否定はできない．陽性率は，約40〜50％と高くない．以前は，保険適応外であったが，2010年度から「リンパ球刺激試験」として保険収載された．

文献

1) Lescot T, et al：Acquired liver injury in the intensive care unit. Anesthesiology, 117：898-904, 2012
   → ICUにおける肝障害全体についてのレビュー
2) 滝川 一：薬物性肝障害-わが国の実態．日本内科学雑誌，98：310-315, 2009
   → 日本における薬物性肝障害の総論
3) 社団法人日本肝臓学会マニュアル委員会：重篤副作用疾患別対応マニュアル-薬物性肝障害．日本肝臓学会，1-81, 2007
   → 薬剤性肝障害について詳細に記載がある．ぜひ一読を
4) Chen M, et al：Drug-induced liver injury：Interactions between drug properties and host factors. J Hepatol, 63：503-514, 2015
   → 薬物性肝障害の機序について詳細に記載したレビュー
5) Njoku DB：Drug-induced hepatotoxicity：metabolic, genetic and immunological basis. Int J Mol Sci, 15：6990-7003, 2014
6) 滝川 一，他：DDW-J 2004ワークショップ薬物性肝障害診断基準の提案．肝臓，46：85-90, 2005
   → 薬物性肝障害のスコアリングについて記載．ぜひ一読を
7) 滝川 一，他：薬物性肝障害の診断．日本消化器病学会雑誌，100：653-658, 2003
8) 須藤チエ，他：医薬品副作用症例報告からみる薬物性肝障害の最近の動向．国立医薬品食品衛生研究所報告，130：66-70, 2012
9) Mindikoglu AL, et al：Outcome of liver transplantation for drug-induced acute liver failure in the United States：analysis of the United Network for Organ Sharing database. Liver Transpl, 15：719-729, 2009 ★
   → 薬物性肝機能障害から肝不全となり肝移植を行った症例について記載している
10) Chalasani N, et al：Features and Outcomes of 899 Patients With Drug-Induced Liver Injury：The DILIN Prospective Study. Gastroenterology, 148：1340-52. e7, 2015 ★★★
    → 薬物性肝障害をきたした症例のなかで，発症前に肝疾患のある例で死亡率が高いことを報告した

11) Robles-Diaz M, et al：Use of Hy's law and a new composite algorithm to predict acute liver failure in patients with drug-induced liver injury. Gastroenterology, 147：109-118. e5, 2014 ★
   → 薬物性肝障害の予後不良因子について血液生化学検査で検討した研究→ぜひ一読を

12) M'Kada H, et al：Real time identification of drug-induced liver injury（DILI）through daily screening of ALT results：a prospective pilot cohort study. PLoS One, 7：e42418, 2012 ★★★
   → 積極的に肝障害を疑い診断することが予後改善につながることを示した

13) 「Liver Tox」（http://livertox.nih.cov/）

14) Polson J & Lee WM：AASLD position paper：the management of acute liver failure. Hepatology, 41：1179-1197, 2005
   → アセトアミノフェンによる肝不全に対してN-アセチルシステインの効果について述べている

15) Bohan TP, et al：Effect of L-carnitine treatment for valproate-induced hepatotoxicity. Neurology, 56：1405-1409, 2001
   → バルプロ酸による肝障害についてL-カルシトニンの効果について述べている

16) Giannattasio A, et al：Steroid therapy for a case of severe drug-induced cholestasis. Ann Pharmacother, 40：1196-1199, 2006

第7章 血液・凝固

1. 静脈血栓塞栓症（VTE）

松尾耕一，讃井將満

Point

- VTEの頻度は多くないものの，PEを発症すると致命的になりうる
- PEを発症させないことが目的であり，「予防」がもっとも大切である
- VTE発症リスクの階層化を行い，リスクに応じた予防法を選択する
- VTEの診断や除外には，Wellsスコア・D-ダイマー・エコー・CTが有用である
- PEが発症した場合，早期死亡のリスクから重症度分類を行い，治療法を選択する

はじめに

深部静脈血栓症（deep vein thrombosis：DVT）と，DVTにより引き起こされる肺塞栓症（pulmonary embolism：PE）をあわせて，静脈血栓塞栓症（venous thromboembolism：VTE）とよぶ．頻度は必ずしも多くないものの，予防可能な病態であり，またいったん発症すると致死的になることもあるため，ICU入室患者では常に考慮しておかなければならない疾患の1つである．

❶ VTEの具体的内容，発生要因，機序

VTEの発生には，Virchowが提唱した，①血流の停滞，②血管内皮障害，③血液粘度の増加，が関連する．特にICUに入室する患者では手術や感染症に伴い血液粘度が増加することや，安静を強いられ血流停滞が起こりやすいことなど，疾患や治療に伴いVTEが発生しやすい．

❷ VTEの発生頻度

もともと，欧米と比較し本邦ではVTEの発生は少ないとされていたが，診断精度の向上や高齢化，さらには食生活の変化などから増加傾向にある[1]．しかし2004年に「肺血栓塞栓症/深部静脈血栓症（静脈血栓塞栓症）予防ガイドライン」[2] が発表されると同時に，診療報酬改定で「肺血栓塞栓症予防管理料」が算定できるようになったことから，周術期のPEについては減少傾向になった[3]．これはVTEが予防可能な疾患であることを示している．

PE発症時の状況としては，およそ6割が起立時や歩行時，また2割が排尿・排便時，さらに体位変換時に発症しているとされ，**特に長期臥床後の患者では注意を要する**[4]．

❸ VTEの生命予後や機能予後

VTEの診療は，PEを予防することが最終的な目標となる．本邦の報告では，急性発症のPEの死亡率は14％で，このうち，ショックを呈した症例では死亡率30％，非ショック症例では6％であった[4]．当然ではあるが，心停止に至った場合の死亡率は高く，また致死的PEの75％は発症から1時間以内に死亡するといわれ[5]，重症例では心停止に至る以前に早期からの集学的治療を行う必要がある．

PEの重症度分類にはいくつかのものがあるが，近年では早期死亡に影響を与える因子（ショック，右心不全，心筋ダメージ）の有無から，高リスク群（ショックあり：早期死亡＞15％），中リスク群（ショックなし，右心不全または心筋ダメージあり：同3〜15％），低リスク群（いずれもなし：同＜1％）の3群に分類されている[6]．また長期的な機能予後として，PEの3.7％に肺高血圧症が出現したとする報告[7]や，慢性血栓塞栓性肺高血圧症（chronic thromboembolic pulmonary hypertension：CTEPH）が0.1〜9.1％に発症したとする報告[8]がある．

❹ 具体的な予防策

PEそのものが致死的疾患であることに加え，治療である抗凝固療法や血栓溶解療法の出血性合併症をはじめとしたリスクを考えると，**VTE診療でもっとも大切なことは「予防」**である．まず各患者にリスクの階層化を行い，次にVTEのリスクに応じて予防法を選択する．

表1　内科領域の静脈血栓塞栓症のリスクの階層化

リスクレベル	
低リスク	
中リスク	心筋梗塞，呼吸不全，重症感染症，炎症性腸疾患
高リスク	脳血管障害，うっ血性心不全
最高リスク	

（文献12を参考に作成）

1）リスクの階層化

　VTEに関する種々のガイドラインが国内外にあり[2,6,9～12]，各疾患や病態においてVTEのリスクを階層化することが推奨されている．本邦のガイドライン[2,12]では低，中，高，最高リスクの4段階に分けられており，それぞれ異なる予防法が推奨されている．内科系疾患，また各外科系手術におけるVTEリスクを表1～3に示す．さらに，各患者や病態におけるVTEリスクの付加的因子（表4）を考慮して，リスクを上下させる．

2）予防方法

　早期離床とリハビリテーションは，あらゆる患者でもっとも重要な予防法となる．そのほかの予防法として，弾性ストッキング（graduated compression stockings：GCS），間欠的空気圧迫法（intermittent pneumatic compression：IPC）を使用した機械的予防法と，抗凝固薬を使用した化学的（薬物的）予防法がある．

　本邦のガイドライン[2,12]では，VTEの低リスク患者では早期離床および積極的な運動，中リスクではGCSまたはIPCの使用，高リスクではIPCまたは抗凝固療法，最高リスクでは抗凝固療法とGCSまたはIPCの併用が推奨されている（表5）．

　DVTの化学的（薬物的）予防法として使用される抗凝固薬として，現在のところ本邦では，未分画ヘパリン（UFH）を使用するのが一般的である．ヘパリンカルシウム5,000単位を8時間ごと，または12時間ごとに皮下注射する．出血性合併症のリスクがなければ可能な限り早期に開始し，十分な歩行が可能となるまで継続する．長期間にわたり抗凝固療法を行う必要がある場合はワルファリンへの変更を考慮する．

> **一口メモ　DVTの予防法～GCS vs IPC，どちらを行う？～**
>
> 　VTEの高リスク，最高リスクに分類される症例では抗凝固薬の使用が推奨されるが，周術期や脳卒中症例など，抗凝固薬の使用が制限される症例が存在する．このような症例ではGCSまたはIPCの使用が考慮されるが，脳卒中患者に対して行われたCLOTS trial1[21]では，大腿部までのGCSはVTEを十分に予防せず，潰瘍などの皮膚トラブルが増加することが示された．さらにCLOTS trial 3[22]ではIPCがDVTの発症を減少させ，死亡率も低下する傾向があることが示された．以上より，現在のところ少なくとも脳卒中症例では，GCSよりもIPCのほうがVTE予防には有効であると考えられる．

ICU合併症の予防策と発症時の戦い方

表2 ● 各領域の静脈血栓塞栓症のリスクの階層化

リスクレベル	一般外科・泌尿器科・婦人科手術	整形外科手術	産科領域
低リスク	60歳未満の非大手術 40歳未満の大手術	上肢の手術	正常分娩
中リスク	60歳以上,あるいは危険因子のある非大手術 40歳以上,あるいは危険因子がある大手術	腸骨からの採骨や下肢からの神経や皮膚の採取を伴う上肢手術 脊椎手術 脊椎・脊髄損傷 下肢手術 大腿骨遠位部以下の単独外傷	帝王切開(高リスク以外)
高リスク	40歳以上のがんの大手術	人工股関節置換術・人工膝関節置換術・股関節骨折手術(大腿骨骨幹部を含む) 骨盤骨切り術(キアリ骨盤骨切り術や寛骨臼回転骨切り術など) 下肢手術にVTEの付加的な危険因子が合併する場合 下肢悪性腫瘍手術 重度外傷(多発外傷)・骨盤骨折	高齢肥満妊婦の帝王切開術 静脈血栓塞栓症の既往あるいは血栓性素因の経腟分娩
最高リスク	静脈血栓塞栓症の既往あるいは血栓性素因のある大手術	「高リスク」の手術を受ける患者に静脈血栓塞栓症の既往あるいは血栓性素因の存在がある場合	静脈血栓塞栓症の既往あるいは血栓性素因の帝王切開術

総合的なリスクレベルは,予防の対象となる処置や疾患のリスクに,付加的な危険因子を加味して決定される.例えば,強い付加的な危険因子を持つ場合にはリスクレベルを1段階上げるべきであり,弱い付加的な危険因子の場合でも複数個重なればリスクレベルを上げることを考慮する.
リスクを高める付加的な危険因子:血栓性素因,静脈血栓塞栓症の既往,悪性疾患,癌化学療法,重症感染症,中心静脈カテーテル留置,長期臥床,下肢麻痺,下肢ギプス固定,ホルモン療法,肥満,静脈瘤など(血栓性素因:主にアンチトロンビン欠乏症,プロテインC欠乏症,プロテインS欠乏症,抗リン脂質抗体症候群を示す).
大手術の厳密な定義はないが,すべての腹部手術あるいはその他の45分以上要する手術を大手術の基本とし,麻酔法,出血量,輸血量,手術時間などを参考として総合的に評価する.
〔肺血栓塞栓症および深部静脈血栓症の診断,治療,予防に関するガイドライン(2009年改訂版)http://www.j-circ.or.jp/guideline/pdf/JCS2009_andoh_h.pdf(2015年12月閲覧)より転載〕

表3 ● 脳神経外科手術におけるリスクの階層化

低リスク	開頭術以外の脳神経外科手術
中リスク	脳腫瘍以外の開頭術
高リスク	脳腫瘍の開頭術
最高リスク	(静脈血栓塞栓症の既往や血栓性素因のある)脳腫瘍の開頭術

❺ VTEの診断

ショックを呈した患者では,閉塞性ショックの一因としてPEを想起する必要がある.また原因のはっきりしない**頻脈や頻呼吸,発熱,低酸素血症,呼吸器離脱困難,四肢の腫**

表4 ● 静脈血栓塞栓症の付加的な危険因子の強度

危険因子の強度	危険因子
弱い	肥満 エストロゲン治療 下肢静脈瘤
中等度	高齢 長期臥床 うっ血性心不全 呼吸不全 悪性疾患 中心静脈カテーテル留置 がん化学療法 重症感染症
強い	静脈血栓塞栓症の既往 血栓性素因 下肢麻痺 ギプスによる下肢固定

血栓性素因：アンチトロンビン欠乏症，プロテインC/S欠乏症，抗リン脂質抗体症候群など
〔肺血栓塞栓症および深部静脈血栓症の診断，治療，予防に関するガイドライン（2009年改訂版）http://www.j-circ.or.jp/guideline/pdf/JCS2009_andoh_h.pdf（2015年12月閲覧）より転載〕

表5 ● リスクの階層化と静脈血栓塞栓症の発生率，および推奨される予防法

リスクレベル	下腿DVT（%）	中枢型DVT（%）	症候性PE（%）	致死性PE（%）	推奨される予防法
低リスク	2	0.4	0.2	0.002	早期離床および積極的な運動
中リスク	10〜20	2〜4	1〜2	0.1〜0.4	弾性ストッキング あるいは間欠的空気圧迫法
高リスク	20〜40	4〜8	2〜4	0.4〜1.0	間欠的空気圧迫法 あるいは抗凝固療法*
最高リスク	40〜80	10〜20	4〜10	0.2〜5	（抗凝固療法*と間欠的空気圧迫法の併用） あるいは （抗凝固療法*と弾性ストッキングの併用）

＊整形外科手術および腹部手術施行患者では，エノキサパリン，フォンダパリヌクス，あるいは低用量未分画ヘパリンを使用．その他の患者では，低用量未分画ヘパリンを使用．最高リスクにおいては，必要ならば，用量調節未分画ヘパリン（単独），用量調節ワルファリン（単独）を選択する．
エノキサパリン使用法：2,000単位を1日2回皮下注，術後24時間経過後投与開始（参考：わが国では15日間以上投与した場合の有効性・安全性は検討されていない）．
フォンダパリヌクス使用法：2.5 mg（腎機能低下例は1.5 mg）を1日1回皮下注，術後24時間経過後投与開始（参考：わが国では，整形外科手術では15日間以上，腹部手術では9日間以上投与した場合の有効性・安全性は検討されていない）．
DVT：deep vein thrombosis, PE：pulmonary embolism
〔肺血栓塞栓症および深部静脈血栓症の診断，治療，予防に関するガイドライン（2009年改訂版）http://www.j-circ.or.jp/guideline/pdf/JCS2009_andoh_h.pdf（2015年12月閲覧）より転載〕

脈などが見られた場合も，VTEを疑い診療に当たる．

　確定診断は造影CTや肺動脈および四肢体幹静脈の造影でなされるが，ICUに入室している患者の場合，検査室への移動にリスクが伴い，また腎傷害を合併していることも多く造影剤の使用がためらわれるケースも多い．緊急の場合を除いてはベッドサイドで施行可能な診察や検査から行うべきである．

表6 ● Wellsスコア

	ポイント
DVTの症状	3.0
他疾患よりPEが疑われる	3.0
心拍数＞100/分	1.5
3日以上の安静，4週以内の手術	1.5
PE, DVTの既往	1.5
喀血	1.0
悪性腫瘍	1.0

0〜4：PEの低臨床確率
5≦：PEの高臨床確率

　症状や病歴からPEの可能性を考慮したものにWellsスコア（表6）があり，D-dimerの結果と組み合わせることでPEを除外するのに有用[6]である．WellsスコアでPEの可能性が低く，かつD-dimerが陰性であった場合，3カ月のフォローアップでPEが発症したのは1％以下とされる[13]．

　ベッドサイドで可能な画像検査としては超音波検査があり，DVTの診断として，四肢の静脈の直接観察や，プローブで圧迫した際の静脈圧縮の有無，また呼吸や下腿の用手的圧迫による血流の変化をみることで診断がなされるが，感度は高くないとされる[10]．PEを疑う場合には，心臓超音波で右室拡大やドプラ法による推定肺動脈圧の上昇，左室の圧排（D-shape）の有無をみる．

　診断確定のためにはCTは強力なツールであり，肺動脈の評価のほか，同時に腹部や四肢静脈の血栓の有無も評価可能である．塞栓が大きいほど重症のPEとなりやすく，またDVTの発生場所として特に膝下静脈より中枢側のもが重症のPEとなりやすい[14]．

❻ VTE発症時

　VTE診療において最も大切なことは予防であるが，DVTやPEが発症してしまった場合はどのような対応が必要であろうか．

1）抗凝固療法

　重症度に関わらず，PEの塞栓子および残存DVTに対する治療の中核をなすのは抗凝固療法である．急性期には未分画ヘパリンが使用されることが多く，まず80単位/kgまたは5,000単位を単回静脈投与後，18単位/kg/時または1,300単位/時の持続静注を開始

し[12]，活性化トロンボプラスチン時間（activated partial thromboplastin time：APTT）がコントロールの1.5〜2.5倍なるように持続静注量を調節する．ヘパリン開始とともにワルファリンの内服も開始し，プロトロンビン時間国際標準比（PT-INR）が2.0（1.5〜2.5）となればヘパリンを中止する．

2）運動療法

　DVT急性期における運動療法については，PEのリスクが生じる懸念があるが，実際にはPEの発症を助長しないという報告[15]もあり，現在のところ一定の見解が得られていない．

3）リスク別の対応

　PEが発症した場合の治療については前述した重症度によって異なり，治療アルゴリズムの一例を（図1）に示す．**ショックを呈している高リスクPEは，まず呼吸と循環を安定させる必要がある**．最重症例で循環虚脱に陥り，心肺蘇生が困難な例，また薬物療法を行っても呼吸不全や循環不全が安定しない例に対してはvenoarterial extra corporeal membrane oxygenation（VA-ECMO）が適応となる[16]．

　VA-ECMOが適応とならないまでも，ショックや低血圧が遷延する高リスクPE症例に対しては血栓溶解療法が適応となる．

　中リスク以下のPEは抗凝固療法のみでも急性期死亡率が高くなく[17]，個々の症例で抗凝固療法単独とするか，血栓溶解療法を併用するかを勘案する必要がある．中長期的には抗凝固薬単独投与と比較し，血栓溶解療法を行った方がCTEPHに至る例が少ないとする報告[18]もある．

　高リスクPEで血栓溶解療法が禁忌となる症例や，血栓溶解療法を行っても呼吸や循環動態の改善しない症例では，外科的治療やカテーテル的治療も考慮される．

4）外科的治療・カテーテル治療

　外科的治療は，人工心肺を用いて直接肺動脈内の血栓を除去する方法であり，①ショックが持続するなど血行動態が不安定な症例，②非ショック例であっても頻脈が持続するなど内科的治療に反応しない症例，③血栓が肺動脈幹あるいは左右主肺動脈に存在し，急速に呼吸循環不全が悪化する症例，④血栓溶解療法の禁忌例，⑤右房から右室にかけて浮遊血栓が存在する例，などが適応[12]となる．

　カテーテル的治療には，肺動脈にカテーテルを留置し血栓溶解薬を投与したり，血栓を直接破砕また吸引する方法などがある．質の高い研究はないものの，血栓溶解療法の禁忌例や無効例に対し，外科的治療の代替治療として考慮される[6]．

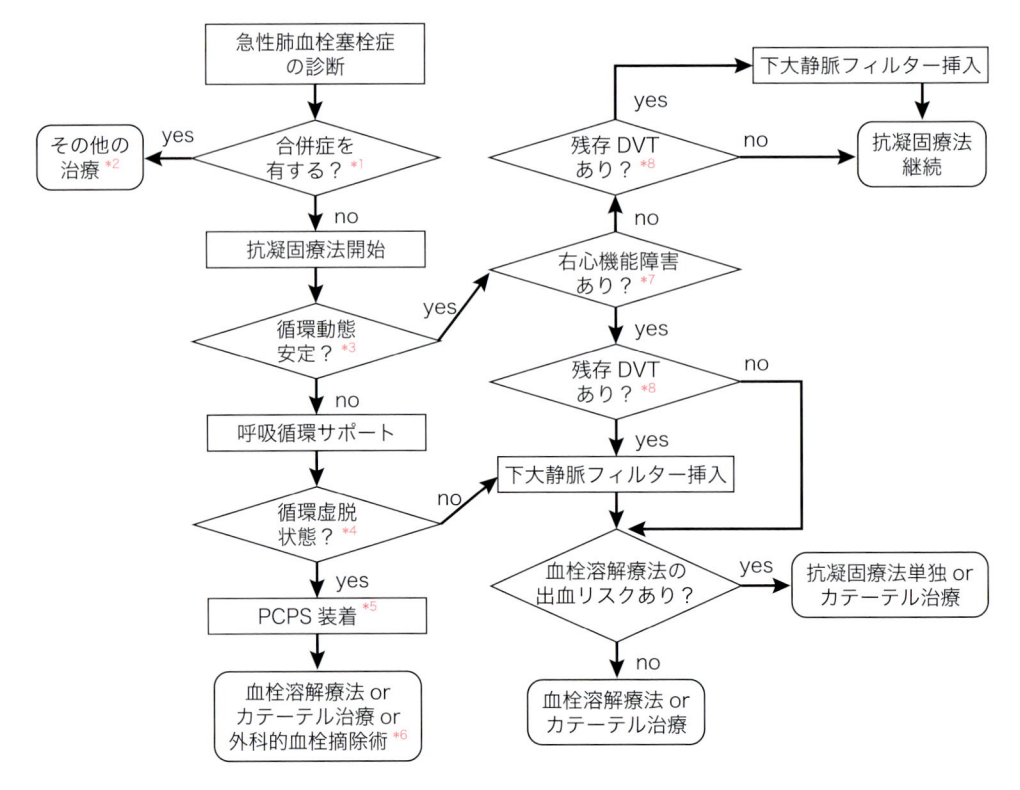

*1 高度な出血のリスクがある場合
*2 病態に応じた施行可能な治療を行う
*3 循環動態不安定とは，ショックあるいは遷延する低血圧状態を示す
*4 心肺蘇生を要する状態，あるいは高度なショックが遷延する状態
*5 施設の設備や患者の状態により，装着するか否かを検討する
*6 施設の状況や患者の状態により，治療法を選択する
*7 心エコーによる右室拡大や肺高血圧の存在により評価
*8 遊離して再塞栓をきたした場合，重篤化する危険性のある深部静脈血栓

図1 ● 急性肺血栓塞栓症の治療アルゴリズムの1例

治療のアルゴリズムを示すが，あくまでも1例であり，最終的な治療選択は各施設の医療資源に応じて決定することを，妨げるものではない．
DVT：深部静脈血栓症
PCPS：経皮的心肺補助
〔肺血栓塞栓症および深部静脈血栓症の診断，治療，予防に関するガイドライン（2009年改訂版）
http://www.j-circ.or.jp/guideline/pdf/JCS2009_andoh_h.pdf（2015年12月閲覧）より転載〕

一口メモ　下大静脈フィルターについて

　下大静脈フィルターには永久留置型と非永久留置型（一時留置型，回収可能型）があり，抗凝固法や血栓溶解療法の禁忌例，あるいは抗凝固療法を適切に行っていてもPEが再発する例ではフィルター留置を考慮する．
　下大静脈フィルターは，短期的にはPEの再発を防ぐとする一方，留置時や抜去時の機械的合併症（出血，気胸，動静脈瘻など）や，さらに長期留置に伴うDVT再発やフィルター内血栓などの合併症もあり，結局のところ下大静脈フィルターを留置したとしても抗凝固療法を行うほうが望ましい[19]．最近では，抗凝固療法単独と比較してPEの再発や死亡率が改善せず，むしろ増加する傾向にあったとする報告[20]もあり，「骨盤内など近位部に不安定な塞栓子を認めるが抗凝固療法が行えない」といったケースでは留置を考慮するが，ルーチンでの使用は推奨されない[6]．

おわりに

繰り返しとなるが，VTE診療でもっとも大切なことは「予防」である．致死的なPEの発症は決して多くなく，ともすればVTE予防は忘れられがちでもある．しかしPEは忘れた頃にやってくる．各施設において入院時，あるいは手術室やICUへの入室時に，VTEリスクの階層化と予防法についてのチェックリストを作成し，VTE予防についてチームで共有しておくとよいのではないだろうか．

文献

1) Sakuma M, et al：Venous thromboembolism：deep vein thrombosis with pulmonary embolism, deep vein thrombosis alone, and pulmonary embolism alone. Circ J, 73：305-309, 2009 ★

2) 「肺血栓塞栓症／深部静脈血栓症（静脈血栓塞栓症）予防ガイドライン」〔肺血栓塞栓症／深部静脈血栓症（静脈血栓塞栓症）予防ガイドライン作成委員会／編〕, Medical Front International Limited, 2004

3) 古家 仁, 他：社団法人日本麻酔科学会周術期肺塞栓症調査2005年結果（短報）. Therapeutic research, 29：659-661, 2008

4) Nakamura M, et al：Clinical characteristics of acute pulmonary thromboembolism in Japan：results of a multicenter registry in the Japanese Society of Pulmonary Embolism Research. Clin Cardiol, 24：132-138, 2001 ★

5) Poe ND, et al：Fatal pulmonary embolism. J Nucl Med, 10：28-33, 1969

必読 6) Konstantinides SV, et al：2014 ESC Guidelines on the diagnosis and management of acute pulmonary embolism. Eur Heart J, 35：3033-3073, 2014
→ヨーロッパ心臓病学会によるPEの診断と治療に関するガイドライン

7) 児島正純, 他：本邦における肺血栓塞栓症の予後について. Therapeutic research, 23：635-637, 2002 ★

8) Lang IM, et al：Risk factors and basic mechanisms of chronic thromboembolic pulmonary hypertension：a current understanding. Eur Respir J, 41：462-468, 2013

9) Qaseem A, et al：Venous thromboembolism prophylaxis in hospitalized patients：a clinical practice guideline from the American College of Physicians. Ann Intern Med, 155：625-632, 2011
→米国内科学会によるVTE予防のガイドライン

必読 10) Kahn SR et al：Prevention of VTE in nonsurgical patients：Antithrombotic Therapy and Prevention of Thrombosis, 9th ed：American College of Chest Physicians Evidence-Based Clinical Practice Guidelines. Chest, 141：e195-226S, 2012
→米国胸部疾患学会議によるVTE予防ガイドライン

必読 11) Dellinger RP, et al：Surviving sepsis campaign：international guidelines for management of severe sepsis and septic shock：2012. Crit Care Med, 41：580-637, 2013
→敗血症診療の国際的ガイドライン

必読 12) 「肺血栓塞栓症および深部静脈血栓症の診断，治療，予防に関するガイドライン」（日本循環器学会，他／編），2009（http://www.j-circ.or.jp/guideline/pdf/JCS2009_andoh_h.pdf）
→日本循環器学会によるVTE診療ガイドライン

13) Carrier M, et al：VIDAS D-dimer in combination with clinical pre-test probability to rule out pulmonary embolism. A systematic review of management outcome studies. Thromb Haemost, 101：886-892, 2009

14) Kearon C：Natural history of venous thromboembolism. Circulation, 107：I22-30, 2003

15) Partsch H & Blättler W：Compression and walking versus bed rest in the treatment of proximal deep venous thrombosis with low molecular weight heparin. J Vasc Surg, 32：861-869, 2000 ★★

16) Kawahito K, et al：Resuscitation and circulatory support using extracorporeal membrane oxygenation for fulminant pulmonary embolism. Artif Organs, 24：427-430, 2000

17) Jaff MR, et al：Management of massive and submassive pulmonary embolism, iliofemoral deep vein thrombosis, and chronic thromboembolic pulmonary hypertension：a scientific statement from the American Heart Association. Circulation, 123：1788-1830, 2011
　→ 米国心臓病学会によるVTE診療ガイドライン

18) Kline JA, et al：Prospective evaluation of right ventricular function and functional status 6 months after acute submassive pulmonary embolism：frequency of persistent or subsequent elevation in estimated pulmonary artery pressure. Chest, 136：1202-1210, 2009

19) Muriel A, et al：Survival effects of inferior vena cava filter in patients with acute symptomatic venous thromboembolism and a significant bleeding risk. J Am Coll Cardiol, 63：1675-1683, 2014 ★
　→ 下大静脈フィルター留置により，PE関連死は減少するが，VTEの再発は増加する

20) Mismetti P, et al：Effect of a retrievable inferior vena cava filter plus anticoagulation vs anticoagulation alone on risk of recurrent pulmonary embolism：a randomized clinical trial. JAMA, 313：1627-1635, 2015 ★★★
　→ 抗凝固療法に加え下大静脈フィルターを留置してもPEの再発率や死亡率は変わらない

21) Dennis M, et al：Effectiveness of thigh-length graduated compression stockings to reduce the risk of deep vein thrombosis after stroke（CLOTS trial 1）：a multicentre, randomised controlled trial. Lancet, 373：1958-1965, 2009 ★★★
　→ 脳卒中患者に対するGCSを行ってもDVTを十分に予防しない

22) Dennis M, et al：Effectiveness of intermittent pneumatic compression in reduction of risk of deep vein thrombosis in patients who have had a stroke（CLOTS 3）：a multicentere randomised controlled trial. Lancet, 382：516-524, 2013 ★★★
　→ 脳卒中患者に対するIPCを行うことでDVTの発症が減少した

第7章 血液・凝固

2. 輸血副作用

小倉崇以

Point

- 輸血は同種移植術であると肝に銘じる
- NISHOTsを疑った時点で輸血は即座に中止する
- TRALIとTACOの鑑別は，重要であるが容易ではない
- すべての輸血に関する副作用は，集計し報告する

はじめに

　自施設のICUを今，覗いてみてほしい．血液製剤のバッグが患者につながれてはいないだろうか？ ICUにおいて輸血は日常的に行われるありふれた医療行為であり，病院の中でも特に血液製剤を使用する頻度が高い部署のひとつがICUである．しかしながら，輸血は，**体液成分の不足によって引き起こされた病的な有害事象を改善するために行われる同種移植術である．したがって，輸血による合併症は決してゼロにはならない．**

　血液製剤の使用に伴う合併症は感染性合併症（transfusion transmitted infections：TTI）と非感染性合併症（noninfectious serious hazards of transfusion：NISHOTs）に大別される．TTIはドナー血液に存在するウィルスや細菌・寄生虫などが，輸血によってレシピエントへ移送され新たに感染を引き起こす合併症で，肝炎ウィルスやヒト免疫不全ウィルスによるTTIが有名であった．しかし技術開発の進歩と適切なドナーの選択が進んだ近年では，TTIの発生頻度は飛躍的に低下した．その一方で**最近ではNISHOTsが注目**されている．NISHOTsには異型輸血に伴い発症する急性溶血性輸血副作用（acute hemolytic transfusion reaction：AHTR），発熱性非溶血性輸血副作用（febrile no-hemolytic transfusion reaction：FNHTR），輸血関連急性肺障害（transfusion-related acute lung injury：TRALI），輸血関連循環過負荷（transfusion-associated circulatory overload：TACO），輸血後紫斑病（post transfusion purpura：PTP），輸血関連移植片対宿主病

表1 ● NISHOTsの発生頻度

	赤血球製剤[1]	血小板製剤[2]
AHTR	1/125万units	—
FNHTR	1/100 units	1/14 units
TRALI	1/1.2万units	1/13.8万units
TACO	1/100 units	—
PTP	—	—

—：報告なし

(transfusion associated graft versus host disease：TA-GVHD)，アナフィラキシーなどの輸血関連アレルギー反応，などに分類される．

NISHOTsの発生頻度については，表1に示すとおりである．本稿では，NISHOTsとして比較的発生の多い，AHTR，FNHTR，TRALI，TACOについて解説し，それらの発症時の具体的なワークアップを述べる．

❶ 急性溶血性輸血副作用（AHTR）

AHTRの最も多い原因は，医療過誤である．患者の取り違えや血液製剤の取り違えなどの人為的過誤による，赤血球製剤のABO不適合輸血が代表的である．

1）定義

輸血後24時間以内に，発熱やヘモグロビン尿などの溶血に伴う症状や所見を認め，Hb値の低下，LDHの上昇，および直接抗グロブリン試験（直接Coombs試験）や交際試験の結果によって確認される急性溶血反応．

2）症状

軽度発熱・悪寒，輸血部位に限局した疼痛，腰部・胸部・腹部・頭部に限局した疼痛，呼吸困難・呼吸不全，血圧低下・頻脈・ショック，褐色尿（ヘモグロビン尿），凝固異常・出血傾向がみられる．

3）病態

ABO不適合輸血では，輸血されたドナー由来の不適合赤血球に対して，レシピエント由来の赤血球抗体が反応し，抗原抗体反応が惹起される．赤血球膜表面での免疫複合体の形成は補体を活性化させ，補体活性化のカスケードにより血管内溶血が発生する[3]．産生

された活性化補体は，サイトカイン（TNF-α，IL-8，MCP-1：monocyte chemo-attractant proteinなど）を産生し，炎症性サイトカインのストームから低血圧を引き起こす．

血管内溶血およびサイトカインストームにより産生されたTNF-αは，血管内皮細胞に組織因子を発現させ，組織因子は内因性系凝固経路を促進し，凝固亢進を惹起する．またTNF-αとIL-1は血管内皮細胞に作用して，細胞表面のトロンボモジュリンの発現を減少させ（通常トロンボモジュリンは，内皮細胞表面でトロンビンと結合し，凝固阻止作用のあるProtein Cを活性化し，抗凝固作用を発揮している），凝固亢進的に作用し播種性血管内凝固（DIC）を発症する．

ABO不適応輸血では血圧低下による腎血流の減少などにより，腎障害が惹起される．また，溶血によって産生されたハプトグロビンと結合していない遊離ヘモグロビンは，腎の輸入細動脈の攣縮をきたし，腎虚血を増悪させ，腎傷害を引き起こす．さらに糸球体から濾過された遊離ヘモグロビンは，腎尿細管上皮細胞障害の可能性もあるとされ，急性尿細管壊死に移行する場合もある．

4）診断

a）ABO不適合輸血の血清学的な確認

直接抗グロブリン試験陽性，輸血後に初めて確認された交差適合試験における陽性所見，不規則抗体再スクリーニング陰性にて確認できる．

b）溶血初見の確認

Hb値の低下，LDH値・間接ビリルビン値・トランスアミナーゼの上昇，ヘモグロビン尿の検出（褐色尿），ハプトグロビンの低下がみられる．

c）非免疫学的機序による溶血反応の除外

血液製剤の汚染による溶血の否定（患者血液および余剰血液製剤の双方の血液培養提出），浸透圧較差のある製剤による溶血の否定，各種デバイス（体外式膜型人工肺や大動脈バルーンパンピングなど）による機械的溶血の否定．

5）治療

1）輸血の中止

AHTRを疑った時点で，**血液検査の結果を待たずに原因となった血液製剤の投与を即座に中止する**．赤血球製剤のABO不適合輸血では，輸血量50 mL以上で明らかな急性溶血，腎不全，ショックの合併率が高まり死亡例も増加したのに対し，50 mL以下では死亡例を認めなかったとの報告もある[4]．

2）輸液

遊離ヘモグロビンによる急性腎傷害の予防を目的として**細胞外液による輸液蘇生を行う**．輸液蘇生における適切な輸液製剤，または，適切な輸液量に関しては不明と言わざるを得ないのが現状である．なお腎傷害の予防を目的としたCRRTの効果に関しては，明確なエビデンスは確認されていない[5]．CRRTはコントロールできない代謝性アシドーシスや高カリウム血症，またはAKIに対する腎代替療法のひとつとして，保険適用に準じて使用する．

3）バイタルサインの安定化

輸液蘇生に反応しない低血圧を認める場合には，ドパミンの持続静注（3〜15 μg/kg/分）を行う．積極的なバイタルサインの安定化は，腎保護に働く．

4）尿量の維持

遊離ヘモグロビンによる尿細管閉塞を予防する意味でも，少なくとも100 mL/時の尿を維持することが多い．遊離ヘモグロビンによって尿細管に形成された円柱を洗い流すことを目的に使用されるループ利尿薬やマンニトール，または円柱形成の抑制を目的とした重炭酸による尿のアルカリ化は，その治療効果が疑問視されており，ルーチンの使用は推奨されない[6]．

5）溶血への対処

ハプトグロビンを投与し，遊離ヘモグロビンの肝代謝を促進することが試みられてきたが，その臨床効果は現在までに確認されていない[7]．溶血反応の進展・遅延の抑制のため，原因となった血液製剤の中止が肝要である．

❷ 発熱性非溶血性輸血副作用（FNHTR）

1）定義

FNHTRは輸血中〜輸血後数時間経過して出現する，38℃以上または輸血前より1℃以上の体温上昇を認めるか，または悪寒・戦慄を認めるものをいう．ただし，急性溶血性副作用や細菌感染症など他の発熱の原因を認めないことが前提となる．

2）症状

輸血開始前の体温よりも1℃以上上昇した発熱，および悪寒・戦慄を認める．発熱を伴わず，悪寒・戦慄だけのこともある．FNHRTでは，SIRS（全身性炎症反応症候群）やDIC等の全身症状を伴わない[8]．

3) 病態

　　白血球抗体，血小板抗体などの抗体による抗原抗体反応，および保存中に血液製剤バッグ内で産生されたサイトカインなどが原因として考えられている．ドナーの血液中に残存する白血球が，レシピエント由来の白血球抗体の相互作用による抗原抗体反応や，ドナー由来の白血球から放出された発熱性サイトカインが，主症状を引き起こす．レシピエント血液中の白血球抗体がドナーの血液中の白血球抗原に結合し，補体が結合して活性化されると，抗原抗体補体複合体が患者マクロファージを活性化し，発熱性サイトカイン（IL-1β，IL-6，TNF-αなど）を放出し症状が発現する．

　　血小板輸血では，室温振盪される保存期間中に活性を失わなかった白血球から放出される発熱性サイトカインが重要な役割をしていると考えられている．さらに血小板自体からも各種のサイトカイン（platelet factor 4, β-thromboglobulin, RANTESなど）が保存中に放出されることが知られており，それらが発熱や悪寒・戦慄の原因となると予想される．また，患者が血小板抗体をもつ場合や，ドナーの血液中に存在した白血球抗体がレシピエントの白血球と抗原抗体反応を起こして発熱を呈している可能性も，完全には否定できないのが現状である．

　　FNHRTでは，ドナー血液中に存在する白血球が重要な役割を果たしていると考えられており，現に血液製剤中の白血球を除去することにより，FNHRTの頻度が低下することが報告されている．

4) 診断

　　FNHRTは，発熱をきたす疾患の除外による除外診断によって診断がなされる．このため，**輸血早期の発熱は，ABO不適合輸血やTTIの初発症状である可能性を考慮し，即座に輸血を中止する**．輸血開始後に発熱や悪寒・戦慄を認めた場合には，AHTRやTTI等の可能性について検討すべきであり，重篤なAHTRやTTIなどのその他の発熱性疾患を完全に除外するまで，FNHRTと診断してはならない．

5) 治療

　　FNHRTは，基本的に自然軽快が望める輸血関連合併症であり，経過観察のみで治療を要さない．発熱に対しては，血小板機能に影響の少ないアセトアミノフェンを使用し，解熱を図る．

表2 ● TRALI発症に関連する基礎病態

直接的肺障害	間接的肺障害
● 肺炎	● 敗血症
● 誤嚥	● ショック
● 肺挫傷	● 多発外傷
● 有害物質吸入	● 熱傷
● 肺挫傷	● 急性膵炎
● 溺水	● 心肺バイパス
● 人工呼吸	● 心臓術後
	● 慢性アルコール中毒
	● 大量輸血・頻回輸血

❸ 輸血関連急性肺障害（TRALI）

1）定義

　TRALIは，輸血中または輸血後6時間以内に発生する急性呼吸不全であり，非心原性肺水腫を基本病態とする輸血起因性のARDSである．ただし，循環負荷およびその他の原因は否定される必要がある．

2）症状

　呼吸困難・呼吸不全（低酸素血症，頻呼吸），泡沫状痰，喘鳴，発熱・悪寒，血圧低下，頻脈がみられる．

3）病態

　TRALIの発症様式として，Tow-hit modelが提唱されている[9]．
　TRALIの発症には，好中球が活性化される患者の基礎病態がリスクファクターとなる．基礎病態としては表2のようなものがあげられ，これらの基礎病態により活性化された好中球が肺毛細血管内皮細胞に粘着する（First hit）．
　基礎疾患を背景として，ドナー血液製剤中のケミカルメディエーターによりレシピエントの好中球が活性化され，好中球の凝集と肺の毛細血管の透過の亢進が起こる（Second hit）．ドナー血液製剤中のケミカルメディエーターによる好中球の活性化には2つの機序がある．白血球抗体（HLA抗体，HNA抗体）とレシピエント体内の白血球の抗原抗体反応により補体が活性化され好中球が活性化される場合と，ドナー血液製剤中に蓄積された生理活性物質（生理活性物質，可溶性CD40リガンドなど）や老朽化した血球成分などにより好中球が活性化される場合である．多くの場合は血液製剤中に白血球抗体が検出され

表3 ● TRALIの診断基準

1. TRALI

a. 急性肺障害
　 i. 急激な発症
　 ii. 低酸素血症　PaO$_2$/FiO2 ≦ 300 mmHg
　　　　　　　　SpO$_2$ < 90% on room air
　 iii. 胸部X線で両側肺浸潤影
　 iv. 循環負荷などは認めない
b. 輸血前に急性肺障害を認めない
c. 輸血中または輸血後6時間以内の発症
d. 急性肺障害に関連する輸血以外の危険因子を認めない

2. Possible TRALI

a. 急性肺障害（TRALI同様）
b. 輸血前に急性肺障害を認めない
c. 輸血中または輸血後6時間以内の発症
d. 急性肺障害に関連する輸血以外の危険因子を認める

（文献14より引用）

るが[10〜12]，患者血中に検出される場合もある．本邦では全製剤の貯血前白血球除去が実施されているため，現在ではレシピエント血清中の白血球抗体がTRALI発症に関与する可能性は低い[13]．

4）診断

TRALI Consensus Conferenceにおいて提唱された診断基準（表3）に準拠[14]する．非心原性肺水腫の証明（急性左心不全による心原性肺水腫の否定）をもって診断とする．

5）治療

TRALIを疑った時点で，輸血は即座に中止する．呼吸管理を基本とした支持療法が治療の主体であり[15]，人工呼吸管理を要することも多い[16]．TRALIに対する適切な人工呼吸管理についての検討報告は確認できないが，TRALIをARDSのひとつとして捉えるならば，ARDS患者において有用性が示された肺保護戦略（Tidal volume = 6 mL/kg, Plato pressure < 30 cmH$_2$O）を採用することに異論はない[9]．

その他TRALIの治療として，輸液制限＋利尿薬投与[17]やステロイド投与[18]，抗血小板薬投与[19]などが試みられているが，現時点ではTRALIの治療としては確立されていない．

❹ 輸血関連循環過負荷（TACO）

1）定義

　　TACOにはコンセンサスの得られた定義は存在しない．基本的には輸血に伴って起こる循環負荷のための心不全であり，呼吸困難を伴う．TACOは，①急性呼吸不全，②頻脈，③血圧上昇，④胸部X線上の急性肺水腫または肺水腫の悪化，⑤水分バランスの超過，の5つのうち，少なくとも4つを満たすものと定義される．確定的な発症時間に関する定義はないが，輸血後6時間以内の発症を一応の目安とする[20]．

2）症状

　　呼吸困難・低酸素血症・頻呼吸を呈する．そのほか，起座呼吸，頸静脈怒張，泡沫状痰，湿性ラ音・喘鳴，血圧高値，頻脈がみられる．＊多くの場合，発熱は伴わない．

3）病態

　　TACOの病態はさほど複雑ではなく，基本的な病態は，輸血に伴って起こる循環負荷のための急性非代償性心不全である．短時間に大量の輸血を受けた患者や，心機能や腎機能が低下している患者では発症しやすい．左房圧の上昇がみられ，肺水腫液は，漏出性のものとなる．

4）診断

　　定義としては未だ定まっていないが，現時点では，輸血中または輸血後6時間以内に，①急性呼吸不全，②頻脈，③血圧上昇，④胸部X線上の急性肺水腫または肺水腫の悪化，⑤水分バランスの超過，の5項目のうち，4項目以上を満たした患者をTACOと診断する[20]．診断の補助として，肺動脈楔入圧18 mmHg以上，BNP1,200 pg/mL以上，経胸壁心臓超音波検査における左室収縮能の低下，などが有用とされている[14]．

　　なお，ドナー血液製剤中の白血球抗体の存在は問わないが，レシピエントの血液において抗体陽性の場合は，TACOと診断されていてもTRALIの可能性，またはTRALI合併の可能性もあるため，その診断には注意を要する．

5）治療

　　急性非代償性心不全に準じた治療を行う．過剰な輸血が原因となってTACOは発症するため，**TACOを疑った時点で輸血を中止する**．血管内容量負荷に対しては，利尿薬を投

与と血管拡張薬の投与を行い，肺水腫による呼吸不全に対しては，酸素投与またはNIPPVの装着を行う．

表4 ● TRALIとTACOの鑑別

	TRALI	TACO
体温	上昇することあり	変化なし
血圧	低下	上昇
呼吸器症状	急性呼吸不全	急性呼吸不全
頸静脈	変化なし	怒張
聴診	ラ音	ラ音，心音でS3（+）のことあり
胸部X線	両側びまん性浸潤影	両側びまん性浸潤影
Ejection Fraction	正常もしくは低下	低下
肺動脈楔入圧	18 mmHg以下	18 mmHgを超える
肺水腫液	滲出性	漏出性
水分バランス	正負どちらもありうる	正
利尿剤の効果	あまりない	有効
白血球数	一過性の減少	変化なし
BNP	< 200 pg/mL	> 1,200 pg/mL
白血球抗体	ドナーの白血球抗体陽性でドナー，レシピエント間のクロスマッチ陽性	ドナーの白血球抗体の存在は問わないが，陽性の場合はTACOと診断されていてもTRALIの可能性もある

（文献21より引用）

一口メモ　TRALIとTACOの鑑別

　TRALIとTACOは，輸血中から輸血開始後6時間以内に急性呼吸不全および肺水腫を呈する輸血関連合併症であり，発症時の臨床症状からはその鑑別は難しい．TRALIとTACOは発症機序が異なり治療方針も異なるため，これらを鑑別することは診療上も重要である．

　表4にTRALIとTACOの鑑別を示す．TRALIは抗原抗体反応（炎症）を伴った非心原性の肺水腫であり，TACOは抗原抗体反応（炎症）を伴わない心原性の肺水腫であるため，その鑑別は理論的にはARDSと急性左心不全の鑑別と同様である．具体的には左房圧の上昇所見の有無により，鑑別が可能となる．

　しかしながら，TRALIとTACOは併存する可能性のある疾患であり，表4にも記載されている通り，レシピエントの血中に白血球抗体が存在する場合は，TACOと診断されてもTRALIの可能性もある．両者の鑑別にBNPが有用との報告があり[22]，日本輸血・細胞治療学会・輸血療法委員会の発刊する「輸血副作用対応ガイド」[13]にもBNPの項が設けられている．しかしながらTRALIとTACOの鑑別におけるBNPの有用性を疑問視する報告もみられ[23]，両者の鑑別におけるBNPの有用性に結論は出ていない．臨床の現場では，BNPは「診断の一助になりうる」という程度に位置づけ，臨床所見やその他の検査所見により，総合的にTRALIとTACOを鑑別することが肝要である．

表5 ● 輸血関連合併症の代表的症状

● 発熱	● 発赤・顔面紅潮
● 悪寒・戦慄	● 発疹・膨隆疹
● 血圧変動・ショック	● 掻痒感
● 頻脈	● 血管痛
● 呼吸困難	● 胸背部痛・腰痛・頭痛
● 褐色尿（ヘモグロビン尿）	● 嘔気・嘔吐

＊赤字は重症の可能性が高い

表6 ● 輸血副作用ワークアップ

① 輸血の即時中止
② 輸血セットの交換と細胞外液または生理食塩水への切り替え
③ 呼吸状態および循環動態の安定化（蘇生的介入）
④ 全身観察（血液ガス検査・胸部X線写真・一般採血検査を含む）
⑤ 患者または血液製剤取り違えの過誤について調査
⑥ TTIの可能性について調査（血液培養採取・被疑製剤の保管）
⑦ 輸血部門および責任医師に連絡

❺ 輸血副作用発症時におけるワークアップ

1）副作用発症時のワークアップ

　ここまで代表的なNISHOTsについてみてきたが，輸血副作用は，輸血開始後の臨床症状からその発症を疑うことが，早期診断と早期治療介入に重要である．ここまで見てきたとおり，TTIおよび代表的なNISHOTsなどの輸血副作用は，**表5**[13] に示すような症状によって発症することが多く，輸血開始後にそれらの症状が出現した場合には，迅速で適切な対応が求められる．具体的には**表6**の手順をとる[13]．

　輸血副作用は，発症時点でその詳細な確定診断をつけることは困難である．「患者を診察し，鑑別診断をあげ，検査を行い，診断を確定させ，根本治療を行うこと」これが医療の基本姿勢ではあるが，蘇生的介入が必要となりうる疾患を含む輸血副作用に対応する際に，蘇生を含めた初期対応が遅れることがあってはならない．上記ワークアップは，確定診断によらず，輸血副作用に対して一様に対応できるような内容になっており，エキスパートオピニオンとして参考にされたい．

2）重大副作用の報告

　また本邦では，重大な輸血副作用は日本赤十字社の血液センターへ報告する（重篤な例は厚生労働省に直接報告する）こととなっており，統一された報告書にて報告する．これ

らのシステムは血液安全監視体制（ヘモビジランス）とよばれる．ヘモビジランスは，供血者からの採血から患者への輸血までの間に発生した有害事象に関する情報を収集・解析し，輸血副作用の発生予防策の検討と，施行された予防策の検証を行うことを目的としており，医療者は重大な輸血副作用発生時には遅滞なく関係機関へ報告しなければならない．

以上，輸血におけるNISHOTsの代表的な疾患について概説し，その診断と治療法，そして輸血副作用に対するワークアップについて述べた．輸血は同種移植術であることを常に意識し，血液製剤の適切な使用と使用後に副作用が発生した際の適切な対応を日頃から心がけるべきである．

一口メモ

輸血トリガー（内因性疾患）

輸血はICUにおいて頻発する医療行為であるが，前述のように合併症が少なからず存在するため，不必要な輸血は極力控えなければならない．ここでは集中治療領域における輸血開始基準について概説する．

＜赤血球濃厚液＞

Hb＜7.0 g/dLで投与：TRICC Study[24]により内科系ICUにおけるRBC輸血のトリガーが検討され，その結果，RBC輸血のトリガーはHb＜7.0 g/dLと報告された．その後敗血症患者（TRISS Study）[25]や心臓血管外科領域（TRACS Study）[26]などでも検討が重ねられ，現在のところRBC輸血のトリガーは概ねHb＜7.0 g/dLであると結論づけられている[1]．

＜血小板濃厚液＞

①骨髄抑制時における出血性合併症予防：Plt＜1.0万/μL
②待機的CV挿入：Plt＜2.0万/μL
③脳神経外科領域以外の待機的手術＆診断的腰椎穿刺：Plt＜5.0万/μL

各処置における至適な血小板値については，長らく議論されてきた．2015年にAABB（American Association of Blood Banks）よりガイドラインが発表され，上記基準が提唱された[2]．しかしながら，その推奨度はそれほど強いものではなく，結果として現場判断の余地を多く残している．

＜新鮮凍結血漿＞

トリガーとしての基準なし：トリガーの必要性は十分に認識されてはいるものの，その基準値の設定に至るまでのエビデンスレベルの高い検討は，現在までになされていない[27]．トリガーとしては，PT-INRやフィブリノーゲン値が候補に挙がっている．

外傷における輸血

重症外傷の急性期では早期から凝固異常がみられるため，その是正を目的として，FFP（新鮮凍結血漿）やPC（血小板製剤）を積極的に使用した「大量輸血療法」が外傷蘇生として行われる基調にある．外傷診療の早期からRBC/FFP/PC＝1/1/1[28]またはRBC/FFP＝1/1.5[29]とした「大量輸血療法」を行うことで生命予後が改善した[30]という報告等を受け，ヨーロッパのガイドラインでは，外傷蘇生において十分にFFPおよびPCを使用するように提言している[31]．しかしながら，FFPやPCの適切な投与比率や，大量輸血療法の開始基準に明らかなものはなく，今後の検討課題となっている．

大量輸血療法の開始基準については，スコアリングシステムによる基準の設定が各国で試みられている．米国ではABC Score[32]が，欧州ではTASH Score[33]が，そして本邦からはTBSS（図1）が開発されている．ヨーロッパからの報告では，TASH Scoreが最も正確に大量輸血療法の必要性を予測しうるスコアであったが[34]，本邦からの報告では，TBSSの予測精度がTASH

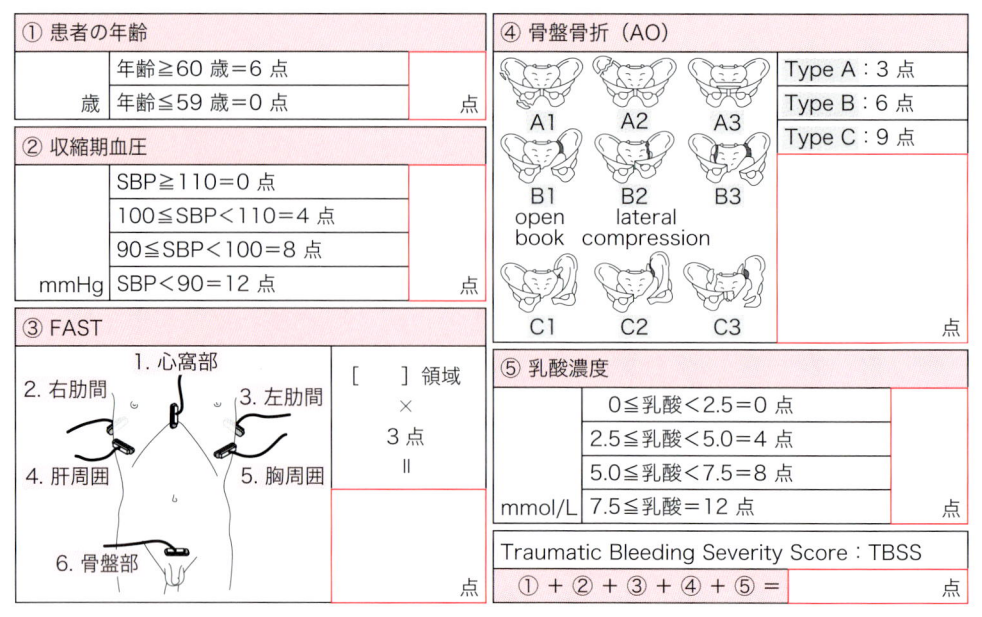

図1 ● 大量輸血療法の開始基準

① 患者の年齢		
歳	年齢≧60 歳＝6 点	
	年齢≦59 歳＝0 点	点

② 収縮期血圧		
mmHg	SBP≧110＝0 点	
	100≦SBP＜110＝4 点	
	90≦SBP＜100＝8 点	
	SBP＜90＝12 点	点

③ FAST
1. 心窩部
2. 右肋間
3. 左肋間
4. 肝周囲
5. 胸周囲
6. 骨盤部

[　] 領域 × 3 点 ＝ 点

④ 骨盤骨折（AO）	
A1 A2 A3	Type A：3 点
B1 B2 B3 open book / lateral compression	Type B：6 点
C1 C2 C3	Type C：9 点
	点

⑤ 乳酸濃度		
mmol/L	0≦乳酸＜2.5＝0 点	
	2.5≦乳酸＜5.0＝4 点	
	5.0≦乳酸＜7.5＝8 点	
	7.5≦乳酸＝12 点	点

Traumatic Bleeding Severity Score：TBSS
① ＋ ② ＋ ③ ＋ ④ ＋ ⑤ ＝　　　点

後方視的検討の結果では，17点以上の患者における大量輸血療法開始が妥当であった
（文献35より引用）

ScoreおよびABC Scoreに勝っていた[35]．TBSSの国内外部検証と，TBSS，TASH Score，ABC Scoreの国を超えた外部検証試験が期待される．

「大量輸血療法」では，特殊な存在する，クエン酸中毒および低カルシウム血症，高／低カリウム血症，低体温などである．

＜クエン酸中毒／低カルシウム血症＞

保存血液では，抗凝固剤としてクエン酸が使用されている．大量かつ急速に輸血すると，クエン酸が血清カルシウムをキレートするため，低カルシウム血症が起こる．重篤な低カルシウム血症は心機能低下から血圧低下をきたすことがあるため，イオン化カルシウムは0.9 mEq/L以上に保持する．

＜高／低カリウム血症＞

赤血球濃厚液は，赤血球が少しずつ溶血するため，製剤内のカリウム濃度は3週間の保存で40 mEq/Lに上昇する．保存時に放射線照射を行った場合は約60 mEq/Lまで上昇する．大量にRBCを輸血すると，高カリウム血症に陥る可能性があるため，注意を要する．しかし一方で，血液製剤中に含まれるクエン酸は，肝臓で代謝され重炭酸を生じる．大量輸血を施行すると，代謝性アルカローシスとなることもあり，この重炭酸による代謝性アルカローシスは低カリウム血症を伴って出現しやすい．このため，大量輸血療法施行時には高カリウム血症と低カリウム血症の療法に注意する必要がある．

＜低体温＞

赤血球濃厚液8単位の投与により，体温が1℃低下するといわれている．低体温は「死の三徴」の1つであり，重症度の指標でもある．低体温症は血液凝固異常の原因にもなりうるため，出血性ショックの患者における大量輸血療法の施行時には，加温輸液装置やブランケット等を駆使し，低体温症の合併に留意する必要がある．

Pro Con 論点のまとめ

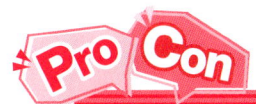

新鮮血と保存血では，新鮮血の方が予後良好？

赤血球濃厚液は，生成から72時間以内の新鮮血と，72時間以上21日までの保存血に分類される．保存血では，保存期間に依存し，カリウム含有量の増加や，乳酸の増加，血球の変形（赤血球細胞膜の劣化）や赤血球の機能低下，破壊された赤血球による炎症の惹起，遊離ヘモグロビンの放出等の懸念がある．

【Pro】

- 長期保存された赤血球濃厚液は，カリウム含有量の増加や，乳酸の増加，血球の変形（赤血球細胞膜の劣化）や赤血球の機能低下，破壊された赤血球による炎症の惹起，遊離ヘモグロビンの放出等がみられるため，長期保存血が投与された場合，新鮮な血液が投与された場合に比較して，予後が悪くなる．

【Con】

長期間保存された血液であっても，患者の予後を大きく左右しない．

2008年に発表された心臓血管外科手術を受けた2,872人のカルテレビューでは，2週間以上保存されていた赤血球濃厚液を輸血された患者では，保存期間が2週間以内の赤血球濃厚液を輸血された患者と比較し，術後合併症が多く，1年後生存率も低かったと報告された[36]．しかしながらこの報告では，緊急手術の割合や術中出血の量，白血球除去製剤の使用状況などが検討されていないなどの問題点が多くあった[37]．

その後もこのテーマについては議論が重ねられ，2013年の心臓血管外科の患者821人を対象としたレビューでは，長期保存された赤血球製剤を輸血された患者と比較的新鮮な赤血球製剤を輸血された患者における予後に主だった影響を与えなかったという結果が報告され[38]，2014年のOff-Pump冠動脈バイパス術を受けた1,072人のレビューでは，長期保存された赤血球製剤の投与は，術後のアシデミアや術創部の合併症の増加，および入院期間の延長に有意に寄与していたものの，患者の長期予後には影響なかったと報告された[39]．このような新鮮製剤の輸血または長期保存製剤の輸血の議論は，開腹手術[40]，肝移植[41]，外傷[42]でもRetrospectiveに検討されたが，いずれにおいても長期予後に有意差は認めず，2015年のコクランレビュー[43]においても予後には差がないと報告された．

現時点では，新鮮な赤血球製剤の輸血と長期間保存された赤血球製剤の輸血において，レシピエントの長期予後に有意差はないと考えられるが，質の高いエビデンスが存在しないため，この議論は今後の検討課題として存続する．

文献

必読 1) Carson JL, et al：Red blood cell transfusion：a clinical practice guideline from the AABB*. Ann Intern Med, 157：49-58, 2012
→ American Association of Blood Banksの赤血球輸血に関するガイドライン．副作用についてもよくまとまっている

必読 2) Kaufman RM, et al：Platelet transfusion：a clinical practice guideline from the AABB. Ann Intern Med, 162：205-213, 2015
→ American Association of Blood Banksの血小板輸血に関するガイドライン．副作用についてもよくまとまっている

3) Sharma S, et al：Transfusion of blood and blood product：indications and complications. Am Fam Physician, 83：719-24, 2011

4) Janatpour KA, et al：Clinical outcomes of ABO-incompatible RBC transfusions. Am J Clin Pathol, 129：276-281, 2008

5) Mikkelsen TS & Toft P：Prognostic value, kinetics and effect of CVVHDF on serum of the myoglobin and creatine kinase in critically ill patients with rhabdomyolysis. Acta Anaesthesiol Scand, 49：859-864, 2005

6) Huerta-Alardín AL, et al：Bench-to-bedside review：Rhabdomyolysis -an over-view for clinicians. Crit Care, 9：158-169, 2005

7) Schaer DJ, et al：Hemolysis and free hemoglobin revisited：exploring hemoglobin and hemin scavengers as a novel class of therapeutic proteins. Blood, 121：1276-1284, 2013

8) Geiger TL & Howard SC：Acetaminophen and diphenhydramine premedication for allergic and febrile nonhemolytic transfusion reactions：good prophylaxis or bad practice? Transfus Med Rev, 21：1-12, 2007

9) Vlaar AP & Juffermans NP：Transfusion-related acute lung injury：a clinical review. Lancet, 382：984-994, 2013

10) Popovsky MA & Moore SB：Diagnostic and pathogenetic considerations in transfusion-related acute lung injury. Transfusion, 25：573-577, 1985

11) Shaz BH, et al：Transfusion-related acute lung injury：from bedside to bench and back. Blood, 117：1463-1471, 2011

12) Triulzi DJ：Transfusion-related acute lung injury：current concepts for the clinician. Anesth Analg, 108：770-776, 2009

必読 13) 「輸血副作用対応ガイド」（日本輸血・細胞治療学会　輸血療法委員会），2011
→ 本邦における輸血副作用対応ガイド．日本輸血・細胞治療学会から発刊されています．非常にわかりやすくまとめられており，輸血にかかわるすべての医療者にとって必読と思われる

14) Kleinman S, et al：Toward an understanding of transfusion-related acute lung injury：statement of a consensus panel. Transfusion, 44：1774-1789, 2004

15) Barrett NA & Kam PC：Transfusion-related acute lung injury：a literature review. Anaesthesia, 61：777-785, 2006

16) Wallis JP, et al：Single hospital experience of TRALI. Transfusion, 43：1053-1059, 2003

17) Wiedemann HP, et al：Comparison of two fluid-management strategies in acute lung injury. N Engl J Med, 354：2564-2575, 2006 ★★★

18) Hendrickson JE & Hillyer CD：Noninfectious serious hazards of transfusion. Anesth Analg, 108：759-769, 2009

19) Harr JN, et al：Antiplatelet therapy is associated with decreased transfusion-associated risk of lung dysfunction, multiple organ failure, and mortality in trauma patients. Crit Care Med, 41：399-404, 2013

20) International Society of Blood Transfusion Working Party on Haemovigilance. Proposed Standards Definitions for Surveillance of Non Infectious Adverse Transfusion Reaction. July 2011 http://www.ihn-org.com/wp-content/uploads/2011/06/ISBT-definitions-for-non-infectious-transfusion-reactions.pdf Accessed Aug. 26, 2015

21) Skeate RC & Eastlund T：Distinguishing between transfusion related acute lung injury and transfusion associated circulatory overload. Curr Opin Hematol, 14：682-687, 2007

22) Zhou L, et al：Use of B-natriuretic peptide as a diagnostic marker in the differential diagnosis of transfusion-associated circulatory overload. Transfusion, 45：1056-1063, 2005

23) Li G, et al：The accuracy of natriuretic peptides (brain natriuretic peptide and N-terminal pro-brain natriuretic) in the differentiation between transfusion-related acute lung injury and transfusion-related circulatory overload in the critically ill. Transfusion, 49：13-20, 2009

24) Hébert PC, et al：A multicenter, randomized, controlled clinical trial of transfusion requirements in critical care. Transfusion Requirements in Critical Care Investigators, Canadian Critical Care Trials Group. N Engl J Med, 340：409-417, 1999 ★★

25) Holst LB, et al：Lower versus higher hemoglobin threshold for transfusion in septic shock. N Engl J Med, 371：1381-1391, 2014 ★★

26) Hajjar LA, et al：Transfusion requirements after cardiac surgery：the TRACS randomized controlled trial. JAMA, 304：1559-1567, 2010 ★★

27) Müller MC, et al：Evaluation of a multi-center randomised clinical trial on prophylactic transfusion of fresh frozen plasma：implications for future trials. Transfus Med, 24：292-296, 2014

28) Holcomb JB, et al：Increased plasma and platelet to red blood cell ratios improves outcome in 466 massively transfused civilian trauma patients. Ann Surg, 248：447-458, 2008

29) Sperry JL, et al：An FFP：PRBC transfusion ratio ＞/=1：1.5 is associated with a lower risk of mortality after massive transfusion. J Trauma, 65：986-993, 2008

30) Holcomb JB, et al：The prospective, observational, multicenter, major trauma transfusion (PROMMTT) study：comparative effectiveness of a time-varying treatment with competing risks. JAMA Surg, 148：127-136, 2013

31) Spahn DR, et al：Management of bleeding and coagulopathy following major trauma：an updated European guideline. Crit Care, 17：R76, 2013

32) Nunez TC, et al：Early prediction of massive transfusion in trauma：simple as ABC（assessment of blood consumption）? J Trauma, 66：346-352, 2009

33) Yucel N, et al：Trauma Associated Severe Hemorrhage（TASH）-Score：probability of mass transfusion as surrogate for life threatening hemorrhage after multiple trauma. J Trauma, 60：1228-1236, 2006

34) Brockamp T. et al：TraumaRegister DGU. Predicting on-going hemorrhage and transfusion requirement after severe trauma：a validation of six scoring systems and algorithms on the TraumaRegister DGU. Crit Care, 16：R129, 2012

35) Ogura T, et al：Predicting the need for massive transfusion in trauma patients：the Traumatic Bleeding Severity Score. J Trauma Acute Care Surg, 76：1243-1250, 2014

36) Koch CG, et al：Duration of red-cell storage and complications after cardiac surgery. N Engl J Med, 358：1229-1239, 2008

37) Benjamin RJ & Dodd RY：Red-cell storage and complications of cardiac surgery. N Engl J Med, 358：2840-2841, 2008

38) Voorhuis FT, et al：Storage time of red blood cell concentrates and adverse outcomes after cardiac surgery：a cohort study. Ann Hematol, 92：1701-1706, 2013

39) Min JJ, et al：Association between red blood cell storage duration and clinical outcome in patients undergoing off-pump coronary artery bypass surgery：a retrospective study. BMC Anesthesiol, 14：95, 2014

40) Lee SJ, et al：Effect of Intraoperative Red Blood Cell Transfusion on Postoperative Complications After Open Radical Cystectomy：Old Versus Fresh Stored Blood. Clin Genitourin Cancer. Clin Genitourin Cancer, 13：581-587, 2015

41) Chen J, et al：Storage age of transfused red blood cells during liver transplantation and its intraoperative and postoperative effects. World J Surg, 36：2436-2442, 2012

42) Spadaro S, et al：Transfusion of stored red blood cells in critically ill trauma patients：a retrospective study. Eur Rev Med Pharmacol Sci, 19：2689-2696, 2015

43) Martí-Carvajal AJ, et al：Prolonged storage of packed red blood cells for blood transfusion. Cochrane Database Syst Rev. Cochrane Database Syst Rev, 14：7, 2015

第7章　血液・凝固

3. ヘパリン起因性血小板減少症 (HIT)

阿部建彦，内野滋彦

Point
- ヘパリンに暴露されていなくてもHITを発症する可能性がある
- 臨床症状と血液学的検査を組み合わせて診断する
- 疑ったら検査結果が出る前に治療を開始し，専門家にコンサルトする

はじめに

　ICU患者において血小板減少症はしばしば遭遇する病態であり，その原因は多岐にわたる．また，ICU患者は抗凝固薬としてヘパリン類の使用も多くみられ，HIT（heparin induced thrombocytopenia：ヘパリン起因性血小板減少症）はヘパリン投与患者にみられる血小板減少を呈する病態である．特にHITに血栓症を合併する病態はHITTs（heparin induced thrombocytopenia and thrombosis：ヘパリン起因性血小板減少症・血栓症）とよばれ，ICU患者では注意を要する．

1 合併症の具体的内容 / 発生要因・機序

1) 分類

　HITには，非免疫学的機序で発症する1型と免疫学的機序が関与する2型がある．両者の鑑別は，以下の表の通りである[1]（表1）．
　1型は血小板減少の程度は軽度であり，ヘパリン投与も継続して行えるため臨床的に問題にならない．そのため，本稿では2型について述べていきたい．

表1 ● HITの型による相違点

	1型	2型
頻度	10〜20％	2〜30％
発症時期	1〜4日	5〜10日
血小板数の最低値	100,000/μL	30,000〜55,000/μL
HIT抗体	なし	あり
血栓塞栓症の合併	なし	30〜80％
易出血性	なし	滅多にない
管理・対応	経過観察	ヘパリンの中止 代替の抗凝固療法 追加治療

(文献1より引用)

2) 病態

　HITは、PF4（platelet factor 4）と多価陰イオンの複合体に対して抗体が産生されることで発症する[2]。PF4は活性化血小板のα顆粒から放出される物質であり、陽性に荷電しているため陰イオンと結合する。多価陰イオンには、ヘパリンのほかに核酸や細菌外膜の構成成分であるリポ多糖などがある。そのため、**HITの発症には、ヘパリンの暴露は必須ではなく**、ヘパリン以外にも細菌感染を契機にHIT抗体が誘導されたり、自己免疫疾患としてHIT抗体が産生されたりもする。

　多価陰イオンであるヘパリンはPF4と結合し、その立体構造を変化させ、ヘパリン/PF4複合体に対する抗体（HIT抗体）がB細胞から産生される。そのHIT抗体のFcγが血小板の受容体（FcγRⅡ）や単球の受容体（FcγRⅠ）に結合し、血小板を活性化させることで、血小板凝集が起こり、トロンビン活性も高まる。その結果として、血小板が消費され血小板減少症が起こり、かつ、**血小板凝集に加えトロンビン活性も高まっている状態**なので動静脈血栓症が引き起される（図1）。

❷ 頻度/発生時期

1) 疫学

　ICU患者における血小板減少は20〜40％で起こり、そのうちHITである割合は1〜2％程度であるといわれている[3]。また、VTE[4]（静脈血栓塞栓症）や心臓外科手術[5]のためにヘパリンを投与された患者について調べてみると、HITと診断されたのは0.4〜0.5％であり、ICU/CCUにおける前向き研究[6]では、**HITの発症頻度は0.4％前後**と比較的稀

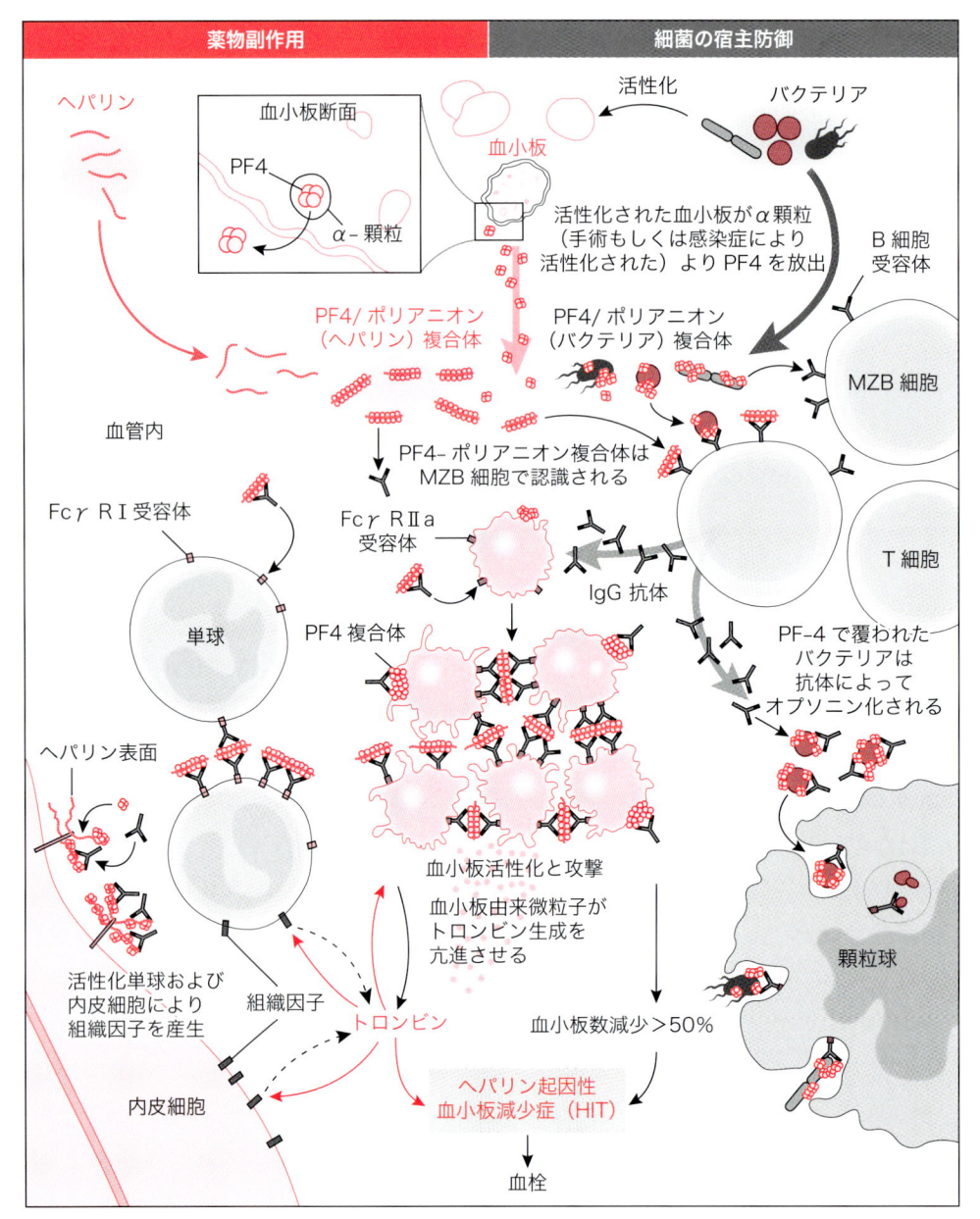

図1 ● HITの病態
HITの原因となる物質の暴露からHIT発症までを模式化した
（文献2より引用）

な疾患であることがわかる．

2）診断

　　　　　HITの診断は容易ではなく，しばしば診断に苦渋することがある．血栓症を合併すると

表2 ● 4 T's score

	2点	1点	0点
血小板数	50％以上低下 かつ 最低値＞2万	30〜50％低下 あるいは 最低値1〜2万	30％以下低下 あるいは 最低値＜1万
発症時期	明確に投与後5〜10日 あるいは 30日以内の投与歴がある場合の1日以内の発症	おそらく投与後5〜10日 あるいは 30〜100日前の投与歴がある場合の1日以内の発症	投与後4日以内 （最近のヘパリン暴露なし）
血栓症	新規の血栓症 皮膚壊死 急性全身反応	進行性・再発性の血栓症 血栓症の疑い	なし
他の原因	なし	可能性あり	あり

0〜3点：低リスク，4，5点：中等度リスク，6〜8点：高リスク
（文献7より引用）

死亡率が上昇し，重篤な合併症をきたす恐れがあるので，注意を要する．一方で，検査結果の解釈を誤ると，不必要な治療を介入したり，診断を見誤ったりもする可能性がある．本稿では，臨床症状と血液学的検査に分けて説明をする．

a）臨床症状

血小板減少の程度や時期などの4つの項目をスコア化し，HITの診断に役立てる4 T's というものがある[7]．2006年にWarkentinらによって提唱されたもので，血小板減少の程度，血小板減少の時期，血栓症の有無，他の原因となる疾患の有無の4項目を0〜2に分け点数化するものである．0〜3：低リスク，4，5：中等度リスク，6〜8：高リスクとしている（表2）．4 T'sの予測値を調査したメタアナリシスでは，有病率0.11％の集団では，カットオフ値を4以上とすると，感度99％/特異度54％，陽性的中率22％/陰性的中率99.8％となり，**4 T'sが3点以下のときはHITを除外**しやすくなる[8]．逆に4点以上の場合は，次の検査に進むことになる．

b）血液学的検査

● HIT抗体検出：ELISA法/ラテックス比濁法/化学発光免疫法

HIT抗体を検出するには，ELISA法・ラテックス比濁法・化学発光免疫法などが用いられ，なかでもELISA法が広く使用されている．患者血清と標識されたHIT抗体に対する抗原を混合し沈降させる方法だが，血小板凝集作用があるIgGだけでなくIgAやIgMまで沈降させてしまう．心臓外科術後患者では，吸光度（＝抗体価）を0.4とすると感度100％/特異度26％であり，陽性的中率は低くなる一方で[9]，吸光度を1.4まで上げれば，特異度は高くなり検査陽性時の診断意義は高くなる[10]．IgG-HIT抗体のみを検出する試薬を用いたELISA法やラテックス比濁法・化学発光法は，従来のELISA法よりも特異度は高くなるがデータの蓄積が待たれる．

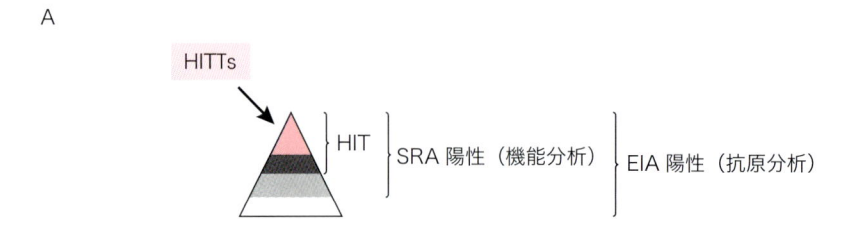

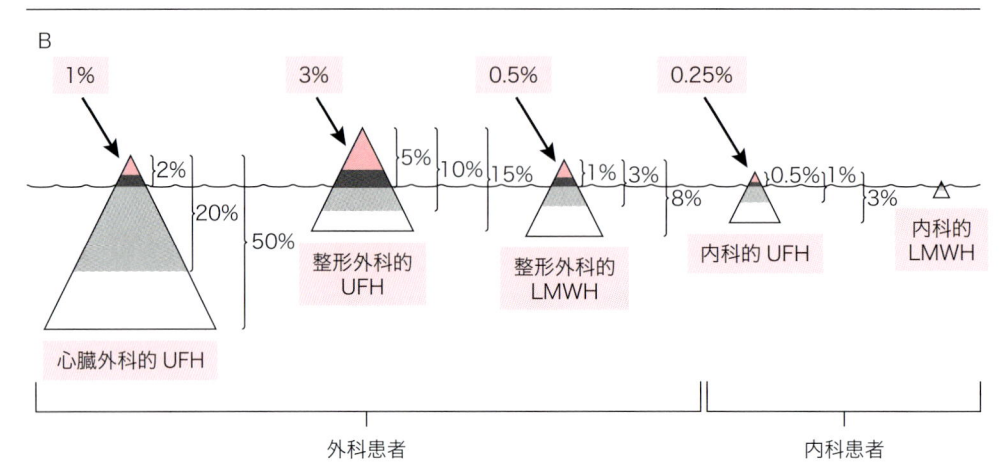

図2　HITの氷山モデル
A：HITの発症と血液学的所見の関係性，
B：患者背景とヘパリンの種類による差異
UFH：未分画ヘパリン，LMWH：低分子量ヘパリン
（文献11より引用）

● 機能的評価：SRA/HIPA

　機能的評価としては，SRA（セロトニン放出試験）と血小板凝集法があり，患者血清に正常血小板を添加し，その凝集能を評価するものであり，陽性ならば確定診断となるゴールドスタンダードな検査である．しかし，SRAはRIを使用するため本邦では検査できず，また，血小板凝集法はSRAよりも感度が劣り，検査手技によるばらつきが多いとされる．RIを使用しないマイクロパーティクル法を国立循環器病研究センターの宮田茂樹らのグループが実施している．

　以上からわかることは，HIT抗体陽性＝HITTsということではなく，実際ELISA法でHIT抗体が陽性の患者のうち，2〜15％程度しかHITを発症しない[2]．そのため，**4 T's が4点以上の場合など検査前確率を高めてからELISAなどによる検査を行うべき**であり，そうすることでHITの過剰治療を防ぐことができる（図2）[11]．

❸ 合併症の生命予後や機能予後への影響

稀な疾患ではあるが，血栓症を合併すると死亡率は4〜32％となるため注意が必要である[12,13]．血栓症については，静脈血栓症は動脈血栓症より3倍発生しやすく，動脈血栓症の好発部位としては，脳梗塞，心筋梗塞，副腎梗塞であり，稀に出血も合併することがある．頻度は少ないが，下肢壊疽，副腎の出血性梗塞，ヘパリン注射部位の壊死，急性全身反応も起こりうる．トロンビン活性が高まっているため，血小板減少（最低値は2万以上）は認めるも，**出血傾向になることは滅多にない**[2]．

❹ 具体的な予防策

HITに対して予防的に抗凝固療法を行うことは推奨されておらず，発症リスクが高い患者群に対しては，HITが起こりうることを認識することが重要である．ヘパリン投与前の血小板数を測定し，ヘパリン暴露後4〜14日では2〜3日ごとに血小板数を測定する必要がある[14]．

また，HITの発症率は，LMWHよりもUFH，皮下注射よりも静脈内注射，内科患者より外科患者の方が高いことが知られている[14,15]．

❺ 発症時の戦い方〜対処法・トラブルシューティング〜

HITの治療としては，まず投与されている**ヘパリンの中止**（静脈内注射，皮下注射，フラッシュ，コーティングを含め），続いて**血栓症を予防**する抗凝固薬の投与である．

直接トロンビン阻害薬である**アルガトロバン（スロンノン®）が本邦では唯一のHIT治療薬**である．診断には血液学的検査が必要であるが，結果が出るのに数日かかるので，これらの治療は，診断を待たずHITが疑われた段階で始めるべきである．

HIT患者に対しアルガトロバンを投与した症例を後ろ向きに検討すると，出血性合併症を増やすことなく血栓症の発症が少なくなることがわかる[16]．原文では投与量は2μg/kg/分で開始し，**APTTが100秒を越えないように1.5〜3倍に調整**するとあるが，本邦では0.7μg/kg/分から開始し適宜容量調整を行う．アルガトロバンは肝代謝であるため，肝機能低下時は0.2μg/kg/分から始め，また，流量変更時は定常状態に達する**2時間後にaPTTを測定**する[17]．

抗凝固薬である**ワルファリン**はプロテインC活性を低下させ血栓症が起きやすくなるので，**血小板が正常化してから投与**する．ワルファリンを投与する際，アルガトロバンは最低でも5日間は併用し，PT-INRが治療域に入ったことを確認し終了とする．抗凝固療法

の治療期間を調べた研究はないが，血栓症の有無によって治療期間を分けることが多い．血栓症を伴わないHITでは，治療開始後2〜4週は血栓症のリスクが上昇することから，治療期間は血小板数が安定し，治療から4週経過した時点とする．一方HITTsでは，VTEに準じた治療期間が妥当であり，3カ月を目安にINR 2.0〜3.0を目標に抗凝固療法を行う[14]．

HITと診断された243人を検討した結果，73人（30％）がヘパリン投与開始早期に血小板減少が起きており，その全患者が過去100日以内にヘパリンの投与を受けていた．このことは，すでにHIT抗体が存在していたことを意味しており，血小板数が回復した後も一定期間HIT抗体は存在し続ける．HIT発症後，SRAでは50日間（95％CI, 32〜64日），ELISAでは85日間（95％CI, 64〜124日）は検査が陽性になる[18]．したがって，**抗凝固薬の投与期間は3カ月を目安に行い**，心臓外科手術やPCIなどヘパリン投与が必要な場合には事前にHIT抗体の有無を調べる必要がある．

HIT抗体を有する患者において，心臓外科手術やPCIなどを行う場合，術前や術中に血漿交換を行いHIT抗体を除去することで，術中ヘパリンを使用してもHIT発症を予防しうるという症例報告もあるが[19,20]，合併症やコストを考慮し慎重に適応を考える必要がある．

● おわりに

HITTsは稀な疾患ではあるが，ICU患者においては常に念頭におく必要がある．血栓症を合併すると死亡率は高いが，早期に診断できれば治療可能な疾患であるため，疑うことが重要である．また，ヘパリン投与だけでなく，感染や自己免疫疾患でもHIT抗体を産生することがあるので，留意すべきである．

◆ 文献

1) Brieger DB, et al：Heparin-induced thrombocytopenia. J Am Coll Cardiol, 31：1449-1459, 1998
2) 〔必読〕Greinacher A：CLINICAL PRACTICE. Heparin-induced thrombocytopenia. N Engl J Med, 373：252-261, 2015
   → HITのレビュー．病態から診断・治療までわかりやすくまとまっている
3) Vanderschueren S, et al：Thrombocytopenia and prognosis in intensive care. Crit Care Med, 28：1871-1876, 2000
4) Warkentin TE, et al：Prevalence and risk of preexisting heparin-induced thrombocytopenia antibodies in patients with acute VTE. Chest, 140：366-373, 2011 ★
5) Trehel-Tursis V, et al：Clinical and biologic features of patients suspected or confirmed to have heparin-induced thrombocytopenia in a cardiothoracic surgical ICU. Chest, 142：837-844, 2012 ★
6) Verma AK, et al：Frequency of heparin-induced thrombocytopenia in critical care patients. Pharmacotherapy, 23：745-753, 2003 ★
7) Lo GK, et al：Evaluation of pretest clinical score（4 T's）for the diagnosis of heparin-induced throm-

bocytopenia in two clinical settings. J Thromb Haemost, 4：759-765, 2006 ★

8) Cuker A, et al：Predictive value of the 4 Ts scoring system for heparin-induced thrombocytopenia：a systematic review and meta-analysis. Blood, 120：4160-4167, 2012

9) Demma LJ, et al：A diagnosis of heparin-induced thrombocytopenia with combined clinical and laboratory methods in cardiothoracic surgical intensive care unit patients. Anesth Analg, 113：697-702, 2011 ★

10) Warkentin TE：Quantitative interpretation of optical density measurements using PF4-dependent enzyme-immunoassays. J Thromb Haemost, 6：1304-1312, 2006 ★

11) Saad RA：Heparin-induced thrombocytopenia：pathogenesis and management. Br J Haematol, 121：535-555, 2003

12) Hassan S, et al：Heparin-induced thrombocytopenia：is it a graft-threatening complication? Transpl Int, 26：385-391, 2013 ★

13) Gettings EM：Outcome of postoperative critically ill patients with heparin-induced thrombocytopenia：an observational retrospective case-control study. Crit Care, 10：R161, 2006 ★

14) Linkins LA, et al：Treatment and prevention of heparin-induced thrombocytopenia：Antithrombotic Therapy and Prevention of Thrombosis, 9th ed：American College of Chest Physicians Evidence-Based Clinical Practice Guidelines. Chest, 141：e495S-e530S, 2012

15) PROTECT Investigators：Dalteparin versus unfractionated heparin in critically ill patients. N Engl J Med, 364：1305-1314, 2011 ★★★

16) Lewis BE, et al：Effects of argatroban therapy, demographic variables, and platelet count on thrombotic risks in heparin-induced thrombocytopenia. Chest, 129：1407-1416, 2006 ★

17) 「スロンノンIH注10 mg/2 mL添付文書」(第一三共株式会社)

18) Warkentin TE & Kelton JG：Temporal aspects of heparin-induced thrombocytopenia. N Engl J Med, 344：1286-1292, 2001 ★

19) Welsby IJ, et al：Plasmapheresis and heparin reexposure as a management strategy for cardiac surgical patients with heparin-induced thrombocytopenia. Anesth Analg, 110：30-35, 2010

20) Warkentin TE, et al：Plasma exchange to remove HIT antibodies：dissociation between enzyme-immunoassay and platelet activation test reactivities. Blood, 125：195-198, 2015

Column ④

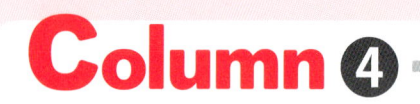

抗凝固薬使用中の出血合併症への対応

萩原祥弘

ワルファリン療法中のICU患者に出血合併症が生じ対応を迫られる場面が少なくない．特に重篤な脳出血や緊急手術を要する際は，休薬とともに急速にPT-INRの是正を行わなければない．頻用されているビタミンKは効果発現まで数時間を要し，新鮮凍結血漿製剤は解凍時間を要し容量負荷や輸血関連合併症の可能性が問題点となる．**急速な是正効果を期待するには乾燥ヒト血液凝固第IX因子複合体（PCC）製剤の方がはるかに優れている**とされ[1~3]．ビタミンKと併用することでPCC製剤投与後のPT-INRの再上昇も抑えられる[3,4]．しかし，PCC製剤によるPT-INRの是正は保険適用外使用であり，各施設での倫理委員会に承認を得る必要がある．また特定生物由来製品であるため，投与した場合は医薬品の名称・製造番号・投与日・患者氏名・住所などを記録し，少なくとも20年間保存しなければならないため，注意が必要である．

文献

1) 「心房細動治療（薬物）ガイドライン（2013年改訂版）」（http//www.J-circ.or.jp/guideline/pdf/JCS2013_inoue_h.pdf）
2) Yasaka M, et al：Predisposing factors for enlargement of intracerebral hemorrhage ill patients treated with warfarin. Thromb Haemost, 89：278-283, 2003
3) 田村 洋行，他：ワルファリン内服中の頭蓋内出血症例に対する第IX因子複合体投与の経験．自治医科大学紀要，35：71-75, 2012
4) Yasaka M, et al：Correction of INR by prothrombin complex concentrate and vitamin K in patients with warfarin related hemorrhagic complication. Thromb Res, 108：25-30, 2002

第8章 感染症

1. CRBSI（カテーテル関連血流感染症）

小田智三

Point

- カテーテル感染予防の原則は「不要なカテーテルの抜去」である
- カテーテル感染診断で必須なことは血液培養！ カテーテル先端培養のみの提出は御法度である
- 初期治療抗菌薬は推定される原因微生物・各施設のアンチバイオグラムを参考に決定する
- 血液培養陰性化を確認するための血液培養再検を行う
- 化膿性血栓性静脈炎，感染性心内膜炎，脊椎炎，遠隔転移感染巣等の合併症の有無を確認する

はじめに

　集中治療室（ICU）では，患者治療のためにさまざまな血管内留置カテーテルが使用される．末梢静脈カテーテル，中心静脈カテーテル（短期留置用・長期留置用），動脈カテーテル，末梢挿入型中心静脈カテーテル（PICC），透析用カテーテル…．これら血管内留置カテーテルがひとたび「感染」をきたすと，容易に敗血症などの重篤な病態に陥る．それはひとえに「血管内に医療器具を留置する」というきわめて侵襲度の高い医療行為を行っているからにほかならない．集中治療医は**「血管内にカテーテルを挿入・留置することは血流感染症の危険と隣り合わせである」**ということを肝に銘じて，カテーテル関連血流感染症（catheter-related bloodstream infection：CRBSI）の「予防」「診断」「治療」に精通しておくことが必要である．

②カテーテル内腔：
輸液汚染・ハブ・アクセスポート

①カテーテル外周
挿入部周辺汚染：

③血行性播種：

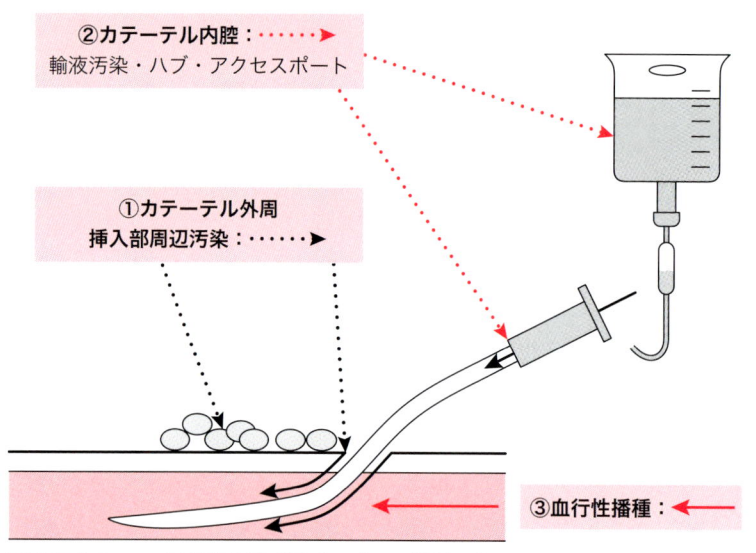

図1 ●カテーテル関連血流感染症：主な感染経路

❶ CRBSIの感染経路と予防（図1）

CRBSIの主な感染経路としては，以下の3タイプに分けられる．

①カテーテル外周：留置後＜14日
②カテーテル内腔：留置後≧14日
③血行性播種

1）カテーテル外周

カテーテル挿入時の汚染や刺入部汚染により，挿入されたカテーテルの外周に沿って病原体が血管内に侵入する感染経路である．カテーテル留置後14日以内に多く認められる[1]．

◆予防[2]

● カテーテル挿入前の手指衛生
アルコール性手指消毒剤による手指衛生もしくは流水＋液体石鹸による手洗いを行う．

● マキシマル・バリアプリコーション
キャップ，マスク，滅菌ガウン，滅菌手袋，全身用の滅菌ドレープを使用する．

● カテーテル挿入部位皮膚消毒
CDCガイドライン2011[2]によると，「中心静脈カテーテルおよび末梢動脈カテーテル挿入前とドレッシング交換時に，0.5％を超える濃度のクロルヘキシジンアルコール製剤で皮膚を前処置する．クロルヘキシジンに対する禁忌がある場合，ヨードチンキ，ヨード

フォア，70％アルコールのいずれかを代替消毒薬として使用することができる」とされている．国内では，1％クロルヘキシジンエタノール製剤が使用できる．中心静脈カテーテル挿入部位を1％クロルヘキシジンエタノール製剤で消毒した群と10％ポビドンヨード製剤で消毒した群とを比較した検討[3,4]では，カテーテル挿入部皮膚表面培養件数あたりの培養陽性数は，1％クロルヘキシジンエタノール群で有意に低く，血流感染症に関しても1％クロルヘキシジンエタノール群で低い傾向であった．現状の国内ICUの対応は，**アレルギーがない限りは1％クロルヘキシジンエタノール製剤による消毒を行うことが推奨**される．1％クロルヘキシジンエタノール製剤が使用困難な状況では，10％ポビドンヨード製剤等での消毒が推奨される．

2）カテーテル内腔

輸液製剤の汚染，輸液回路接続部やカテーテルハブの汚染によって，病原体がカテーテル内腔を介して血管内に侵入する感染経路のことである．カテーテル留置後14日以降に多く認められる[2]．本感染経路の予防には下記を実施[3]する．

①輸液調製時や輸液回路操作前の手指衛生の遵守
②側管注などで使用する，三方活栓やアクセスポートの使用前消毒の徹底
③輸液内汚染の回避

高カロリー輸液調製は，輸液内への細菌混入を避けるためにクリーンベンチ内で無菌的に調製することが望ましい[5]．その他の輸液製剤も無菌調剤がより望ましいことは自明であるが，現状ではすべての輸液製剤を無菌調製している医療機関は日本では少ないと思われる．輸液調製は，本来無菌調製が望ましいことを重々承知したうえで，輸液調製台の衛生状態の確保等，各医療機関が現実的で実施可能な対策を講じることが重要である．

3）血行性播種

遠隔感染病巣から病原体が血行性にカテーテルに付着することにより発症する感染経路のことである．感染源は消化管からのものが推定されることが多い．多くが重症患者，長期カテーテル留置例である．

表1 ● 主なカテーテル関連血流感染症のリスク要因

- 中心静脈＞末梢静脈
- 内頸静脈＞大腿静脈＞鎖骨下静脈
- 下肢＞上肢
- 好中球減少症
- 血液悪性腫瘍＞固形臓器悪性腫瘍
- 他部位の活動性感染症
- カテーテルのサイズ（太＞細）
- カテーテルの管腔数（複数ルーメン＞単ルーメン）
- カテーテル留置期間（72時間以上＞72時間未満）

（文献7を参考に作成）

❷ カテーテルの種類・推奨交換時期・留置部位（表1）　〜主なカテーテル関連血流感染症のリスク因子〜

1）末梢静脈カテーテル

　感染リスクの低減，静脈炎に関連する患者の不快感の軽減を図るため，72〜96時間の間隔で交換するのが一般的である．留置部位による感染リスクは，下肢＞上肢，手首もしくは上腕＞手背[2]である．中心静脈カテーテルと比較してCRBSIの発症頻度は低いが，血管内に留置する医療器具であることに変わりはなく，適切な管理が必要である．

2）中心静脈カテーテル

　14日以内の使用を想定された**短期留置用カテーテル**と14日以上の長期留置が可能な**長期留置用カテーテル**を区別して考える．

a）短期留置用カテーテル

　救急外来・ICUで頻用されている中心静脈カテーテルである．皮下トンネルを形成せず，比較的容易に挿入可能であるが長期間の留置が予想される場合には長期留置用カテーテルへの移行を検討する．

● 推奨交換時期

　カテーテル由来感染症を防止するための定期的な交換は推奨されていない[2]．ただし，緊急時など，適切な感染対策が実施されずに挿入された中心静脈カテーテルは，48時間以内に適切な手順での中心静脈カテーテル再挿入が望ましい[6]．

● 留置部位による感染リスク

　内頸静脈＞大腿静脈＞鎖骨下静脈[7]とされる．感染予防の観点からは，**成人では大腿静脈への中心静脈カテーテル留置は避けるべき**である．ただし，気胸・血胸・血栓形成など

の機械的合併症のリスクを考慮して最終的な挿入部位を決定すべきである[3]．

b) 長期留置用カテーテル

皮下トンネル型中心静脈カテーテル（Hickmanカテーテル・Broviacカテーテル等），完全埋め込み型カテーテル（いわゆるCVポート），末梢挿入型中心静脈カテーテル（peripherally inserted central catheter：PICC）が該当する．**14日間を越えてのカテーテル留置が必要な症例では短期留置用カテーテルから長期留置用カテーテルへの移行が望ましい．**

> **一口メモ　CRBSI対策の"バンドル"**
>
> 複数の感染対策を束ねて（bundle）行うことで，より大きな効果を得る取り組みも研究されている．米国ミシガン州のICU108部門が参加した研究では，下記の5つの対策を組み合わせて実施することにより，介入開始後約18カ月でCRBSI発症率が有意に低下し[8]，しばらく減少が維持されたこと[9]を報告している．
> ①挿入手技前の手洗い・手指消毒の遵守
> ②マキシマル・バリアプリコーション施行下でのカテーテル挿入
> ③クロルヘキシジンエタノール製剤による挿入部位の消毒
> ④大腿静脈挿入の回避
> ⑤不要な中心静脈カテーテルのすみやかな抜去
>
> 上記5つのカテーテル感染対策の"バンドル"は，国内の多くの医療機関で実践可能なものであり，CRBSIに悩んでいるICUでは，今すぐに実践していただきたい対策である．ただし，有効な対策を「知っている」ことと「実践できる」ことには大きな違いがあり，**有効な対策を実践するための「教育活動」も重要である．**

3）どうしてもCRBSIが減らないときにはどうするか？

これまで記載してきたような，適切な感染対策を実施したうえで，それでもCRBSIが減らない場合には「抗菌薬含浸中心静脈カテーテル」の使用を検討する[2]．本カテーテルは，カテーテルシャフトの内腔と表面にミノサイクリンおよびリファンピシンが含浸され，カテーテル由来血流感染症のリスクを低減するとされている[10]．CRBSI対策として有用な可能性がある一方，潜在的な抗菌薬耐性菌発現リスク，薬剤アレルギー等の懸念もあり，本カテーテルの適正使用が求められる．このため，日本感染症学会は「抗菌薬含浸中心静脈カテーテル適正使用基準」[11]を発表した．適応状況を下記に4点記載する．

> 下記のいずれかに該当する症例で5日を超える中心静脈カテーテル留置が必要な場合
> ①包括的予防対策が遵守されているにもかかわらず中心静脈カテーテル関連血流感染症（central line-associated bloodstream infection：CLABSI）の再発を繰り返す症例
> ②中心静脈カテーテル挿入時に利用できる血管アクセスが限られている症例
> ③CLABSIによる続発症が重篤化するリスクの高い症例：人工心臓弁，人工血管グラ

フト，心血管系電子デバイス（ペースメーカー等）などを埋め込み患者
④CLABSI高リスク症例：好中球減少患者，熱傷患者，臓器移植患者，短小腸患者など

ICUでは，上記適応を満たす症例は一定数あることが想定されるが，実際の使用に際しては，添付文書を確認し，安全性・必要性を慎重に検討することが重要である．

❸ 診断

1) どのような状況でCRBSIを疑うか？（表2）

カテーテルが血管内に留置されている患者に，**発熱・血圧低下などの感染徴候，バイタルサインの変化があり，ほかに明らかな感染部位・臓器が特定されなければ，CRBSIを疑う**．発熱は，感度の高い所見であるが特異度は低い．カテーテル刺入部局所の炎症や膿瘍の存在は，カテーテル感染を強く疑う所見（特異度の高い所見）ではあるが感度は低い[2,12]．しばしば忘れがちではあるが，**以前のカテーテル留置部位の確認も重要である**．すでに抜去されたカテーテルが留置されていた部位に蜂窩織炎や化膿性血栓性静脈炎を発症している状況もしばしば見かける．表2に**カテーテル関連血流感染症を疑う臨床状況**を記載する．

2) 確定診断のための検査

検査のポイントは，「血液培養＋カテーテル先端培養をどのように組み合わて実施するか？」である．もちろん，**培養検体は感染症治療薬投与「前」に採取**する．

a) 血液培養

2セット（以上）採取が必須である．

表2 ● カテーテル関連血流感染症を疑う臨床状況

- カテーテル刺入部局所の静脈炎・炎症所見
- カテーテル以外に菌血症に至る感染源がない
- 完全静脈栄養施行患者でのカンジダ眼内炎
- カテーテル抜去後の解熱
- カテ感染の典型的な原因菌が血液培養から検出
  ・*Staphylococcus aureus*：MSSA・MRSA
  ・*Staphylococcus epidermidis*
  ・CNS：Coagulase negative staphylococci
  ・*Candida* Spp.

（文献7を参考に作成）

- 末梢血管（静脈・動脈）から採取
- カテーテルハブ（カテーテルと輸液回路の接続部）から採取

b）カテ先培養

ガイドライン上[1]，定量・半定量培養が推奨されているが，定量・半定量培養が実施可能な国内医療機関は少ないと思われる．現実的には，カテーテル先端5 cm程度を培養に提出し，各施設で可能な細菌検査を実施する．

3）培養検査結果の解釈はどうするか？

以下のいずれかの方法でCRBSIの確定診断をする[1]．

① カテーテル先端培養と少なくとも1セット以上の末梢血管から採取された血液培養の検出菌種が同一
② DTP（differential time to positivity）：カテーテルハブから採取された血液培養が，末梢血管から採取された血液培養よりも2時間以上早く菌を検出することで，**CRBSIを診断する方法**．本法で感度85%・特異度91%と診断性能よくCRBSIを診断可能である[13]．DTPによる診断の最大のメリットは，**カテーテルを抜去せずに診断可能である点**である．

● DTPによるCRBSI診断の注意点

- カテーテルハブ採血・末梢血管採血のどちらの血液培養ボトルか判別可能にする（ラベルへの明記等）
- カテーテルハブ採血・末梢血管採血ともに血液培養ボトルに入れる血液量を同一とする
- 2セット4本の血液培養ボトルを同時に血液培養機器に入れて培養開始する
- 予め検査室スタッフに，「DTP」を実施することを伝えておき，血液培養陽性時に「培養開始から陽性シグナル検出までの時間」を教えてくれるよう依頼しておくとよい．

> **一口メモ　観察なくして診断なし**
>
> CRBSI診断で意外に忘れがちなのが「**カテーテル刺入部の観察**」である．発熱等の患者バイタルサインの変化を認めた際，採血・画像等さまざまな検査は行うものの発熱原因が不明で感染症科に相談される症例において，しばしば見かける感染源が「カテーテル」である．カテーテル刺入部の炎症所見は，感度は低いものの特異度の高い所見である．認めればカテーテル感染の診断へとつながり「発熱原因不明」ではなくなる可能性につながる．

④ カテーテル抜去による治療

CRBSI治療の基本は，「**カテーテル抜去**」と「**感染症治療薬投与**」である．

表3 ● カテーテル関連血流感染症原因菌

1. コアグラーゼ陰性ブドウ球菌：31%	⎫
2. *Staphylococcus aureus*：20%	⎬ 4大菌種
3. 腸球菌属：9%	⎬ 約70%
4. カンジダ属真菌：9%	⎭
5. *Escherichia coli*：6%	
6. *Klebsiella*属：5%	
7. *Pseudomonas*属：4%	
8. *Enterobacter*属：4%	
9. *Serratia*属：2%	
10. *Acinetobacter baumannii*：1%	

（文献20を参考に作成）

　原因菌種によってはカテーテルを温存した治療方法も模索されているが[1]，ICUは重症患者を診療対象としており，CRBSI発症時に重篤な病態に至る可能性を考慮すると，感染が疑われたカテーテルは原則抜去し，培養提出することが診断・治療の両面から望ましい．感染症診療の観点からは，感染が疑われるカテーテルの抜去後に新たなカテーテル留置が必要な場合には，他の部位への再挿入が望ましい．しかしながら，敗血症を示唆する臨床徴候がなく，カテーテル再留置に伴う機械的合併症や出血等の危険性が高い患者では，ガイドワイヤーを用いてカテーテルを入れ替えることで合併症の危険性を低下させることができる[1]．その際，抜去したカテーテル先端は培養に提出し，陽性時は新しいカテーテルの細菌汚染の危険性を考慮し，別の部位へ入れ替える[15]．CRBSIの際のガイドワイヤーを用いた入れ替えを支持するエビデンスはまだ少ないため，適用する際には慎重さが求められる．

❺ 感染症治療薬

　培養提出後結果判明までに開始する**「初期治療抗菌薬」**と，菌種同定＋感受性結果判明後の**「最適治療抗菌薬」**とに大別される．また，標準的な**「抗菌薬治療期間」**決定のために，原因菌の特定と合併症の有無の確認が重要である．

1）初期治療抗菌薬はどのように選択するのか？

　感染症治療薬は目的菌種を想定して選択するのが原則である．それではCRBSIの原因菌種として想定されるのはどのような菌種か？表3にCRBSI上位10菌種を示す[14]．
・**グラム陽性球菌**：上位3菌種はすべてグラム陽性球菌．3菌種で60%を占める．
　①コアグラーゼ陰性ブドウ球菌（CNS）：*Staphylococcus lugdunensis*とそれ以外を区別する．

②黄色ブドウ球菌：MSSA・MRSA

③腸球菌属：*Enterococcus faecalis*, *Enterococcus faecium* 等

　上記3菌種をカバーする初期治療薬としてバンコマイシン（VCM）等の抗MRSA薬を選択する．副作用や腎障害等でバンコマイシンが選択できない場合には，ダプトマイシン（DAP）を選択する．バンコマイシン耐性腸球菌（VRE）やMRSAのVCMに対するMIC値が2を超える株等のバンコマイシン耐性菌検出頻度の高い施設では，各施設のアンチバイオグラムを参考に抗菌薬選択を行う必要がある[1,16]．

2）VCMとβラクタム系抗菌薬（セファゾリン等）の併用療法は？

　MSSA菌血症の治療において，VCMによる治療は，セファゾリン等のMSSA治療に最適なβラクタム系抗菌薬による治療と比較して有効性が劣っていることが複数の研究で示されており，そのためMSSA・MRSAの双方が想定される状況での，初期治療抗菌薬はVCMとセファゾリン等のβラクタム系抗菌薬を併用し，感受性結果判明後に抗菌薬最適化を推奨する専門家もある[17]．しかし，MSSA菌血症に対して，初期治療の時点ではVCMもしくはセファゾリン等のβラクタム系抗菌薬のどちらを使用しても，感受性判明後（MSSA判明後）すみやかにセファゾリン等のβラクタム系抗菌薬に最適化すれば，同程度の死亡率であったとの報告もある[18]．また，臨床的な意義は明確ではないものの，βラクタム系抗菌薬によりVCM耐性が誘導されるMRSA（BIVR：β-lactam antibiotic-induced vancomycin-resistant *Staphylococcus aureus*）の報告[19]もあり，安易なVCMとβラクタム系抗菌薬の併用に警鐘をならす専門家もある．

　実際には，血液培養もしくはカテーテル先端培養でグラム陽性ブドウ球菌が検出された時点で，多くの細菌検査室ではMRSA選択培地（セフォキシチン等の抗菌薬含有培地）を使用しており，最終的な菌種同定・感受性結果判明よりも早い段階でMSSAもしくはMRSAの推定が可能である．重症度の高いICU入院患者のCRBSIでは，初期治療薬としてVCMなどの抗MRSA薬と第4世代セフェムなどの抗緑膿菌活性のあるβラクタム系抗菌薬を併用される場合が多いことが想定され，**菌種同定・感受性判明後にすみやかに最適抗菌薬への変更を行うことが現実的な対応**と考える．

3）バンコマイシンの投与方法は？

　バンコマイシンはCRBSIなど，医療関連感染症治療に頻用される薬剤である．バンコマイシンの最適な投与設計では薬物血中濃度測定（therapeutic drug monitoring：TDM）の活用が重要である．ここではTDMガイドライン[20]に基づいた投与設計の考え方を記載する．

①**目標トラフ値**：15〜20 μg/mLである．CRBSIを含む菌血症，心内膜炎，肺炎，骨髄炎などのICU領域で問題となる多くの感染症での目標値である．ただし，根拠となる研

究の多くがMRSAを対象菌種としている点には注意が必要である．

②**投与量**：腎機能正常例においては，15〜20 mg/kg（実測体重）を12時間ごとに投与する．1日最大投与量は4 g/日を上限とする．ただし，この投与設計では年齢・性別・腎機能などが考慮されていないため，投与量の不足もしくは過剰の双方がしばしば発生する．われわれは，バンコマイシン専用のTDM解析ソフトを使用し，早期に目標トラフ値に至るように投与設計を行っている．現在日本では2種類のバンコマイシンTDM解析ソフトが使用可能であり，その予測性能に関する比較検討も実施されている[21]．自分でTDM解析ソフトの使用が困難な場合には，ICT薬剤師へ相談することをおすすめする．

③**溶解液量・投与速度**：レッドマン症候群回避のために溶解液量，投与速度に特別な注意が必要である．溶解液は生理食塩水もしくは5%ブドウ糖液を用い，濃度は5 mg/mL以下が推奨される[7]（例：VCM 1,000 mg ⇒ 1,000/5 = 200 mLの輸液で溶解）．投与速度は15 mg/分を越えない速度が推奨され，500 mgでは30分を1 gでは1時間を超える点滴時間が必要である[7]．症例ごとにバンコマイシンの投与時間が異なることはヒューマンエラーを生じる可能性があるため，われわれの施設ではバンコマイシンの1回点滴時間は120分かけることを推奨している．

④**長期投与の場合**：4日以上バンコマイシン治療を行う可能性がある症例ではTDMを実施する．VCMはTDMでトラフ値を測定する．ピーク値測定は推奨されていない．初回TDM後は1週間に1回TDMを実施する．トラフ値測定のための採血は，次回VCM投与前30分以内に実施する．

腎機能障害患者では，より頻回のTDMを実施する．安全なVCM投与のためには，目標トラフ値以下になったことを確認してからVCMの追加投与を実施し，トラフ値が20 μg/mLを超える場合にはVCMの投与を延期する．

透析患者では，透析直前にTDMを実施する．透析後はリバウンド現象があるため，透析終了直後の血中濃度は，正確に体内薬物濃度を反映しないためである．

● **実際のバンコマイシン初回投与処方例（バンコマイシンTDM解析ソフトが使用できない場合）**

例：体重 60 kg × VCM 15 mg/kg = 900 mg

・VCM 900 mg ＋ 生理食塩水もしくは5%ブドウ糖液200 mLで溶解．1回120分かけて点滴静注．1日2回12時間ごと．

3〜5回目のVCM投与直前にVCMトラフ血中濃度を測定．目標トラフ値となるように以降のVCM投与設計を再検討する．

4）ダプトマイシンの投与方法は？

ダプトマイシン（DAP）の利点は，腎機能障害時の投与設計が簡便な点，静注投与が可

能なため輸液負荷が少ない点である．特に，ICUでは輸液負荷が少ない点は大きな利点となる．CRBSI含む菌血症への具体的な投与設計は下記[16,22]のとおりである．

- ・CCr≧30 mL/分：1回投与量DAP 6 mg/kgを24時間ごと
- ・CCr＜30 mL/分：1回投与量DAP 6 mg/kgを48時間ごと

・**注意点**：DAPは肺で不活化され効果が減弱するため，目的菌種による肺炎を合併しているときには適切ではない．CRBSIの合併症として敗血症性肺塞栓症から肺炎を併発することがあり，その際にはDAP以外の抗菌薬（VCM，リネゾリド等）が推奨される．また，難治例ではDAP8〜10 mg/kgの高用量投与が考慮される[16,22]．

CRBSI初期治療抗菌薬は，上記VCM等の抗MRSA薬に加えて，臨床状況・重症度等から，カンジダ属真菌・グラム陰性桿菌のカバーを追加するかどうかを検討する．

・**カンジダ属真菌**：CBRSIの原因菌種第4位（9%）である（**表3**）．

初期治療としてカンジダ属真菌カバーを考慮する臨床状況は下記[1]のとおりである．

- ・完全静脈栄養（total parenteral nutrition：TPN）
- ・広域抗菌薬の長期間使用
- ・血液悪性腫瘍
- ・造血幹細胞移植または固形臓器移植後
- ・鼠径部のカテーテル留置
- ・複数部位でカンジダ属を保菌している場合

CRBSIの初期治療でカンジダ属真菌を目的菌種とする場合には，アゾール系抗真菌薬耐性のnon-albicansカンジダが増加していることから，キャンディン系抗真菌薬（ミカファンギン，カスポファンギン）が推奨される[1]．ただし，真菌性眼内炎合併例では，組織移行性が良好なことからフルコナゾール（プロジフ®），ボリコナゾール（ブイフェンド®）等のアゾール系抗真菌薬に感受性があれば，アゾール系抗真菌薬が推奨される．フルコナゾール，ボリコナゾール耐性カンジダ株ではリポソーマルアムホテリシンB（アムビゾーム®）の投与も検討する[23]．具体的な投与設計は下記の通り．

- ・ミカファンギン（ファンガード®）：100〜150 mg/日．1日1回24時間ごと
- ・カスポファンギン（カンサイダス）：初日70 mg/日・2日目以降50 mg/日，1日1回24時間ごと

・**グラム陰性桿菌**：CRBSIの原因菌種の20数%程度を占める

CRBSI等の医療関連感染症で問題となるグラム陰性桿菌としては，緑膿菌・アシネトバクター等の**ブドウ糖非発酵菌**と，大腸菌，クレブシエラ，エンテロバクター，セラチア等の**腸内細菌科グラム陰性桿菌**の頻度が多い．各施設・ICUの細菌叢により，CRBSIをきたす頻度の多い菌種はある程度決まっている．また，施設ごとに「効く」抗菌薬の種類が異なる点もおさえておきたい．各施設で作成されている**抗菌薬感受性情報（アンチバイオグラム）を参考にして初期治療抗菌薬の選択を行う**ことも重要である[1]．

- 初期治療としてグラム陰性桿菌感染症治療薬が推奨される臨床状況[1]は下記のとおりである．

> ・全身状態不良
> ・好中球減少症
> ・重症敗血症
> ・多剤耐性菌保菌がすでに判明している患者
> ・鼠径部へのカテーテル留置

- 各施設のアンチバイオグラムを参考に下記から選択

> ・第4世代セフェム：セフェピム（マキシピーム®）等
> ・カルバペネム系：メロペネム（メロペン®）・イミペネム（チエナム®）等
> ・βラクタマーゼ阻害薬配合ペニシリン系：タゾバクタム/ピペラシリン（ゾシン®）
> ・アミノグリコシド系：アミカシン等
> ・フルオロキノロン系：レボフロキサシン（クラビット®）等

● 最適治療薬・治療期間は？
  - 血液培養・カテーテル先端培養の結果から，**原因菌が特定された後は薬剤感受性結果に基づきすみやかに最適治療薬に変更する．治療期間決定のためには，血液培養陰性化の確認と合併症の検索が必要である．**

● 抗菌薬治療期間決定のために必要なことは以下のとおりである

> ①血液培養陰性化の確認：抗菌薬治療期間は，血液培養が陰性化した最初の日を治療開始1日目とする
> ②合併症の検索：以下の合併症があれば合併症に準じた治療期間に延長する
>   ・感染性心内膜炎：4〜6週間
>   ・化膿性血栓性静脈炎：4〜6週間
>   ・化膿性脊椎炎・骨髄炎：6〜8週間
>   ・遠隔転移感染病巣形成

5）主要菌種ごとの治療ポイント[1]
（感染したカテーテルは抜去されていることを前提とする）

a）コアグラーゼ陰性ブドウ球菌（CNS）

- *Staphylococcus lugdunensis* とそれ以外のCNSとに大別する．
- 感受性結果を参考に抗菌薬最適化を行う．この際，黄色ブドウ球菌用ではなく，CNSの判定基準を用いて感受性結果を判定されているかどうかを予め検査部門に確認し

ておくことが望ましい．検査部門に感受性結果の確認が行えない場合にはVCMでの治療継続が望ましい．
- *S. lugdunensis*以外のCNSは，合併症がなく，感染したカテーテルが抜去されていれば抗菌薬治療期間は5〜7日間とする．
- *S. lugdunensis*が原因菌の場合には，黄色ブドウ球菌同様の対応を行う（黄色ブドウ球菌の項目参照）

b) 黄色ブドウ球菌（MSSA・MRSA）

感受性結果判明後，MSSAであれば抗菌薬最適化を行う．MRSAであれば，VCM等抗MRSA薬を継続する．

● MSSA抗菌薬選択の注意点

PCGやABPCに対して感受性"S"（PCG MIC≦0.12）と記載されていて，PCGやABPCを選択する場合には，誘導βラクタマーゼ試験（penicillin disk zone edge testなど）が実施されているかどうかの確認が必要である．確認できない場合には，ペニシリナーゼで分解されないセファゾリンを選択する．ただし，セファゾリンは髄液移行性が悪い（1〜4%程度）ため，頭部MRI等で中枢神経系への感染波及の可能性が考慮される場合には，セフトリアキソン，セフェピム，メロペネム，バンコマイシン，アンピシリン/クロキサシリン合剤などの髄膜炎治療が可能となる薬剤を選択する[24]．

● 治療期間[1]

①黄色ブドウ球菌MSSA・MRSAのCRBSI治療期間は4〜6週間と長め．
②以下に該当する症例は，治療期間の短縮化も考慮（血液培養陰性化後最短14日間）
- 糖尿病の合併なし
- 免疫抑制状態なし・感染したカテーテルを抜去済み
- 血管内に人工デバイス（人工弁，ペースメーカー，人工血管等）留置なし
- 経食道心臓超音波検査で心内膜炎なし：偽陰性を減らすために血液培養陽性化後5〜7日後に施行
- 超音波検査やCT等画像検索で化膿性血栓性静脈炎なし
- 適切な抗菌薬治療開始72時間以内に解熱かつ血液培養陰性化
- 臨床的な症状・徴候・関連検査で転移性の感染巣を認めない

c) 腸球菌

菌種同定・感受性結果を参考に抗菌薬最適化を実施する．
- *Enterococcus faecalis*：ABPC ± GM
- ABPC耐性の腸球菌属：VCM ± GM

● ABPCの投与設計（腎機能正常）

- アンピシリン2g＋生理食塩水100 mLに溶解．1回120分かけて点滴静注する．1日4〜6回，4〜6時間ごとする．アンピシリンはブドウ糖による還元作用で分解されるた

めブドウ糖を含まない輸液が好ましい．

- ●ゲンタマイシン（GM）併用の際の注意点

  グラム陽性球菌に対し他の抗菌薬との相乗効果を狙ってGMを投与する場合には，グラム陰性桿菌を対象とする場合とは異なる用量が推奨されている[20]．

  具体的には，GM 1回1 mg/kg 1日3回8時間ごと（腎機能正常の場合）．

  ・TDM：目標トラフ値＜1 μg/mL，目標ピーク値3〜5 μg/mL．

- ●合併症の検索

  腸球菌は感染性心内膜炎の原因菌としても頻度の高い菌種である．感染性心内膜炎等の合併症の検索を慎重に行う．

- ●治療期間

  合併症がなく，72時間以内に解熱かつ血液培養陰性化していれば7〜14日間．

d) カンジダ属真菌

カンジダ属真菌は抗真菌薬感受性試験が可能である．菌種同定・感受性結果が判明し次第すみやかに最適な抗真菌薬に変更する．ただし，一般的に抗真菌薬感受性結果が得られるのは比較的遅いため，感受性結果判明までは，菌種別の推奨抗真菌薬を投与する．カンジダ菌種ごとの推奨抗真菌薬を下記に示す．

- ・*C. albicans*, *C. parapsilosis*：フルコナゾール
- ・*C. glabrata*, *C. krusei*：キャンディ系（ミカファンギン，カスポファンギン）
- ・*C. guilliermondii*：感受性結果を参考に最適化

- ●合併症の検索
  - ・真菌性眼内炎の検索を眼科に依頼する．
  - ・感染性心内膜炎，血栓性静脈炎等の合併症検索は他の原因期同様である．

- ●治療期間
  - ・眼内炎合併がある場合：眼内炎所見の改善度が抗真菌薬の効果判定に有効である．抗真菌薬投与期間の目安は3週間〜3カ月と比較的長い．眼病変が改善するまで抗真菌薬投与を継続する．
  - ・眼内炎や他の合併症がなく適切な治療開始後72時間以内に解熱：**必ず血液培養陰性化を確認するための血液培養再検を実施**する．血液培養陰性化を確認してから最短14日間の投与となる．

e) グラム陰性桿菌

菌種同定・感受性結果に応じた抗菌薬の最適化を行う．

- ●治療期間

  感染カテーテルが抜去され，合併症がなく，適切な治療開始後72時間以内に解熱・血液培養陰性化した場合：7〜14日間．

●感受性結果を踏まえての抗菌薬選択の注意点

・腸内細菌科グラム陰性桿菌のうち，*Providencia, Morganella, Serratia, Enterobacter, Citrobacter*（われわれは頭文字"PMSEC"で覚えている）に関しては，AmpC型βラクタマーゼ過剰産生の懸念があるため，第4世代セフェム，フルオロキノロン，カルバペネム系，アミノグリコシド系抗菌薬の内感受性があるものが推奨される．

・緑膿菌・アシネトバクター属などのブドウ糖非発酵菌は，当初感受性がある薬剤でも，治療経過中に投与中の薬剤に耐性を獲得する可能性があることに注意する．

・単剤での薬剤感受性が不良な緑膿菌でも，2剤併用での治療が可能となる菌株も存在する．「BCプレート'栄研'」は，異なるクラスの2薬剤の併用での感受性試験を実施することが可能であり，徐々に臨床現場での使用実績も増加してきている．

・多剤耐性グラム陰性桿菌治療のための抗菌薬として，チゲサイクリン（タイガシル®），コリスチン（オルドレブ®）が日本でも処方可能となったが，処方を検討する際には専門家に相談してから処方することが望ましい．

◆ 文献

1) Mermel et al：Clinical Practice Guidelines for the Diagnosis and Management of Intravascular Catheter-Related Infection：2009 Update by the Infectious Diseases Society of America, Clinical Infectious Disease 2009：49
    → 米国感染症学会作成のカテーテル関連血流感染症のガイドライン．診断から治療まで現時点でのエビデンスに基づき幅広く記載されている．原因菌種ごとの対応方法の詳細も記載されており，CRBSI診療で最も役立つガイドラインである．日本語版も存在するのもありがたい

2) Casanova Vivas S：Recommendations from CDC for the prevention of catheter-related infections (2013 update). Rev Enferm, 37：28-33, 2014
    → 米国CDC作成のカテーテル関連血流感染症予防のためのガイドライン．感染制御の視点から，カテーテル関連血流感染症の予防に焦点をあて作成されている．カテーテル管理方法が知りたいときには頼りになるガイドラインである

3) 谷村久美，他：血管内留置カテーテル挿入部位の皮膚消毒に関する検討．環境感染誌，25：281-285, 2010

4) Yamamoto N, et al：Efficacy of 1.0% chlorhexidine-gluconate ethanol compared with 10% povidone-iodine for long-term central venous catheter care in hematology departments：A prospective study. American journal of Infection control, 42：574-576, 2014

5) 鍋島俊隆，他：平成15年度学術委員会 学術第5小委員会報告〜高カロリー輸液の調製に関するガイドラインの策定．日病薬誌，40：1029-1037, 2004

6) O'Grady NP, et al：Guidelines for the prevention of intravascular catheter-related infections. Centers for Disease Control and Prevention. MMWR Recomm Rep, 51：1-29, 2002

7) 「Mandell, Douglas, and Bennett's：Principles and Practice of Infectious Diseases：8th edition」（Bennett JE et al, eds）, Elsever, 2015

8) Pronovost P, et al：An intervention to decrease catheter-related bloodstream infections in the ICU. N Engl J Med, 355：2725-2732, 2006

9) Pronovost PJ, et al：Sustaining reductions in catheter related bloodstream infections in Michigan intensive care units：observational study. BMJ, 340：c309, 2010

10) 「医療機器『COOK Spectrum M/R 含浸中心静脈カテーテルキット』の適正使用について」（厚生労働省大臣官房参事官）平成27年9月18日薬食機参発0918第1号 薬食安発0918第10号

11) 「抗菌薬含浸中心静脈カテーテル適正使用基準」日本感染症学会，2015

12) Safdar N, et al：Inflammation at the insertion site is not predictive of catheter-related bloodstream infection with short-term, noncuffed central venous catheters. Crit Care Med, 30：2632, 2002

13) Safdar N, et al：Meta-analysis：methods for diagnosing intravascular device-related bloodstream infection. Ann Intern Med, 142：451-466, 2005

14) Wisplinghoff H, et al：Nosocomial bloodstream infections in US hospitals：analysis of 24,179 cases from a prospective nationwide surveillance study. Clin Infect Dis, 39：309-317, 2004

15) Maki DG, et al：A semiquantitative culture method for identifying intravenous-catheter-related infection. N Engl J Med, 296：1305-1309, 1977

16) Catherine Liu, et al：Clinical Practice Guidelines by the Infectious Diseases Society of America for the Treatment of Methicillin-Resistant Staphylococcus Aureus Infections in Adults and Children. Clin Infect Dis, 52：285-292, 2011
　　→米国感染症学会作成のMRSA感染症治療のガイドライン．豊富なエビデンスに基づいており，参考になる

17) McConeghy KW, et al：The Empirical Combination of Vancomycin and a β-Lactam for Staphylococcal Bacteremia. Clin Infect Dis, 57：1760-1765, 2013

18) Jennifer S McDanel, et al：Comparative Effectiveness of Beta-lactams versus Vancomycin for Treatment of Methicillin-Susceptible Staphylococcus aureus Bloodstream Infections among 122 Hospitals. Clin Infect Dis, 61：361-367, 2015

19) Hososaka Y, et al：Nosocomial infection of beta-lactam antibiotic-induced vancomycin-resistant Staphylococcus aureus（BIVR）. J Infect Chemother, 12：181-184, 2006

20)「抗菌薬TDMガイドライン2012」日本化学療法学会抗菌薬TDMガイドライン作成委員会，他，2012
　　→日本で作成された薬物血中濃度測定に焦点をあてたガイドライン．感染症領域でTDMが重要な薬剤について，エビデンスに基づき現時点での推奨事項が記載されている

21) 今井俊吾 他：2種のバンコマイシンTDM解析ソフトの予測性に関する比較検討．Jpn J Drug Inform, 16：169-178, 2015

22)「MRSA感染症の治療ガイドライン改訂版2014」（MRSA感染症の治療ガイドライン作成委員会／編），2014

23) Peter G Pappas, et al：Clinical Practice Guideline for the Management of Candidiasis：2016 Update1 by the Infectious Diseases Society of America. Clinical Infectious Diseases, doi：10.1093/cid/civ933, 2015

24)「細菌性髄膜炎診療ガイドライン2014」（細菌性髄膜炎診療ガドライン作成委員会／編），南江堂，2014

第8章 感染症

2. CAUTI（カテーテル関連尿路感染症）

上山伸也

Point

- CA-UTIの診断は除外診断であり，常に広く鑑別疾患をもつことが重要である
- 尿道カテーテル留置によるCA-UTI発症のリスクは思っているよりも高いと心得るべきである
- CA-UTIの最大の合併症予防策は，尿道カテーテルを抜去することである．毎日尿道カテーテルの必要性を検討するべきである
- 治療開始に当たっては，尿グラム染色，患者の保菌状況，アンチバイオグラム，重症度を考慮して決定する

はじめに

　カテーテル関連尿路感染症（catheter-associated urinary tract infection：CA-UTI）は比較的高頻度に遭遇する医療施設関連感染症であるが，無症候性細菌尿との鑑別が常に悩ましく，診断は非常に難しい．また発症すると入院期間の延長，生命予後に関連することもあるため，診断・治療のみならず，予防も非常に重要である．ここでは，CA-UTIの診断，治療のみならず，予防にも重点をおいて概説する．

1 合併症の具体的内容/発生要因・機序

　CA-UTIは尿道カテーテルが留置されている患者に発症する尿路感染症であり，IDSA（米国感染症学会）のガイドライン[1]では以下の3つをすべて満たしたものをように定義されている．
①尿道あるいは恥骨上カテーテルが留置中か抜去後48時間以内，あるいは間欠導尿施行中

表1 ● 尿路感染症に"矛盾しない"症状

比較的特異的な症状/所見	非特異的な症状/所見
・側腹部痛 ・脊柱角叩打痛 ・急性血尿 ・恥骨上部痛 ・排尿困難，切迫尿，頻尿，恥骨上部の圧痛 　（尿道カテーテルが抜去されている場合）	・発熱が新規に発症，あるいは悪化 ・悪寒/戦慄 ・意識障害 ・倦怠感 ・傾眠

（文献1を参考に作成）

②尿培養で 103 CFU/mL 以上の微生物を検出
③尿路感染症に矛盾しない症状があり，かつ，ほかに感染源がない

　同様にカテーテル関連無症候性細菌尿（catheter-associated asymptomatic bacteriuria：CA-ASB）もIDSAのガイドラインで言及されているが，②の尿培養で 105 CFU/mL 以上の菌が検出されていて，③の尿路感染症の症状がない，と定義されており，尿所見だけではCA-UTIとCA-ASBの区別はつかない．

　尿グラム染色で貪食像があれば，尿路感染症の可能性が高いという意見もあるが，貪食像の有無で鑑別がつく，という報告はなく，また白血球に病原菌と常在菌を区別するだけの能力があるとは思い難い．そのため，筆者は貪食像の有無はまったく参考にしていない．

　CA-UTIと診断するためには，③の条件が最も重要であり，この条件が非常に難しい．尿路感染症に矛盾しない症状には，具体的に表1に示すものがある．

❷ 頻度/発生時期

　カテーテル関連細菌尿（尿路感染症，無症候性細菌尿両方を含む）の頻度は，医療施設関連感染症のおよそ40%程度を占めており[1]，医療施設関連尿路感染症の発症頻度は，米国からの報告では，肺炎，創感染，消化器感染症に次いで，第4位である（表2）[2]．そして医療関連尿路感染症のうち，70〜80%が尿道カテーテル関連といわれている[3]．

　また**尿道カテーテルを留置していると，毎日3〜8%の割合で細菌尿を獲得するといわれており**[1]，**1カ月経過すると，ほぼ全員が細菌尿になる**．またカテーテル留置期間が長くなるほど，尿路感染症を発症するリスクも高くなる（表3）．尿道カテーテルの留置によって，細菌尿を高頻度に認めるようになり，結果的に尿路感染症を発症するリスクもきわめて高くなるといえる．**CA-UTIの最も重要な予防方法は，尿道カテーテルを留置しない，あるいは不要な尿道カテーテルは一日でも早く"抜く"ことである**とを肝に銘じておく必要がある．

表2 ●医療施設関連感染症の発症率

感染症の種類	感染症患者数	発生率（%）
肺炎	110	21.8
創感染（手術部位感染：SSI）	110	21.8
消化器感染（GI tract infection）	86	17.1
尿路感染症	65	12.9
カテーテル関連血流感染（CRBSI）	50	9.9
その他	83	16.4

（文献2を参考に作成）

表3 ●カテーテル留置期間と尿路感染症発症のリスク

カテーテル留置期間	尿路感染症発症のリスク
1～4日	1
5～9日	1.6
10日以上	3.3

（文献4より引用）

❸ 合併症の生命予後や機能予後への影響

　菌血症を伴うようなCA-UTIを発症すれば，当然生命予後にも影響があり，入院期間が延長し，医療費の増大につながることは容易に予想できる．実際に院内発症の菌血症のおよそ15%が尿路感染症が原因であり，菌血症を伴った場合の死亡率は13%にも達するというデータがある[5]．

❹ 具体的な予防策

1）まずは尿道カテーテルの必要性を見直そう

　具体的な予防策だが，最も重要なのは尿道カテーテルを留置しないことである．当たり前すぎる予防策だが，実は**留置されている尿道カテーテルが，ほとんどの場合不必要である**，ということは意外に知られていない．自分の担当患者に尿道カテーテルが留置されているか否かをアンケート調査した研究があるが，実にレジデントの27%，指導医の38%が自分の担当患者に尿道カテーテルが留置されているかどうかを把握しておらず，31%の患者の尿道カテーテルは不必要であったと報告されている[6]．まずは尿道カテーテルが本

表4 ● 尿道カテーテル留置の適応

適応	コメント
① 臨床的に有意な尿閉	薬物療法で効果がなく，外科的介入が適応とならない場合に適応となる．
② 失禁	ターミナル状態の患者の緩和ケアのため．より非侵襲的な方法（行動療法，薬物療法，失禁パッドなど）が無効の場合に適応となる．
③ 精密な尿量のモニターが必要	頻回かつ至急のモニターが必要な場合．重症患者など．
④ 患者が蓄尿できない	全身または脊椎麻酔での長時間の手術や周術期の泌尿器または婦人科的処置の間．

（文献1より引用）

当に必要かどうかを留置するときに吟味し，留置した後も毎日その必要性を吟味することが最も重要である．

尿道カテーテル留置の適応は**表4**のとおりだが，3つめが過大解釈されていることが多いと筆者は考えている．「重症だから」，「尿量が少ないから」，「心不全だから」という理由は，尿道カテーテルを留置する理由として，一見適切なように思われるが，厳密な尿量測定が必要かどうか，日々考えたほうがよい．オムツの重量計測でも十分代用は可能である．尿路感染症を発症するリスクは，日々高くなることを忘れてはならない．

2）カテーテル留置後の管理

さて，必要な尿道カテーテルを留置した後の適切な管理方法だが，どこから微生物が尿道カテーテル内に侵入するかを理解しておく必要がある．具体的には，**① カテーテルと尿道粘膜の間隙 ② 尿道カテーテルとランニングチューブの接続部 ③ 蓄尿バックの排液口**，の3カ所である（図1）．そのため汚染を防ぐために，接続部は可能な限りはずさない，ランニングチューブや排液チューブは床に接触させない，尿検体採取時は採尿ポートをエタノールで消毒する，蓄尿バックは常に膀胱より低位置に置く，などの注意が必要である．

留置カテーテルや蓄尿バックの定期的な入れ替えは，留置時に感染のリスクがあること，また尿路感染症の発症率を低下させないため，推奨されていない[7]．

❺ 発症時の戦い方〜対処法・トラブルシューティング〜

1）検査

診断方法は最初に述べたとおり，原則"除外"診断である．尿培養で菌を検出＝尿路感

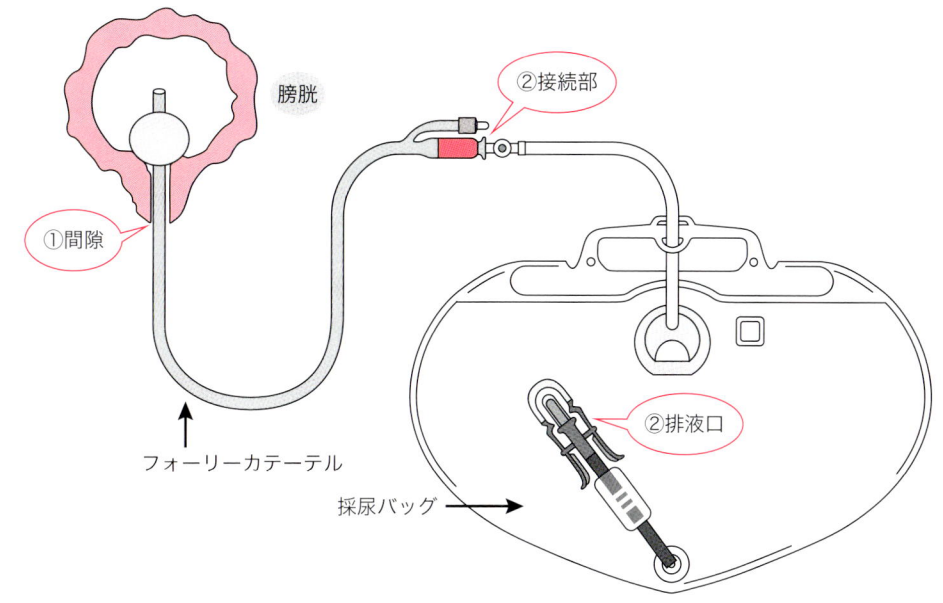

図1 ● 尿道カテーテル留置中の微生物の侵入門戸

染症，ではないため，**全身をくまなく診察し，CR-UTI以外の感染症の可能性も常に考えなければならない**ことに注意する．最低限，血液培養，尿グラム染色・培養は提出する．尿検体を提出するときは，尿道カテーテルを抜去し，中間尿を提出するのが理想だが，尿道カテーテルの留置が必要である場合は，尿道カテーテル内の定着菌を拾ってしまう可能性があるため，必ず尿道カテーテルを入れ替えてから尿培養を提出する．

2）抗菌薬の投与

　尿路感染症の可能性を考えて，抗菌薬を投与する場合は，当然グラム染色の結果をみて抗菌薬を選択することになる．基本的にはグラム陰性桿菌が疑われる場合，腸球菌様のグラム陽性レンサ球菌が認められる場合が治療対象である．ブドウ球菌や酵母様真菌は単なる定着菌か，コンタミネーションである可能性が高いため，原則治療対象とはしない．

　グラム染色でグラム陰性桿菌を認めた際の経験的治療として，どの抗菌薬を使用するかは，以下の4つの要素を参考にして決定する．

①尿グラム染色の所見にどれくらい自信があるか（腸内細菌と緑膿菌，アシネトバクターなどの区別がどれくらいできるか）
②患者の保菌状況（過去にどのような細菌が検出されているか）
③施設のローカルファクター（耐性菌の検出頻度，アンチバイオグラム）
④重症度（待てるか，待てないか）

　ESBL産生菌の検出頻度が高ければ，セフメタゾール（セフメタゾン®），場合によって

はメロペネム（メロペン®）が必要であったり，過去に緑膿菌が検出されていれば，ピペラシリン・タゾバクタム（ゾシン®）や第4世代セファロスポリンなども選択肢となりうる．院内発症の尿路感染症であっても，必ずしも緑膿菌にスペクトラムのある抗菌薬を使用する必要はない．当院であれば，セフメタゾールやセフトリアキソン（ロセフィン®）を使用することも多い．抗菌薬の選択は上記4つの要素が重要である．

ただし，できる限りメロペネムやピペラシリン・タゾバクタムなどの広域抗菌薬を使用せずに，温存したいとお考えであれば，アミノグリコシド系抗菌薬の使用をおすすめする．実際に筆者も頻用しており，以下の7つがその主な理由である．

①好気性グラム陰性桿菌のほぼすべてに対して有効である
②耐性菌が存在する確率が低い
③耐性をとられにくい
④たとえ耐性をとられても，あまり困らない
⑤尿中移行性が抜群によい！
⑥治療効果発現までが早い（βラクタム系抗菌薬だと数時間かかる）
⑦βラクタム系抗菌薬をスペアしておく！

アミノグリコシドは副作用から敬遠されがちであるが，培養結果が出るまでの2〜3日で副作用で困ることは少ない．上手に使いこなしたい抗菌薬の1つである．

グラム染色でグラム陽性連鎖球菌が見えれば，それは腸球菌である．この場合にはアンピシリンを使用する．ただし，アンピシリンは*Enterococcus faecalis*には有効だが，*Enterococcus faecium*には無効であるため，この場合はバンコマイシンが第一選択となる．バイタルサインに異常が認められるような重症であったり，過去の尿培養で*Enterococcus faecium*が検出されているような場合では，アンピシリンではなく，バンコマイシンの投与を考慮する．

文献

必読 1) Hooton TM, et al：Diagnosis, prevention, and treatment of catheter-associated urinary tract infection in adults：2009 International Clinical Practice Guidelines from the Infectious Diseases Society of America. Clinical infectious diseases, 50：625-663, 2010
→米国感染症学会（IDSA）のCA-UTIの診断，治療，予防に関するガイドライン．筆者も参考にしている

2) Magill SS, et al：Multistate point-prevalence survey of health care-associated infections. N Engl J Med, 370：1198-1208, 2014 ★
→米国183の病院に入院中の患者における医療関連感染症の発症頻度を調査した疫学研究．入院患者に発症した感染症の83.5%が肺炎，尿路感染，創感染，消化管感染，カテーテル関連血流感染症であり，Common is common！であることを裏づけた論文

3) Weber DJ, et al：Incidence of catheter-associated and non-catheter-associated urinary tract infections in a healthcare system. Infection control and hospital epidemiology, 32：822-823, 2011 ★
→医療施設におけるカテーテル関連尿路感染症の頻度の高さを報告した観察研究

4) van der Kooi TI, et al：Incidence and risk factors of device-associated infections and associated mortality at the intensive care in the Dutch surveillance system. Intensive Care Med, 33：271-278, 2007 ★
→ICUにおけるカテーテルの長期留置が感染症の発症率を高めることを報告したオランダの前向き観察研究

5) Bryan CS & Reynolds KL : Hospital-acquired bacteremic urinary tract infection : epidemiology and outcome. J Urol, 132 : 494-498, 1984
   → 入院患者における入院中に発症した菌血症を伴う尿路感染症の予後の悪さを報告した論文．少し古いため，現在はここまで死亡率は高くないと推測されるが，尿路感染症を侮ってはいけないことを戒めている

6) Saint S, et al : Are physicians aware of which of their patients have indwelling urinary catheters? Am J Med, 109 : 476-480, 2000
   → 自分の担当患者に尿道カテーテルが留置されていることを把握していない主治医が予想以上に多いことを明らかにした研究

7) Gould CV, et al : Guideline for prevention of catheter-associated urinary tract infections 2009. Infect Control Hosp Epidemiol, 31 : 319-326, 2010
   → CA-UTIの予防に関するCDCのガイドライン

第8章 感染症

3. ICUでの予防的抗菌薬投与?!

福地貴彦

> **Point**
> - 予防的抗菌薬が予後を改善するエビデンスはきわめて限られている
> - 漠然とした予防的抗菌薬投与はできるだけ避け，感染臓器を絞るよう努める．絞り切れないときでも感染臓器の順位付けを行う
> - それでも用いる場合には，現在投与している抗菌薬が，empiric therapyなのか，definitive therapyなのか，それともエビデンスに乏しい予防的投与なのかを明確に定義付けする

はじめに

　ICU患者は予後が悪く，常に発熱し，常にCRP・プロカルシトニンが高い．明らかな熱源がわからない場合，「予防的」抗菌薬を使いたくなる．しかし一部の例外を除き，「予防的」抗菌薬にはエビデンスがない．エビデンスがないと割り切るのは簡単だが，目の前の重症患者に対して何か行動を起こさなければならないのも事実である．ここでは明確に単語を使い分けたい．初期（あるいは経験的）治療（empiric therapy）と確定治療（definitive therapy），それと予防的抗菌薬である．

　本稿では，抗菌薬を使うタイミングと考え方に関して，ICUならではの具体的な病態に即しつつ，可能な限り実践的に記載する．

1 ICUにおける抗菌薬と症例

1) ICUならではの抗菌薬の考え方

　感染症治療の原則は，図1の通りである．詳細は他書に譲る（図1A）．ただし，ICUな

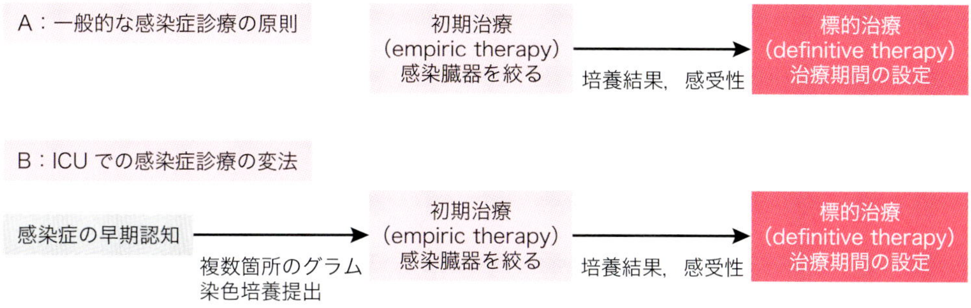

A：一般的な感染症診療の原則

初期治療 (empiric therapy) 感染臓器を絞る → 培養結果，感受性 → **標的治療 (definitive therapy) 治療期間の設定**

B：ICUでの感染症診療の変法

感染症の早期認知 → 複数箇所のグラム染色培養提出 → 初期治療 (empiric therapy) 感染臓器を絞る → 培養結果，感受性 → **標的治療 (definitive therapy) 治療期間の設定**

図1 ● 一般的な感染症診療とICUでの感染症診療

らではの背景として，患者側に感染臓器を絞っているだけの時間的余裕がないことも多い．よって，もう一段階前の状態を設定して，より広域に治療を開始することもある．強調するが，1つの治療の遅れが即重篤な結果につながるような重症から超重症例に限った話であり，**軽症～中等症の患者であれば，図1Aのとおり感染臓器を絞ってから正攻法での治療をすること**．超広域抗菌薬投与が常態化するのは望ましいことではない（図1B）．

2）症例でみるICUの感染症治療の考え方

症例

40代男性，交通外傷による多発外傷のため，ICU入院中．デバイスは経口気管挿管，右内頸にCVCダブル，尿道バルーンカテーテル，左前腕にAライン，左胸腔にトロッカー留置．両下腿の開放骨折に対して，外固定がなされセファゾリンとアミカシンの投与歴あり．今回39℃の発熱と頻脈が出現したが，すぐに解熱した．CRPはもとから5 mg/dL程度で現時点では微増くらい，X線でも血胸と無気肺の影響があり新たな浸潤影はわかりにくい．痰も元から多いが，少し吸引回数が増えたと感じる程度．血圧は元からsBp 100 mmHg前後と低めであるが，現在80 mmHg台でたまに70 mmHg台になる．よく分からないけれど不安なので予防的な抗菌薬を使いたいのですが…と研修医から相談がきた．

a）症例から読み取る初期治療の一歩前

ⅰ）待てるか待てないか

バイタルサインから，感染源が絞れるまで待つ余裕はないと判断．

ⅱ）必要な各種検体

喀痰・尿のグラム染色と培養を提出し（解釈が可能なら自分たちでも検鏡するべき），血液培養2セット採取し，可能な限りラインを含めたデバイスの入れ替えを行う．術後であれば，SSIがないかどうかも同時に評価する．

ⅲ）最も可能性の高い感染臓器を推測

グラム染色の結果（例：良質の痰で細めのグラム陰性桿菌が少数，尿には白血球も細菌も見えず）を参考にし，その時点で感染臓器を1つに絞れなくても，「緑膿菌の肺炎＞グ

ラム陽性菌のライン感染＞＞カテーテル関連腎盂腎炎」のように重みづけをする．

ⅳ）広域に治療を開始

上述の鑑別診断に従って治療を開始する．その患者から得られた今までの培養結果とICUのアンチバイオグラム（病原菌ごとの抗菌薬感受性率の一覧）も参考に，グラム陽性菌＋グラム陰性菌±真菌とかなり広域にカバーも検討する（例：バンコマイシン＋セフェピム＋ミカファンギン：あくまで一例である）．

ⅴ）培養検査の第一報（多くは血液培養）から感染臓器を確定

培養検査の第一報が出るまでの間に，感染臓器がはっきりすることもある（例：胸部X線で明らかに浸潤影が増え，痰も増加し，CRPも20 mg/dLまで上昇）

ここで感染臓器が絞れて，従来の初期治療まで到達した．血液培養でグラム陰性菌のみが検出されたので，グラム陽性菌と真菌のカバーを外す（例：緑膿菌のVAP＋菌血症であり，セフェピムのみに変更）．

ⅵ）最適治療に切り替える

感受性検査が出たら，従来のde-escalationを行う（例：さらにセフタジジムに変更して計14日間治療）．

b）抗菌薬の収め方（上記症例のⅴ，ⅵ部分の別シナリオ）

上記の治療を開始した後に，造影CTを行ったら肺塞栓が散在性に認められた．出血していたため中止していたヘパリンを再開し，全身状態は改善した．血液培養，喀痰，尿培養は陰性であり，培養陰性が確認できた時点で抗菌薬をすべて終了した．

3）感染症/非感染症，感染臓器を同定する努力

この初期治療の一歩前の段階のアクションには現時点で適切な用語はない．しかし，「予防的」投与と表現される抗菌薬投与のなかで，大きな割合を占めている．使用開始のタイミングは症例のように，何となく不安だからという場合もあれば，熟練した集中治療医による「普段とどこか違う」といった経験に基づく勘も含まれるだろう．シフト勤務の合間に，違うチームの医師が開始することもある．いずれにしても，可能な限りロジカルに考えて治療することを強くすすめる．カンファレンスや申し送りでは，**漠然とした「予防的」投与という表現は厳禁にして，感染臓器を言語化するように努める**．また提示した症例のように，感染症ではない，ないし可能性が低いと考えられたら，血液培養陰性と判明した時点で抗菌薬を終了できないかどうか，必ず判断する．

頭を使わない「予防」は，問題を先送りにしているだけでなく，耐性度の高い菌との戦いというさらに難度の高い課題を，集中治療医と未来のICU患者に与えているのである．

ノースウエスタン大学（シカゴ）のWunderink先生が教訓的な発言をしている．集中治療医に心に刻んでもらいたい．

"Antibiotics are not benign in critically ill patients."

❷ エビデンスの確立した予防投与

◆周術期における予防的抗菌薬投与

　　周術期における予防的抗菌薬投与には明確なエビデンスがあり，推奨されている[1]．ただし，清潔，準清潔手術での第一世代セフェム系かセファマイシン系の投与に関してのみである（清潔と準清潔手術，汚染手術，感染手術との区別も明確にしておくこと[2]）．

　　ICU患者はすでに広域抗菌薬が投与されていることが多く，結果として菌交代現象が起こっており，一般的な推奨であるセファゾリンを投与しても微生物学的に意義が薄い．例えばピペラシリン/タゾバクタム（ゾシン®）やカルバペネム系などのグラム陰性菌を主にカバーする抗菌薬を投与されている場合には，周術期にはバンコマイシンを用いる（バンコマイシンは1時間以上かけて投与する必要があるため，手術2時間前〜1時間前の間に投与する）．バンコマイシンなどのグラム陽性菌をカバーする抗菌薬が投与されている場合には，キノロン系やセフタジジムなどのグラム陰性菌をカバーする抗菌薬を用いる．この考え方は現時点でエビデンスとしては十分ではないが，理屈は通っており，原則として使用することをすすめる．2013年発行のASHP/IDSA/SIS/SHEAによる周術期抗菌薬のガイドラインでも抗菌薬に幅をもたせて記載されている[1]．

❸ エビデンスが不明確な領域

1）急性膵炎

　　壊死性急性膵炎に対して抗菌薬，特にカルバペネム系を投与すると，予後が改善する効果が知られていたが，その後の研究で否定的な意見が続いた．腸内細菌が感染することに対しては効果があるかもしれないが，MRSAや腸球菌，真菌といった耐性度の高い病原体が感染するとさらに治療に難渋することになる．また，ICU全体のカルバペネム感受性低下の問題もある．

　　この領域に関しては（関しても），日本と欧米とで考え方に大きな隔たりがある．2015年版の日本版の急性膵炎のガイドラインでは，重症例や壊死性膵炎に対する予防的抗菌薬投与は，発症早期（発症後72時間以内）により生命予後を改善する可能性がある（推奨度2，エビデンスレベルB）と記載されている[3]．このガイドラインはあくまで選ばれた症例のみのメタアナリシスの結果に依存しているので，「可能性がある」程度の表現にとどまっている．

　　他方，American College of Gastroenterology Guideline 2013では，無菌性壊死性膵炎に対する予防的抗菌薬は推奨しない（強い推奨，中等度の質のエビデンス）とされている[4]．

集中治療に携わる医師は，この狭間のなかでどのように考えるべきなのか．

日本版ガイドラインに「無理やり感」を感じるのは，筆者だけであろうか．同時に，エビデンスがないので全く意味がない，と断じるのも無理があるとも感じる．

アメリカと同様のプラクティスを取れるならば，ACGガイドラインの通りでよいだろうが，日本の現状ではそうでないことも多い．現時点では，新しいエビデンスが得られるのを待ちつつ（日本版には「大規模なRCTが必要」，アメリカ版には「利益があるかどうか判断するための研究を実施するのは困難である」，と記載），日本のガイドラインを無視することもできない．すなわち，**重症例や壊死性膵炎では発症後72時間以内にカルバペネム系で予防的抗菌薬投与を考慮する（全例投与ではない）が，感染症を合併していないと判断したら，すみやかに中断するプラクティスとする**のが妥当なところであろう．

ここでも強調しておきたいことは，重症急性膵炎でカルバペネム系を使用していたとしても，新たな感染症が起こらないわけではない．むしろMRSAやカルバペネム耐性の非発酵菌などの感染症（膵臓はもちろん，ライン，尿路，肺炎など）を続発することも多々ある．「カルバペネムを使っているから安心」症候群になっていないかどうかの日々自省の意識も必要である．

2) SDD/SOD

Pro

a) SDD/SODは有効

オランダの13施設のICUで行われたSDDとSODと標準的治療との比較の研究がある．各アーム1,900人以上と非常に大規模な試験である．28日後の死亡率がSOD：0.86（0.74～0.99），SDD：0.83（0.72～0.97）といずれも有意差をもって有効であった[5]（RCT）．

これは，胃管から（SDD）あるいは口腔粘膜に（SOD）非吸収性のトブラマイシン，コリスチン，アムホテリシンBを投与し，加えてセフォタキシム（あるいはセフトリアキソン）を3～4日間全身投与するものである．

複数のメタアナリシスおよびコクランレビューでも効果があるとされ，SSCG2012でも推奨されており[6]，特に否定する理由がない．

Con

b) SDD/SODは耐性菌を増加させる

オランダ以外の国では耐性菌が増加する懸念が強い[7,8]．さらにオランダでも，施行中は耐性菌が減少するものの，期間が終了したら増加したというデータもある．日本でのデータは調べた範囲内では学会報告のみであり，論文化されたものはなかった．

Pro Con

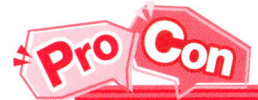

論点のまとめ

SDD/SODは有効？

【賛成論】
- VAPをある程度（modest）予防できる可能性はある．ただし，オランダのような耐性菌の極端に少ない国・地域に限る．

【反対論】
- SSCGガイドラインにもある通り，効果的であると認められた地域では推奨される．すなわち証明されていない日本のような国では推奨できる根拠がない．
- 国内でどこか先進的な施設が施行して，良い結果が出たら考慮してもよいかもしれない．ただし，アメリカに近い耐性度パターンである日本では，有効であるという結論は期待しにくい．

一口メモ　オランダからのエビデンス

SOD/SDDや細菌性髄膜炎に対するステロイド投与など，オランダは種々の感染症治療に関して先進的な研究を数多く報告している．感染症治療にはlocal factorが非常に重要な要素であるため，そのまま他国に応用できないこともある．そのため，オランダ以外では証明されていないとしたり顔で発言するのではなく，オランダという先進的な国だからこそできる施策であると認識し，そうでない日本，アメリカ，その他のヨーロッパの国々は後塵を拝していると解釈すべきであろう．

3）誤嚥性肺炎

誤嚥性肺炎も明確な診断基準がなく，一言ではエビデンスを表現しにくい領域である．3要素と3臨床経過を念頭に置くこと．まず誤嚥には口腔内常在菌，胃酸，残渣の3要素がある．さらに経過としても，①発熱と一時的な呼吸の悪化のあと自然によくなる古典的Mendelson症候群，②誤嚥（多くは不顕性誤嚥）の後に主に口腔内常在菌による細菌性肺炎を起こす場合，③大量の誤嚥の後に肺炎からARDSを続発する場合，の3パターンがある．抗菌薬の効果が期待できるのは細菌に対してのみであり，②と③にしか効果がない（ARDSに移行してしまったら，すでに抗菌薬の効果は乏しいが，投与しないわけにはいかないだろう）．あからさまに誤嚥した後に急に発熱し，酸素化が悪くなった場合でも，抗菌薬を投与せずとも1日で解熱した体験はないだろうか．細菌性肺炎であれば，1日で解熱してケロリと元通りということはありえない．初期治療として抗菌薬を投与しておいて，1日で呼吸・全身状態が改善してしまったら，むしろ前述の①のパターンの化学性肺炎と考えて抗菌薬を中止する．

表1 アメリカ熱傷学会　敗血症クライテリア

以下のうち3つ以上満たせば敗血症を考慮する

1. 体温＞39℃あるいは＜36.5℃
2. 進行性の頻脈：HR＞110
3. 進行性の頻呼吸：挿管されていなければ＞25/分，挿管されていれば分時換気量＞12L
4. 血小板減少　＜10万/μL
5. 高血糖（糖尿病がない場合のみ）＞200 mg/dL
6. 腸管栄養が24時間以上続けられないとき（腹痛や下痢のため）

（文献10より引用）

4 エビデンスとして否定されている領域

1）広範囲熱傷

　　広範囲熱傷も発熱し，CRPが上昇する疾患である．重要な物理的バリアである皮膚が欠損し，多数のデバイスが皮膚を貫き，しかも血流の届かない壊死組織が常に残留しているという感染症治療にとって悪夢のような環境である．感染症の教科書である「マンデル」には，皮肉を込めて，多剤耐性菌がアウトブレイクするのに理想的なユニットであると表現されている[9]．

　　クロルヘキシジンで洗浄し，化学的に菌量を減らすことが感染症発症のリスクを下げるかもしれないが，少なくとも抗菌薬に関しては予防投与で感染症を減らすエビデンスはなく，むしろ耐性菌を増加させるので使わない．

　　ルーチンの皮膚培養も賛否両論あり，原則的にはすすめない．ただし，熱傷ユニット単独でのアンチバイオグラムを作成し，グラム陰性桿菌の耐性度を評価しておくことは有用と考えられる．熱傷を日常的に診療するICUで，かつ細菌検査室の協力が得られるようなら，考慮してもよいだろう．

　　新たな血流感染が起きないかどうかの慎重な観察が必要であり，ABA（アメリカ熱傷学会）のsepsis criteria（感染症クライテリア）が有用である（表1）[10]．要するに血液培養の閾値を低くして，菌血症が起きていると疑われたら，ICU（上述の通り，できれば熱傷ユニット単独）での緑膿菌活性を保っている抗菌薬を初期治療として投与開始しておくプラクティスである．熱傷患者はライン感染も常に疑われる状況であり，原則的にバンコマイシンも併用する（熱傷患者ではバンコマイシンのクリアランスが上昇するため，投与量を増量し，頻回にトラフを測定することも留意すること）．

　　b）のように感染症でないと判断されたら抗菌薬を中止するが，血流感染があれば抗菌薬を継続する．一般の血流感染であれば2週間，CNS（コアグラーゼ陰性ブドウ球菌）などの弱毒菌であれば1週間で抗菌薬を終了する．熱傷患者の背景としてCRPは下がりきらないのは当然であり，CRPが陰性化するまで抗菌薬を投与し続けていたら，次に出てくるのはさらなる耐性菌である．

2) ECMO管理中の発熱

　　ECMOは，巨大な異物が血管内に留置されている状態であり，血流感染のハイリスクである．一般的に，デバイスが複雑・大型化すればするほどライン感染のリスクが増える．しかし，予防的抗菌薬で予後を改善するエビデンスはない．「広範囲熱傷」と同様，新たな血流感染が起きていないか，血液培養を採取する閾値を下げる．疑ったらバンコマイシンを投与し，血液培養が陰性ならば中止するプラクティスを繰り返す．ただし，CVカテーテルのように容易にデバイスを入れ替えられるわけではないので，結果的に長期間の抗菌薬の投与が必要になることもある．

◆ 文献

必読 1) Bratzler DW, et al：Clinical practice guidelines for antimicrobial prophylaxis in surgery. Am J Health Syst Pharm, 70：195-283, 2013

2) 「感染予防，そしてコントロールのマニュアル～すべてのICTのために」（ニザーム ダマーニ／著），メディカル・サイエンス・インターナショナル，2013

3) 「急性膵炎診療ガイドライン2015 第4版」（急性膵炎診療ガイドライン2015改訂出版委員会，他／編），金原出版，2015
　→必ず文献4と並列して読むこと

必読 4) Tenner S, et al：American College of Gastroenterology Guideline：Management of Acute Pancreatitis, Am J Gastoenterology, 108：1400-1415, 2013

5) de Smet AM, et al：Decontamination of the digestive tract and oropharynx in ICU patients. N Engl J Med, 360：20-31, 2009 ★★★★
　→このstudy以来，オランダではSODかSDDをやらないと倫理的にマズい国になった

6) Dellinger RP, et al：Surviving sepsis campaign：international guidelines for management of severe sepsis and septic shock：2012. Crit Care Med, 41：580-637, 2013

7) MH Kollef：Rational Use of Antibiotics in the ICU. JAMA, 312：1403, 2014

8) Wunderink RG：Welkommen to our world. Emergence of antibiotic resistance with selective decontamination of the digestive tract. Am J Respir Crit Care Med, 181：426-427, 2010
　→両者ともSDDに対するまっとうな反論，後者は本文中の名言を含む

9) 「Mandell, Douglas, and Bennett's Principles and Practice of Infectious Diseases」（Bennett JE, eds），Elsevier, 2015

10) Hogan BK, et al：Correlation of American Burn Association sepsis criteria with the presence of bacteremia in burned patients admitted to the intensive care unit. J Burn Care Res, 33：371-378, 2012

11) 「レジデントのための感染症診療マニュアル第3版」（青木 眞，著），医学書院，2015
　→重症敗血症・敗血症性ショックは林淑朗先生の担当であり，種々の支持療法の断じ方が小気味よい．ぜひ一読を．ただし一部の指導医は気分を害する可能性がある

第8章 感染症

4. ICUにおける耐性菌

柳井真知

Point

- 薬剤耐性菌のリスクのある患者を早くみつける
- 抗菌薬を使用する場合は，適切な量，投与間隔で適切な期間使用する
- 広域抗菌薬を漫然と使用せず de-escalation を心がける
- 「使いやすい薬」を安易に使わない．最後の砦となる抗菌薬の適応をよく考える
- 感染防止策を熟知する

はじめに

薬剤耐性菌とは本来感受性をもつ抗菌薬に対して耐性をもつようになった菌を指す．なかでも "ESKAPE"（*Enterococcus faecium*, *Staphylococcus aureus*, *Klebsiella pneumoniae*, *Acinetobacter baumannii*, *Pseudomonas aeruginosa*, and *Enterobacter* species）に代表される多剤耐性菌は，死亡率や罹病期間を延長しコストを増大させる医療現場の現実的な脅威である[1]．75か国，1,265のICUの1日を対象に行われた横断研究ではICU患者の51%が感染症罹患中であり，その起炎菌として "ESKAPE" も世界各地で一定の割合を占めている[2]．本稿ではこれらの薬剤耐性菌およびその対策について概説する．

1 薬剤耐性菌感染症を疑うべき状況（表1）

ICU入室時にこれまでの病歴や生活環境をよく聴取し，薬剤耐性菌感染リスクの高い患者であるかどうかを判断する必要がある．ICU入室時に患者の80%が耐性菌保有のリスク因子を有していたとの報告もある[3]．ICU入室そのものも耐性菌獲得のリスクとなること，

表1 ● 薬剤耐性菌保有の危険因子

- 90日以内の抗菌薬の使用
- 90日以内の2日以上の入院
- 入院5日以上経過
- 施設入所者
- 免疫抑制状態(ステロイド・免疫抑制薬の使用,HIV感染症など免疫不全の基礎疾患)
- 透析患者
- 最近の手術
- 体内留置人工物(血管内カテーテル,尿道カテーテル,挿管チューブなど)
- 患者自身の過去の薬剤耐性菌分離歴の存在
- 院内・地域で薬剤耐性菌の分離頻度が高い

(文献3,25を参考に作成)

また入院後抗菌薬治療を行えば当然耐性菌出現のリスクは増加することも理解しておく必要がある.

❷ 主要な耐性菌とその頻度

1) メチシリン耐性黄色ブドウ球菌(MRSA)

　　MRSA(methicillin-resistant S.aureus)はペニシリン結合タンパクの変異によってすべてのβラクタム系抗菌薬に耐性を獲得した黄色ブドウ球菌であり,ICUで最も重要かつ治療に難渋する薬剤耐性菌である.日本でも院内で分離される黄色ブドウ球菌の50%以上がMRSAと報告されているが,分離率は年々減少傾向といわれる[4,5].MRSAが起炎菌として重要となるICUでの感染症として人工呼吸器関連肺炎(ventilator-associated pneumonia:VAP),カテーテル関連血流感染症(catheter-related bloodstream infection:CRBSI),術後創部感染症,軟部組織感染症などがあげられる.

2) バンコマイシン耐性黄色ブドウ球菌(VRSA),バンコマイシン低感受性黄色ブドウ球菌(VISA)

　　バンコマイシン(VCM)に対して高度の耐性を示すVRSA(vancomycin-resistant S. aureus)(最少発育阻止濃度MIC≧16 μg/mL)は日本ではまだ報告がないが,中等度耐性のVISA(vancomycin-intermediate S. aureus)(MIC 4~8 μg/mL)は1996年に日本で初めて臨床分離された[6].

　　VISAやVRSAには該当しないが日本の臨床現場でもVCMでの治療が困難といわれるMIC 1~2 μg/mLのMRSAが増加している.

3）リネゾリド耐性黄色ブドウ球菌（LRSA）

リネゾリド（LZD）は23S rRNAのG2567Tの点突然変異による耐性菌孤発例の報告がある程度で耐性化も少ないとされていたが，新たな耐性遺伝子である*cfr*遺伝子をもつ株によるLZD耐性MRSA（linezolid-resistant *S. aureus*：LRSA）のICUでのアウトブレイクも報告されている[7]．*cfr*遺伝子はもともとブドウ球菌以外の*Staphylococcus*属で発見されたもので，プラスミド上にあることからMRSAへ水平伝播したと考えられている．

4）腸球菌

臨床で重要な*Enterococcus faecalis*と*Enterococcus faecium*は両者ともセファロスポリンに自然耐性をもち，特に後者はペニシリンにも耐性を示すことが多いため抗菌薬の選択に注意が必要である．

主としてVCMに対する耐性遺伝子の獲得により生じるVCM耐性腸球菌（vancomycin-resistant *Enterococcus*：VRE）は*E. faecium*よりも*E. faecalis*で多く分離されるのが日本の特徴で，欧米に比べ分離頻度は低く0.02〜0.05%であるが2000年代以降病院内でのアウトブレイク報告がある．VCMやセファロスポリン，抗嫌気性菌抗菌薬の使用，癌や血液腫瘍，臓器移植患者がハイリスクとなるほか，カーテンや医療機器など環境へのVRE定着がアウトブレイクの原因となる可能性も指摘されている[8]．

さらに近年LRSAの耐性化因子であるG2576Tと*cfr*遺伝子両方をもつ腸球菌が臨床検体から分離されている[9]．

尿路感染症，術後創部感染症，腹腔内感染症，心内膜炎などの起炎菌として重要である．

5）βラクタマーゼ産生腸内細菌群

a）基質特異性拡張型βラクタマーゼ（extended-spectrum β-lactamase：ESBL）産生菌

ペニシリン，セファロスポリン，アズトレオナム，カルバペネム系抗菌薬といったβラクタム薬を分解するβラクタマーゼのうち，クラスAβラクタマーゼの遺伝子変異によりセファマイシンとカルバペネムを除くすべてのβラクタム系薬の分解が可能となったβラクタマーゼをESBLとよぶ．ESBL産生遺伝子はプラスミド上に存在し菌種を超えて伝達されることが問題である．大腸菌，*K. pneumoniae*，*Proteus mirabilis*が尿路感染症や胆道系感染症の起炎菌として重要である．日本での臨床株に占めるESBL産生菌の分離頻度は2009年に大腸菌で8.6%，*K. pneumoniae*で5.3%，*P. mirabilis*で10.8%との報告があるが，増加傾向といわれている[10]．

b）AmpC産生菌

AmpCもセファロスポリナーゼのひとつである．染色体性にAmpCをもつ頻度が高い

*Enterobacter*属，*Serratia*属，*Citrobacter*属，*Providencia*属，*Morganella*属（ESCPMと呼ばれる）や緑膿菌では調節遺伝子により産生が抑制されているが，ペニシリンや第一世代セファロスポリンへの暴露によってこの抑制がはずれAmpCを多量に産生するようになることで第三世代セファロスポリンに耐性を示す．産生量の多い場合は第四世代セファロスポリンにも耐性をもつ．プラスミド性のAmpC産生遺伝子の獲得は大腸菌，*Klebsiella*属にみられるが分離率についての日本での情報は乏しい．変異を繰り返し第4世代セフェムやカルバペネムにも耐性となる場合がある[11]．臨床的には尿路感染症，肺炎，腹腔内感染症などで問題となる．

c）カルバペネマーゼ産生菌

前述のような耐性グラム陰性桿菌に有効なカルバペネムが頻用された結果出現してきたのがカルバペネムに耐性を有するカルバペネマーゼ産生菌である．KPC（*Klebsiella pneumoniae* carbapenemase）産生菌は1990年代半ばのアウトブレイク以降世界へ急速に拡大した．*K. pneumoniae*以外に大腸菌，緑膿菌，セラチアからも分離されている．

メタロβラクタマーゼ（metallo-beta-lactamase：MBL）のうち本邦ではIMP-1型が多いがニューデリーメタロβラクタマーゼ1（New Delhi metallo-beta-lactamase 1：NDM-1）も2009年にインド帰りの患者から初めて分離された．プラスミド上のbla NDM-1遺伝子は他菌種に容易に伝播し，*K. pneuoniae*，大腸菌，*P. mirabilis*，*Enterobacter*属，*Citrobacter*属，緑膿菌，*Acinetobacter baumanni*などから分離されている．

国内分離のカルバペネマーゼ産生菌はほとんどが海外からの帰国散発症例で二次感染症例もないが，人の消化管常在菌に多く認められる菌のため院内だけでなく市中感染の起炎菌としてアウトブレイクする危険性を秘めている[12]．

6）緑膿菌

染色体上のAmpC産生遺伝子によりペニシリンや第三世代セファロスポリンにもともと耐性を持つうえに薬剤排出機構（エフラックスポンプ），薬剤標的部位の変異などさまざまな機序によりアミノグリコシド系抗菌薬やフルオロキノロン系抗菌薬など抗緑膿菌抗菌薬に耐性を獲得した株が増加してきた．加えて細胞外膜の薬剤透過孔の減少やMBL産生によりカルバペネムにも耐性を獲得した3系統耐性株が多剤耐性緑膿菌とよばれる．分離率は0.2％未満で，臨床分離株に占めるアミノグリコシド耐性は15％，フルオロキノロン耐性は20％，カルバペネム耐性も20％程度である[5]．

水回りなど自然環境中に存在し健常者には病原性を示さない弱毒菌であるが，免疫機能の低下した患者には重篤な感染症を起こすためICUでは非常に重要な菌である．新たな薬剤耐性も獲得しやすく，バイオフィルムを形成するため人工物留置中の感染では治療に難渋しやすい[13]．人工呼吸器関連肺炎，カテーテル関連血流感染症，カテーテル関連尿路感染症などが代表的な感染症である．

7) アシネトバクター

アシネトバクター属の分離株の90％以上を占め院内アウトブレイクで問題になるのは*A. baumannii*である．染色体上のAmpC産生遺伝子によるセファロスポリンへの自然耐性をもち，緑膿菌と同様の機序でフルオロキノロン系抗菌薬やアミノグリコシド系抗菌薬にも耐性を獲得してきた．1990年代以降，既得のOXA型カルバペネマーゼ遺伝子の活性化や外来性のカルバペネマーゼ遺伝子の獲得により，カルバペネムを含む広範囲の抗菌薬に耐性をもつ多剤耐性*A. baumannii*が問題となっている[14]．多剤耐性株は欧米に比べれば少ないものの，日本では海外帰国症例からのICUでのアウトブレイク報告もある．2007～2009年のアシネトバクター属の中で多剤耐性と判断された株は0.14％，2013年の分離率は0.01％であった[5]．

乾燥した医療機器表面でも数週間以上生存するため院内アウトブレイクの原因となりやすい[15]．免疫機能が低下した患者の人工呼吸器関連肺炎，カテーテル関連血流感染症，手術や熱傷の創部感染症の原因となる．

❸ 生命予後

そもそも感染症はICU患者の院内死亡や多臓器不全と関連する予後不良因子であり，さらにICU滞在が長くなるほど耐性菌感染症も増加する[2]．MRSA菌血症はメチシリン感受性黄色ブドウ球菌菌血症に比べ有意に死亡のリスクが高い[16]．VRE菌血症もバンコマイシン感受性腸球菌菌血症に比べ死亡率が上昇する[17]．ESBL産生菌感染菌血症では非産生菌に比べ死亡のオッズが2.35と報告されている[18]．カルバペネマーゼ産生グラム陰性桿菌では非産生菌に比べ有意に死亡率が増加する[19]．

❹ 予防策

1) 適切な抗菌薬使用判断

抗菌薬の使用が新たな耐性菌の発生につながるため，感染症治療のために抗菌薬を用い，不要な予防的抗菌薬投与を避ける[20]．De-escalationの生命予後改善効果はまだ議論の残るところだが，耐性菌出現を防ぐためには重要である[21,22]．逆に不十分な治療はさらに耐性菌を作る温床となるため治療時には十分な投与量，適切な投与間隔，投与期間を遵守する．腎機能や肝機能，臓器移行性，人工物の有無，血中濃度も考慮に入れて投与設計を行う．

表2 ● 感染予防策

各種予防策	適応・疾患	内容
標準予防策	すべての医療現場で適応 感染症診断の有無にかかわらずすべての患者に実施	● 手指衛生（手指消毒または流水下手洗い） ● 手袋，飛沫に暴露される可能性のあるときは個人防護具（ガウン，マスク，ゴーグル，フェイスシールド）を着用 ● 安全で無菌的な注射手技 ● 咳エチケット ● 腰椎穿刺による髄腔内または硬膜外カテーテル挿入や薬剤注入時の外科用マスク装着（すべての脊椎処置においてマスクを用いることが望ましい）
接触感染予防策	多剤耐性菌（MRSA，ESBL産生菌，MDRPなど），腸管感染症（クロストリジウム・ディフィシル菌，病原性大腸菌，ノロウイルスなど），RSウイルス，疥癬，ウイルス性結膜炎	● 病室入室時に手袋着用 ● 血液や体液に暴露する場合，ベッドなどに服が触れる場合はガウンを着用 ● 患者の個室管理またはコホーティング ● 器具は専用の物品もしくは使い捨てにする
飛沫感染予防策	細菌性呼吸器感染症（インフルエンザ菌，ジフテリア，マイコプラズマ，百日咳，溶連菌など）重症ウイルス感染（インフルエンザウイルス，アデノウイルス，ライノウイルス，ムンプスウイルス，風疹など），髄膜炎菌	● 医療従事者はサージカルマスクを着用 ● 患者は咳エチケットを遵守 ● 患者の個室管理またはコホーティング ● 特別な空気処理や換気は不要
空気感染予防策	麻疹，水痘，結核菌，気管挿管や開放式気管内吸引の場合はインフルエンザウイルス，SARSコロナウイルス	● 患者は空気感染隔離室（陰圧室）に収容 ● 医療従事者はN95マスクを着用 ● 患者は咳エチケットを遵守またはサージカルマスク着用

2) 感染対策 (表2)

　　手指衛生（石鹸での手洗い，アルコール消毒）に代表される標準予防策に加え，耐性菌保菌・感染患者病室へ入室する際あるいは接触する際は手袋やガウンの着用も含めた接触予防策も行う．患者の個室隔離またはコホーティングを検討する．環境の除菌も必要である．体内留置人工物は可能な限り早期に除去するか，交換する[23]．自身の医療機関のアンチバイオグラムを把握しておく．

　　単独でなくこれらの方策の組み合わせ＝バンドル化が有効な耐性菌拡大防止策となることが報告されており多剤耐性化防止には医療機関ぐるみの対策が重要であることを意味している[24,25]．

表3 ● 主要な薬剤耐性菌の特徴と対策

耐性菌名	検出頻度（国内）	保菌部位	重要な感染症	抗菌薬	予防策
メチシリン耐性黄色ブドウ球菌（MRSA）	黄色ブドウ球菌の50〜70% 院内分離株の7.5%	咽頭，鼻腔，尿，皮膚，便	人工呼吸器関連肺炎，カテーテル関連血流感染症，皮膚軟部組織感染症	バンコマイシン，テイコプラニン，ダプトマイシン，リネゾリド	・標準予防策と接触感染予防策 ・乾燥に強く，患者周囲も汚染される可能性があるため，環境整備も実施
バンコマイシン耐性腸球菌（VRE）	稀 院内分離株の0.02%	腸管，泌尿生殖器	菌血症，術後創部感染症，尿路感染症，腹腔内感染症	テイコプラニン，リネゾリド，ダプトマイシン，キヌプリスチン・ダルホプリスチン	・標準予防策と接触感染予防策 ・下痢症状がある場合は，感染拡大を防止するため環境整備や個室隔離が望ましい
基質特異性拡張型βラクタマーゼ（ESBL）産生菌	Klebsiellaで5.3%，大腸菌で8.6%	免疫不全および長期医療器具装着患者の尿，喀痰，便	肺炎，尿路感染症，腹腔内感染症	カルバペネム	・標準予防策と接触感染予防策 ・菌種を越えて耐性情報を伝達するため，交差感染を防止する観点で個室管理が望ましい
Amp-C・βラクタマーゼ産生菌	不明	免疫不全および長期医療器具装着患者の尿，喀痰，便	カテーテル関連感染症，肺炎，創部感染症，尿路感染症	第4世代セファロスポリン，カルバペネム	・標準予防策と接触感染予防策 ・菌種を越えて耐性情報を伝達するため，交差感染を防止する観点で個室管理が望ましい
多剤耐性緑膿菌，多剤耐性アシネトバクター	緑膿菌：臨床分離株の0.1%，アシネトバクター：アシネトバクターの0.1%，院内分離株の0.01%	免疫不全および長期医療器具装着患者の鼻腔，気道粘膜，咽頭，腸管浮腫，尿路，皮膚	カテーテル関連感染，敗血症，肺炎，創部感染症，尿路感染症	コリスチン	・標準予防策と接触感染予防策 ・湿潤環境からの伝達を遮断するための環境整備
メタロβラクタマーゼ産生グラム陰性桿菌	緑膿菌で1〜2%（施設間差あり）	腸管内，尿，創部，ときに咽頭	カテーテル関連感染症，肺炎，尿路感染症	モノバクタム系に感受性を示すことがあるが，個々の抗菌薬感受性試験結果を参考に抗菌薬を選択する	・標準予防策と接触感染予防策 ・菌種を越えて耐性情報を伝達するため，交差感染を防止する観点で個室管理が望ましい

❺ 耐性菌感染症発症時の対処法（表3）

　手術やドレナージといった感染ソースの根本的治療に加え，適切な抗菌薬治療が早期から行われることが重要である．耐性菌の高い死亡率は経験的抗菌薬治療が耐性菌をカバーできていなかったことが原因として大きいと報告されている[18]．抗菌薬治療について起炎菌別に記述する．

表4 ● 抗MRSA薬の比較

	バンコマイシン	テイコプラニン	リネゾリド	ダプトマイシン
種類	グリコペプチド	グリコペプチド	オキサゾリジノン	ポリペプチド
作用機序	細胞壁合成阻害（殺菌的）	細胞壁合成阻害（殺菌的）	タンパク合成阻害（黄色ブドウ球菌には静菌的）	細胞膜障害（殺菌的）
半減期	4～6時間	83～168時間	5～7時間	8～9時間
基本的な投与量*	・15～20 mg/kg 8～12時間ごと	・初日200～400 mg 12時間ごと 以後200～400 mg 24時間毎	・600 mg（静注，経口）12時間ごと	・6 mg/kg 24時間ごと（菌血症） ・4 mg/kg 24時間ごと（軟部組織感染）
腎機能による投与量調整	必要	必要	不要	Ccr30 mL/分未満で必要
血中濃度測定	必要	必要	不要	不要
副作用	腎毒性，耳毒性，レッドマン症候群		血小板減少，白血球減少，貧血，セロトニン症候群，末梢神経障害	筋炎（CPK上昇），末梢神経障害，好酸球性肺炎
有効な感染症	菌血症，感染性心内膜炎，カテーテル関連血流感染，髄膜炎，肺炎	菌血症，肺炎	肺炎，軟部組織感染	菌血症，軟部組織感染，（右心系）心内膜炎
VCMと比べてより選択すべき場合	ー	・VCMの血中濃度が有効域に達しない ・腎機能障害が懸念される ・VCMに対するMICが高い ・VCMアレルギー	・VISA，VRSA ・VCMの血中濃度が有効域に達しない ・腎機能障害が懸念される ・VCMアレルギー ・内服に切り替えたい場合	・VCMの血中濃度が有効域に達しない ・腎機能障害が懸念される ・人工物関連の感染症でVCMが有効でない
選択すべきでない，あるいは第一選択となりにくい場合	・腎機能の温存が必要な腎機能障害患者 ・極度の肥満患者	髄膜炎	・他の抗MRSA薬で治療可能と考えられる場合 ・菌血症，カテーテル関連血流感染症	肺炎

＊腎機能や標的臓器によって異なるため成書を参照のこと

1）グラム陽性球菌

a）MRSA，VRSA，VISA，LRSA

VCM，テイコプラニン（TEIC），LZD，ダプトマイシンが日本の臨床現場で使用される代表的な抗MRSA薬である（表4）．

● VCM

VCMは腎毒性や耳毒性などの副作用が問題であるが菌血症，心内膜炎，肺炎，髄膜炎など侵襲度の高い疾患で第一選択となる重要な薬剤である．重症MRSA感染症では早期に有効血中濃度を得るための25～30 mg/kg（実体重）の負荷投与も推奨されている[26]．

AUC/MIC ≧ 400を達成するにはトラフ濃度15 mg/L以上を維持する必要があるが，VCMに対するMICが1～2μg/mLの場合必然的に1日3～4 g以上の高用量のVCMを必要とするため腎毒性など副作用の出現を招く結果となり他剤の検討が必要となる[26,27]．

● TEIC

TEICはVCMと同じグリコペプチドだが副作用はVCMに比べ少なく治療効果には差がない[28]．VCMの血中濃度が上がりにくい，あるいはVCMの感受性が低くTEICに感受性のあるMRSA患者に有用である．ローディングを行っても有効血中濃度に達するのに3日かかる点が，一刻も早い治療効果を求める敗血症性ショックを伴うMRSA感染症患者には第一選択としにくいかもしれない．

● LZD

LZDは臓器移行性に優れ，血中濃度測定や腎機能による投与量調整が不要という特徴がある．しかし，VISA，VRSA，VREに抗菌作用をもつ重要な抗菌薬であるからこそ，他剤が使用できない場合にのみ使用すべきである．ガイドラインではLRCTでのサブグループ解析での死亡率の増加を根拠に，MRSA菌血症，カテーテル関連菌血症の第一選択薬としては推奨されていない[29,30]．ただしVCM投与下でも持続菌血症を示す場合のLZDの有効性も小規模試験で示唆されている[31]．メタアナリシスではMRSA肺炎に対するLZDのVCM，TEICに勝る有効性は示されなかった一方で，VCMとのRCTでのLZDの優位性を根拠にMRSA肺炎にLZDを推奨する傾向があるが，製薬会社の関与などの問題があり結果の解釈には注意を要する[32,33]．

● ダプトマイシン

ダプトマイシンは日本では2011年に認可された新機序の抗MRSA薬で軟部組織感染症や菌血症に有効である[34]．肺サーファクタントにより不活化されるため肺炎には効果がない．バイオフィルム透過作用があると考えられ人工物関連のMRSA，VRSA，VISA感染症への効果が期待される[35]．筋炎によるCPKの上昇が副作用としてあり同様の副作用をもつ薬剤（HMA-CoA還元酵素阻害薬など）との併用に注意する．耐性は稀といわれるがMRSAに対する3週間の投与後の耐性化の報告がある[36]．

b) VRE

VREに対してもLZDかダプトマイシンが第一選択薬となる．VRE菌血症の生命予後をLZDとダプトマイシンで比較したメタアナリシスではダプトマイシンがLZDに比べ生命予後不良であり再発率も高いと報告されたが後ろ向き研究しか含まれておらず結論を出すには時期尚早の印象がある[37]．

*E. faecium*のVREに対してはキヌプリスチン・ダルホプリスチンが治療薬として承認されている．*E. faecalis*は本剤に自然耐性をもつ．肝機能障害や関節痛の副作用が高頻度にみられ，薬剤相互作用にも注意が必要である．

2）グラム陰性桿菌

　ESBL産生菌治療の第一選択はカルバペネムである．*in vitro* では感受性ありと報告される場合もあるフルオロキノロン系抗菌薬やアミノグリコシド系抗菌薬は死亡率上昇の報告があり選択すべきでない[38]．

　AmpC産生が疑われる場合，第4世代セファロスポリンが第一選択となる．カルバペネムとセフェピムの比較で死亡率に差はなく最初からカルバペネムを選択する必要はないと思われる[39]．しかしAmpC産生量の極端な増加や他の耐性化機構の獲得により第4世代セファロスポリンやカルバペネムにも耐性をもつ場合があるため感受性結果や臨床効果をみつつ治療を再検討していく必要がある[11]．

　多剤耐性緑膿菌，多剤耐性アシネトバクターに対する治療薬として日本でも2015年コリスチンの製造販売が認可された．腎毒性や神経毒性といった重篤な副作用のために一度過去のものとなった薬剤が，他剤への耐性化により再度使用せざるを得なくなっている状況であり，有効血中濃度を達成できる至適投与量もまだ不明確で，量依存性に腎障害の頻度も増加するため慎重な投与設計が求められる[40]．コリスチンにしか感受性を示さない緑膿菌の院内アウトブレイクに対し，耐性度の比較的低いセフェピムとアミカシンの併用で良好な予後を得たとの報告もあり[41]，耐性グラム陰性桿菌に対する最後の砦であるコリスチンを乱用しないための治療オプションの模索も必要である．

文献

1) Infectious Diseases Society of A：The 10 x '20 Initiative：pursuing a global commitment to develop 10 new antibacterial drugs by 2020. Clin Infect Dis, 50：1081-1083, 2010

2) Vincent JL, et al：International study of the prevalence and outcomes of infection in intensive care units. JAMA, 302：2323-2329, 2009 ★
   → 世界のICUの感染症動向がわかり興味深い

3) Leone M, et al：De-escalation versus continuation of empirical antimicrobial treatment in severe sepsis：a multicenter non-blinded randomized noninferiority trial. Intensive Care Med, 40：1399-1408, 2014
   → 経験的抗菌薬を継続した場合とde-escalationした場合のアウトカムを比較．文献21，22と比較すると面白い

4) Kunishima H, et al：Methicillin resistant Staphylococcus aureus in a Japanese community hospital：5-year experience. J Infect Chemother, 16：414-417, 2010

5) 「JANIS院内感染対策サーベイランス2013年1～12月」(http://www.nih-janis.jp/report/open_report/2013/3/1/ken_Open_Report_201300.pdf)

6) Hiramatsu K, et al：Methicillin-resistant Staphylococcus aureus clinical strain with reduced vancomycin susceptibility. J Antimicrob Chemother, 40：135-136, 1997

7) Sanchez Garcia M, et al：Clinical outbreak of linezolid-resistant Staphylococcus aureus in an intensive care unit. JAMA, 303：2260-2264, 2010

8) Zirakzadeh A & Patel R：Vancomycin-resistant enterococci：colonization, infection, detection, and treatment. Mayo Clin Proc, 81：529-536, 2006

9) Locke JB, et al：Genetic environment and stability of cfr in methicillin-resistant Staphylococcus aureus CM05. Antimicrob Agents Chemother, 56：332-340, 2012

10) Yamaguchi K, et al：In vitro susceptibilities to levofloxacin and various antibacterial agents of 12,919

clinical isolates obtained from 72 centers in 2007. Jpn J Antibiot, 62：346-370, 2009

11) Jacoby GA：AmpC beta-lactamases. Clin Microbiol Rev, 22：161-182, 2009

12) Nordmann P, et al：The emerging NDM carbapenemases. Trends Microbiol, 19：588-595, 2011

13) Freestone PP, et al：Pseudomonas aeruginosa-catecholamine inotrope interactions：a contributory factor in the development of ventilator-associated pneumonia? Chest, 142：1200-1210, 2012

14) Munoz-Price LS, et al：Eighteen years of experience with Acinetobacter baumannii in a tertiary care hospital. Crit Care Med, 41：2733-2742, 2013

15) Wendt C, et al：Survival of Acinetobacter baumannii on dry surfaces. J Clin Microbiol, 35：1394-1397, 1997

16) Cosgrove SE, et al：Comparison of mortality associated with methicillin-resistant and methicillin-susceptible Staphylococcus aureus bacteremia：a meta-analysis. Clin Infect Dis, 36：53-59, 2003

17) DiazGranados CA, et al：Comparison of mortality associated with vancomycin-resistant and vancomycin-susceptible enterococcal bloodstream infections：a meta-analysis. Clin Infect Dis, 41：327-333, 2005

18) Rottier WC, et al：Effects of confounders and intermediates on the association of bacteraemia caused by extended-spectrum β-lactamase-producing Enterobacteriaceae and patient outcome：a meta-analysis. J Antimicrob Chemother, 67：1311-1320, 2012

19) Tumbarello M, et al：Infections caused by KPC-producing Klebsiella pneumoniae：differences in therapy and mortality in a multicentre study. J Antimicrob Chemother, 70：2133-2143, 2015 ★

20) Marchaim D, et al：Recent exposure to antimicrobials and carbapenem-resistant Enterobacteriaceae：the role of antimicrobial stewardship. Infect Control Hosp Epidemiol, 33：817-830, 2012

21) Silva BN, et al：De-escalation of antimicrobial treatment for adults with sepsis, severe sepsis or septic shock. Cochrane Database Syst Rev, 3：CD007934, 2013

22) Garnacho-Montero J, et al：De-escalation of empirical therapy is associated with lower mortality in patients with severe sepsis and septic shock. Intensive Care Med, 40：32-40, 2014 ★

必読 23) Calfee DP, et al：Strategies to prevent methicillin-resistant Staphylococcus aureus transmission and infection in acute care hospitals：2014 update. Infect Control Hosp Epidemiol, 35：772-796, 2014
→ MRSA伝播防止のためのガイドライン

必読 24) Jain R, et al：Veterans Affairs initiative to prevent methicillin-resistant Staphylococcus aureus infections. N Engl J Med, 364：1419-1430, 2011
→ 米国での大規模なMRSA対策バンドルの介入試験

必読 25) Montero JG, et al：Combatting resistance in intensive care：the multimodal approach of the Spanish ICU "Zero Resistance" program. Crit Care, 19：114, 2015
→ スペインでの耐性菌防止バンドル．具体的な方策が述べられている

必読 26) Rybak M, et al：Therapeutic monitoring of vancomycin in adult patients：a consensus review of the American Society of Health-System Pharmacists, the Infectious Diseases Society of America, and the Society of Infectious Diseases Pharmacists. Am J Health Syst Pharm, 66：82-98, 2009
→ バンコマイシンの特徴，使用方法について具体的に述べられている

必読 27) Hidayat LK, et al：High-dose vancomycin therapy for methicillin-resistant Staphylococcus aureus infections：efficacy and toxicity. Arch Intern Med, 166：2138-2144, 2006 ★
→ バンコマイシンのMICによる治療効果の違いが具体的に示されている

28) Cavalcanti AB, et al：Teicoplanin versus vancomycin for proven or suspected infection. Cochrane Database Syst Rev：CD007022, 2010

必読 29) Mermel LA, et al：Clinical practice guidelines for the diagnosis and management of intravascular catheter-related infection：2009 Update by the Infectious Diseases Society of America. Clin Infect Dis, 49：1-45, 2009
→ カテーテル関連血流感染症の診断，治療のガイドライン

必読 30) Liu C, et al：Clinical practice guidelines by the infectious diseases society of america for the treatment of methicillin-resistant Staphylococcus aureus infections in adults and children. Clin Infect Dis, 52：e18-e55, 2011
→ MRSA感染症治療のガイドライン

31) Jang HC, et al：Salvage treatment for persistent methicillin-resistant Staphylococcus aureus bacteremia：efficacy of linezolid with or without carbapenem. Clin Infect Dis, 49：395-401, 2009

必読 32) Wunderink RG, et al：Linezolid in methicillin-resistant Staphylococcus aureus nosocomial pneumonia：a randomized, controlled study. Clin Infect Dis, 54：621-629, 2012 ★★★
→ LZD を肺炎治療の第一選択に推奨する根拠となっているが慎重な解釈を要する

33) Kalil AC, et al：Linezolid versus vancomycin or teicoplanin for nosocomial pneumonia：a systematic review and meta-analysis. Crit Care Med, 38：1802-1808, 2010

34) Fowler VG Jr, et al：Daptomycin versus standard therapy for bacteremia and endocarditis caused by Staphylococcus aureus. N Engl J Med, 355：653-665, 2006 ★★★

35) Raad I, et al：Comparative activities of daptomycin, linezolid, and tigecycline against catheter-related methicillin-resistant Staphylococcus bacteremic isolates embedded in biofilm. Antimicrob Agents Chemother, 51：1656-1660, 2007

36) Skiest DJ：Treatment failure resulting from resistance of Staphylococcus aureus to daptomycin. J Clin Microbiol, 44：655-656, 2006

37) Chuang YC, et al：Daptomycin versus linezolid for treatment of vancomycin-resistant enterococcal bacteremia：systematic review and meta-analysis. BMC Infect Dis, 14：687, 2014

38) Paterson DL, et al：Antibiotic therapy for Klebsiella pneumoniae bacteremia：implications of production of extended-spectrum beta-lactamases. Clin Infect Dis, 39：31-37, 2004 ★

39) Tamma PD, et al：The use of cefepime for treating AmpC β-lactamase-producing Enterobacteriaceae. Clin Infect Dis, 57：781-788, 2013 ★

40) Lee YJ, et al：Association between colistin dose and development of nephrotoxicity. Crit Care Med, 43：1187-1193, 2015 ★

41) Dubois V, et al：Nosocomial outbreak due to a multiresistant strain of Pseudomonas aeruginosa P12：efficacy of cefepime-amikacin therapy and analysis of beta-lactam resistance. J Clin Microbiol, 39：2072-2078, 2001

第9章　栄養・代謝

1. 経腸栄養に関する合併症

高氏修平

Point

- 嘔吐・誤嚥に対しては頭部挙上，消化管蠕動促進薬の使用，十二指腸からの持続栄養投与を選択する
- 下痢に対しては感染性腸炎の除外，消化態栄養剤への変更，栄養投与速度を遅くする
- Refeeding syndromeは致死的な合併症である．高リスク患者を把握し，電解質（リン，マグネシウム，カリウム）の補正を行う

はじめに

　「早期経腸栄養」という言葉は，もはや集中治療の「常識」となっている．しかしその一方で，それに伴う合併症（嘔吐，誤嚥，下痢，Refeeding syndromeなど）への対応は十分とは言い難い．この稿では，これら経腸栄養に伴う合併症を理解し，臨床現場での実践的な対応方法について述べる．

1　嘔吐・誤嚥への対応

1）合併症の具体的内容／発生要因・機序

　ICU患者の多くは術後や生体侵襲，鎮静薬使用の影響により腸管蠕動の低下をきたしやすい．このため経腸栄養の開始後に嘔吐や誤嚥を生じ，人工呼吸器関連肺炎（ventilator associated pneumonia：VAP）などを引き起こすことが問題となる．

2）頻度/発生時期

経腸栄養を開始したICU患者の30.5％で何らかの消化管不耐（gastrointestinal intolerance）が発生し，その時期は経腸栄養開始3日目までに多いことが報告されている[1]．

> **一口メモ　消化管不耐（gastrointestinal intolerance）とは？**
> 嘔吐，誤嚥，腹部膨満，胃残量の増加を含めた総称としてよばれる．文献により定義は異なり，下痢を含めた概念としてとらえられることもある．

3）合併症の生命予後や機能予後への影響

誤嚥に伴うVAP発症，人工呼吸器使用期間の延長，ICU滞在期間の延長が起こり，最終的に死亡率増加と関連していたと報告されている[1]．

4）具体的な予防策

a）重力を味方につけよ！〜"頭部挙上"のススメ〜

VAP予防バンドル[2]のなかにも記載があるように，**仰臥位を避け，経腸栄養を施行している間は頭部挙上（30〜45°）を行う**．

b）少量持続投与を試みよ！〜"underfeeding"のススメ〜

経腸栄養の間欠投与と持続投与を比較した文献では，持続投与群において誤嚥の発生が低かった[3]．消化管不耐が疑われる患者では，10〜20 mL/時と緩徐な速度で持続投与することから開始する．最近の文献ではunderfeedingとfull feedingを比較した研究において，underfeedingの非劣性が示されている[4]．したがって，**少量でも経腸栄養を継続することが重要**である．

> **一口メモ　胃残量の測定はあまり意味がないのでは？**
> 看護師から「胃残量が200 mL引けましたけど，夜の経腸栄養はどうしますか？」というコールが来る場面は多い．当直者にとって経腸栄養に伴う合併症を危惧するばかり，つい「夜の経腸は止めておいて」と返答してしまいがちである．しかし最近の文献の中には，胃残量の測定に大きな意味はないとする報告もみられている[5]．**ASPENガイドライン[6]でも胃残量500 mLまでは経腸栄養を中断すべきではない（Grade B）**との見解を示している．「経腸はそのまま投与して」と言い切れる医師でありたい．

5）発症時の戦い方〜対処法・トラブルシューティング〜

a）胃蠕動運動を促進させよ

エリスロマイシン（エリスロマイシン®），メトクロプラミド（プリンペラン®）投与が

表1 ● 胃蠕動促進薬の種類と投与方法

薬剤名（商品名）	投与方法	代表的な副作用
エリスロマイシン（エリスロシン®）	1回250 mgを6時間ごとに静注（保険外診療である）	QT延長
メトクロプラミド（プリンペラン®）	1回10 mgを8時間ごとに経胃投与あるいは静注	錐体外路症状
モサプリド（ガスモチン®）	1回5 mgを8時間おきに経胃投与	肝障害
六君子湯（リックンシトウ）	1回2.5 gを8時間ごとに経腸栄養開始前に投与	偽性アルドステロン症

胃蠕動運動を促進させるとの報告が多い[7〜9]．Nguyenら[10]はエリスロマイシンとメトクロプラミドの併用療法がより効果的であることを報告している．しかしながら，Boothら[11]はこれらの薬剤のメタアナリシスを示したうえで，生命予後や機能予後には有意差がなかったことを報告している．ASPENガイドライン[6]ではこれらの胃蠕動促進薬の使用は強くは推奨されていない（Grade C）．また，本邦においては上記薬剤に加えてモサプリド（ガスモチン®）や六君子湯が使用されることも多い．具体的投与方法については表1に示した．

b）経腸栄養投与ルートを十二指腸へ変更せよ

経胃管からの栄養投与で嘔吐誤嚥が発症する場合，幽門輪を超えて十二指腸（あるいは空腸）まで栄養チューブを進めて栄養投与することが推奨される．具体的な方法として，X線透視下，超音波ガイド下，内視鏡下で挿入留置する方法がとられる．われわれの施設では経鼻内視鏡下で挿入留置を行っている．ベッドサイドで施行できる経鼻内視鏡の有用性は高く，同時に胃食道逆流症や胃粘膜びらん，潰瘍病変などを評価することができる．

文献では，Escribanoら[12]は頭部外傷患者を対象とした研究で幽門後からの栄養投与が有意に肺炎発症率を低下させたと報告している．一方でDaviesら[13]の研究では早期に経空腸からの栄養投与へ変更しても肺炎発生率の低下は認められなかったと相反する結果を報告し，ルーチンでの経空腸からの栄養は推奨していない．ASPENガイドライン[6]では胃管からの栄養がうまくいかない場合に経十二指腸からの栄養投与を推奨している（Grade C）．

❷ 下痢への対応

1）合併症の具体的内容/発生要因・機序

経腸栄養投与に伴う下痢の発生要因には，さまざまな原因があげられている（表2）．こ

表2　下痢の発生要因

①感染性腸炎の合併（*Clostridium difficile* 感染）
②抗菌薬使用による腸内細菌叢の異常
③栄養剤の高浸透圧による下痢
④栄養投与速度による下痢
⑤腸管の吸収障害による下痢

のうち，まずはじめに，**感染性腸炎を除外することが最も重要である**（第9章-2参照）．

2）頻度／発生時期

経腸栄養の開始時と経腸栄養変更後に下痢がみられることが多い．前述の文献[4]では，21〜26％に下痢がみられたと報告されている．

3）合併症の生命予後や機能予後への影響

大量に下痢が起こると，電解質異常や酸塩基平衡の異常をきたし，致死性不整脈を発症するリスクが高まる．さらに長期的に下痢が続いた場合には，低栄養，低アルブミン血症から全身状態が進行性に悪化する．

4）具体的な予防策

a）腸管粘膜の萎縮を防ごう

絶食期間が続くと腸管粘膜は短期間で萎縮し，消化吸収が低下するため下痢を生じやすくなる．早期経腸栄養を開始できない症例では下記のように腸管粘膜の萎縮をきたさないような予防策をとる．

【投与例】
・1回GFO® 1包＋微温湯 80 mL，1日3回，経胃投与

b）投与速度はゆっくりと

経腸栄養投与の速度が早過ぎると腸管粘膜で十分に消化吸収されないまま下痢として体外へ排出されてしまう．特に**十二指腸からの栄養投与では，投与速度は 100 mL/時を超えることはすすめられない**．

5）発症時の戦い方〜対処法・トラブルシューティング〜

a）経腸栄養の種類を変更してみる

通常の半消化態栄養剤から消化態栄養剤あるいは成分栄養剤へ変更してみる．消化態栄

養剤はタンパク質からペプチドへ変換された製剤であり，成分栄養剤はアミノ酸が主成分であるため，消化の過程が必要なく下痢を生じにくいとされる．具体的な製剤として以下の製剤が使用される．

- 消化態栄養剤
    - ペプチーノ® 200 kcal/本
    - ペプタメン® AF 300 kcal/本
- 成分栄養剤
    - エレンタール® 300 kcal/80 g/包

最近では，消化管内で半固形化させ下痢を減らすように作用する製剤も使用されている．しかしながら，これらの栄養剤の変更が予後を改善させるかについて明らかなエビデンスはない．

【投与例】
・REF-P1 1袋を**経腸栄養前に**経胃投与する．

各栄養剤の選択については医師が1人で行うよりもNST（nutrition support team）でカンファレンスを行い決定していくことが望ましい．

b）ときには「一時休戦」も必要

多量の下痢が収まらずに電解質異常を生じている場合には，経腸栄養を一時休止する．その間に下部消化管内視鏡検査を行うことで，下痢の原因を追求するという戦略も必要である．稀ではあるが，内視鏡検査下の生検でサイトメガロウイルス腸炎や，消化管アミロイドーシスと診断された例も経験する．

一口メモ　下痢することはそんなに悪いことなのか？

下痢が数回続くと，すぐに看護師から「便ドレーンを入れてもいいですか？」と聞かれる機会が多くなってきた．そもそも下痢は生体が何らかの理由があって体外へ排出しようとしているサインなのである．例えば，感染性腸炎であれば早く体外へウイルスや細菌を排出しようとする防御反応であり，必要カロリー以上の経腸栄養が投与されたときの下痢は高血糖回避のための生体の自己調節作用とも考えられる．腸はわれわれ以上にもっと頭？を使って働いている臓器なのかもしれない．便ドレーンを入れることで見かけ上の対応に満足し，医療者の方が思考停止に陥るようなことがあってはならない．

表3 ● Refeeding syndrome の高リスク患者の診断基準[17]

下記のうち1つ以上を満たす	下記のうち2つ以上を満たす
BMI＜16	BMI＜18.5
体重減少（意図的ではない）＞15%（過去3〜6カ月）	体重減少（意図的ではない）＞10%（過去3〜6カ月）
絶食あるいはごく少量の栄養摂取＞10日間	絶食あるいはごく少量の栄養摂取＞5日間
栄養前の低カリウム，リン，マグネシウム血症	アルコール依存の既往，薬物（インスリン，化学療法，制酸薬，利尿薬）の使用歴

❸ 代謝性合併症（Refeeding syndrome，高血糖，高CO_2血症）への対応

1) Refeeding syndrome

a) 合併症の具体的内容／発生要因・機序

飢餓状態の際，糖質を含んだ栄養が急速に投与されたときに起こる致死的な疾患である．発症機序は，栄養再開に伴うATP産生による多量のリン酸消費と，それによって起こる低リン血症からの致死的不整脈の発症，さらに糖質負荷によるインスリン上昇に伴う電解質異常（低カリウム，低マグネシウム血症），ビタミンB_1の不足からの重篤な乳酸アシドーシス，そのほかにもナトリウム貯留による水分貯留など多彩な症状と多臓器不全を特徴とする．

b) 頻度／発生時期

経静脈栄養開始時に発症しやすいが，**経腸栄養投与でも起こりうる**．ICUの34%の患者において栄養開始後の平均1.9日で低リン血症が発生していたとの報告[14]はあるが，Refeeding syndromeそのものについての発生頻度は不明である．

c) 合併症の生命予後や機能予後への影響

Refeeding syndromeが発症すると致死的な状態へ陥る．長期的な予後については明らかにされていない．Hoferら[15]はRefeeding syndromeを発症した神経性食思不振症患者に対して，ガイドライン上の治療[16]を順守することで合併症を最小限とすることができ，院内死亡を回避できたことを報告している．

d) 具体的な予防策

● 高リスク患者を把握せよ

Refeeding sydromeを発症しやすいリスク因子としてNational Institute for Health and Care Excellence（NICE）ガイドライン[17]による診断基準があげられている（表3）．これらの診断基準を満たす患者では注意深く電解質のモニタリングを行うことが重要である．

表4 ● リンとマグネシウムの推奨される補正方法[17]

電解質		投与量
リン	維持必要量	0.3～0.6 mmol/kg/日 経口投与
	軽度低リン血症（0.6～0.86 mmol/L）	0.3～0.6 mmol/kg/日 経口投与
	中等度低リン血症（0.3～0.6 mmol/L）	9 mmolを12時間以上かけて末梢静脈投与
	重度低リン血症（＜0.3 mmol/L）	18 mmolを12時間以上かけて末梢静脈投与
マグネシウム	維持必要量	0.2 mmol/kg/日 静脈投与 （あるいは0.4 mmol/kg/日 経口投与）
	軽度～中等度低マグネシウム血症 （0.5～0.7 mmol/L）	初回0.5 mmol/kg/日を24時間以上かけて静注， その後0.25 mmol/kg/日を5日間静注
	重度低マグネシウム血症（＜0.5 mmol）	24 mmolを6時間以上かけて静注．その後，軽度～ 中等度マグネシウム血症時のときと同様に（上記）

● 初期投与エネルギー制限を行う

　Refeeding syndromeの発症リスクが高い患者では，低い投与エネルギー量とすることが推奨されている．具体的には，

栄養開始後1～3日までは10 kcal/kg，成人で400～800 kcal/日程度に制限する．

　その後も，10日までは緩徐に栄養投与量をあげていく．

e）発症時の戦い方～対処法・トラブルシューティング

全身管理を行いながら電解質を補正せよ．

　リン，マグネシウム，カリウムの電解質補正に加えて，水分バランスを行っていくことが基本的な対処法である．具体的なリン，マグネシウムの補正方法を示す（表4）．

2）高血糖

　高血糖は免疫機能の低下や炎症増悪をきたし，患者の予後に関係している．したがって血糖管理は集中治療の重要な領域である．しかしVan den Bergheら[18]による強化インスリン療法（血糖を厳格に80～110 mg/dLに管理する治療）は，その後のNICE-SUGAR試験[19]により否定され，過去のものとなった．現在では，

血糖140～180 mg/dLを目標として管理することがすすめられる．

　経腸栄養の開始にあたっては，血糖変動が大きい場合は間欠投与から持続投与へ変更し，持続インスリン投与を行いながら血糖コントロールを行う．また，糖尿病用の栄養剤（グルセルナ®，タピオンα®など）を選択する．

・グルセルナ® 250 kcal/本
・タピオン® α 200 kcal/本

3）高CO₂血症

呼吸不全の患者では通常の経腸栄養剤投与により高CO_2血症となることがある．脂質は糖質と比べ呼吸商が低く，産生されるCO_2が少ない．このため呼吸不全の患者には脂質が多く含まれる栄養剤（オキシーパ®など）を選択する（ただし，ルーチンでの使用はすすめられていない）．

・オキシーパ® 375 kcal/本

文献

1) Gungabissoon U, et al：Prevalence, risk factors, clinical consequences, and treatment of enteral feed intolerance during critical illness. JPEN J Parenter Enteral Nutr, 39：441-448, 2015

2) 「人工呼吸関連肺炎予防バンドル 2010改訂版」（日本集中治療医学会 ICU機能評価委員会／編），2010

3) Steevens EC, et al：Comparison of continuous vs intermittent nasogastric enteral feeding in trauma patients：perceptions and practice. Nutr Clin Pract, 17：118-122, 2002

4) Arabi YM, et al：Permissive Underfeeding or Standard Enteral Feeding in Critically Ill Adults. N Engl J Med, 372：2398-2408, 2015 ★★★
  → サウジアラビアとカナダの7施設で894例のRCT. タンパク質は同量としてunderfeeding群とstandard群とを比較した．90日死亡率で両群に有意差はなく，underfeedingの非劣性を示した

5) Reignier J, et al：Effect of not monitoring residual gastric volume on risk of ventilator-associated pneumonia in adults receiving mechanical ventilation and early enteral feeding：a randomized controlled trial. JAMA, 309：249-256, 2013 ★★★
  → フランス9施設で452例のRCT. 胃残量の測定を行わない群と行った群を比較し，VAP発症率に有意差はなかったこと，胃残量の測定を行わない群の方が必要栄養までの到達度が高かったことを示した．胃残量の測定に疑問を投げかける論文

必読 6) Martindale RG, et al：Guidelines for the provision and assessment of nutrition support therapy in the adult critically ill patient：Society of Critical Care Medicine and AmericanSociety for Parenteral and Enteral Nutrition：Executive Summary. Crit Care Med, 37：1757-1761, 2009
  → SCCM/ASPENの急性期栄養ガイドライン

7) Chapman MJ, et al：Erythromycin improves gastric emptying in critically ill patients intolerant of nasogastric feeding. Crit Care Med, 28：2334-2337, 2000

8) Reignier J, et al：Erythromycin and early enteral nutrition in mechanically ventilated patients. Crit Care Med, 30：1237-1241, 2002

9) Yavagal DR, et al：Metoclopramide for preventing pneumonia in critically ill patients receiving enteral tube feeding：a randomized controlled trial. Crit Care Med, 28：1408-1411, 2000

10) Nguyen NQ, et al：Prokinetic therapy for feed intolerance in critical illness：one drug or two? Crit Care Med, 35：2561-2567, 2007

11) Booth CM, et al：Gastrointestinal promotility drugs in the critical care setting：a systematic review of the evidence. Crit Care Med, 30：1429-1435, 2002

12) Acosta-Escribano J, et al：Gastric versus transpyloric feeding in severe traumatic brain injury：a prospective, randomized trial. Intensive Care Med, 36：1532-1539, 2010 ★★
  → スペインの単施設から頭部外傷患者104例のRCT. 経胃投与群と後幽門からの投与群で比較した．幽門後からの投与で有意に肺炎発生が減少したことを示した

13) Davies AR, et al：A multi center, randomized controlled trial comparing early nasojejunal with nasogastric nutrition in critical illness. Crit Care Med, 40：2342-2348, 2012 ★★
  → オーストラリアの17施設から181例のRCT. 経胃投与群と経空腸投与群を比較した．経空腸投与で肺炎発症は減少せず，むしろ消化管出血の発生率が高かったことを示し，ルーチンでの経空腸投与をすすめないとする論文

14) Marik PE, et al：Refeeding hypophosphatemia in critically ill patients in an intensive care unit. A prospective study. Arch Surg, 131：1043-1047, 1996

15) Hofer M, et al：Safe refeeding management of anorexia nervosa inpatients：an evidence-based protocol. Nutrition, 30：524-530, 2014

16) Stanga Z, et al：Nutrition in clinical practice-the refeeding syndrome：illustrative cases and guidelines for prevention and treatment. Eur J Clin Nutr, 62：687-694, 2008

17) National Collaborating Centre for Acute Care（UK）：Nutrition Support for Adults：Oral nutrition support, enteral tube feeding and parenteral nutrition, NICE Clinical Guidelines, 32, 2006

18) van den Berghe G, et al：Intensive insulin therapy in critically ill patients. N Engl J Med, 345：1359-1367, 2001 ★★★
   → ベルギーの単施設からSICU入室患者1,548例のRCT．強化インスリン治療群（血糖80～110 mg/dL）と対照群（血糖180～200 mg/dL）を比較した．強化インスリン治療群で死亡率が有意に減少したことを示した論文．後に文献19により結果は覆えされた

19) Finfer S, et al：Intensive versus conventional glucose control in critically ill patients. N Engl J Med, 360：1283-1297, 2009 ★★★
   → いわゆるNICE-SUGAR試験．オーストラリア，ニュージーランド，カナダの42施設から6,104例のRCT．血糖コントロール強化群（血糖81～108 mg/dL）と対照群（血糖180 mg/dL以下）を比較した．対照群の方が死亡率が低く，重篤な低血糖イベントが少なかったことを示した．これにより強化インスリン治療は衰退することとなる

第9章 栄養・代謝

2. 抗菌薬関連下痢症
～プロバイオティクスは有用か～

田頭保彰

Point
- ICUで下痢は一般的な合併症であり包括的なアプローチ方法はおさえておく
- 抗菌薬関連下痢症において最も重要なのは *Clostridium difficile* infection である
- 予防の第一は，適切な抗菌薬使用である
- プロバイオティクスのICUでの有用性は，現時点では低い

はじめに

ICUにおいて下痢は，比較的遭遇する合併症の1つである．原因としては，**ICUに入院した原因疾患そのもの**，**抗菌薬・抗がん剤などの薬剤**，**経管栄養**，*Clostridium difficile* infection（CDI）などの感染症と大きく4つに分類することができる[1]．

そのなかでも抗菌薬関連下痢症は，抗菌薬使用中の患者の25～30％に起こるとされている．抗菌薬の使用頻度が高いICUにおいては，回避しづらい問題であるが，その予防としてプロバイオティクスが注目されている．

本稿では，抗菌薬下痢症およびプロバイオティクスの効果について最近の文献をもとに概説する．

① 合併症の具体的内容／発生要因・機序

抗菌薬関連下痢症は，抗菌薬開始後に下痢（1日3回以上もしくは1日200g以上の軟便～水様便）が認められる状態である[2]．

発症要因としては，下記が示されている[1,3]．

①抗菌薬による正常細菌叢の乱れと病原微生物の過剰増加

表1 ● 抗菌薬下痢症の疾患スペクトラム

特徴		CDIによる下痢	それ以外
誘因となる抗菌薬		クリンダマイシン，セファロスポリン，ペニシリン	クリンダマイシン，ペニシリン，アモキシリン/クラブラン酸
病歴		抗菌薬使用とは関係ないこともある	抗菌薬開始後
臨床的特徴	下痢	腸炎の所見（発熱，便中WBCの出現，腹痛）を伴う下痢	腸炎の所見はなく症状は中等度
	CT/内視鏡所見	腸炎の所見あり	正常
	合併症	低ALB血症，中毒性巨大結腸症	下痢の程度による脱水
	CD toxin検査	陽性	陰性
疫学的特徴			散発的
治療	抗菌薬の中止	30％程度改善	通常改善する
	止痢薬の使用	禁忌！	非常に有効
	経口のメトロニダゾール，バンコマイシン	治療に反応する	適応なし

（文献4より引用）

②腸管粘膜に対する抗菌薬のアレルギー反応
③腸管に対する抗菌薬の直接的な蠕動促進効果
④代謝されない炭水化物により起こる浸透圧性の機序
⑤胆汁酸による分泌性の機序

抗菌薬下痢症の疾患スペクトラムは，軽度の下痢から腸炎までさまざまであるが，**臨床的に2つに分類することが重要である**（表1）．1つ目が，*Clostridium difficile*による下痢，すなわちCDIであり，2つ目が抗菌薬や他の細菌による下痢である[4]．CDIを区別する理由としては，**頻度が高いこと，診断/治療が可能であること，死亡率に影響すること，医療者を介して広がる医療関連感染症であること**などが挙げられる．

抗菌薬そのものによる下痢について，どの抗菌薬でも下痢は起こるが，アンピシリンで5～10％，アモキシリン/クラブラン酸で10～25％，他のフルオロキノロン系，マクロライド系，テトラサイクリン系は2～5％といわれている[4]．

CDIは，抗菌薬関連下痢症のうち最大で1/3程度を占めるとされている．CDIは，正常細菌叢が抗菌薬の使用により乱れ，毒素を産生する*Clostridium difficile*がそれに置き換わり腸管内で増殖し，細菌から毒素が産生され発症する腸炎である．

抗菌薬により発症頻度に差があることがわかっているが，クリンダマイシン，アンピシリン，セファロスポリン系，フルオロキノロン系などで頻度が高いといわれている[5]．基本的には大腸粘膜が炎症の首座であるが，大腸切除後の患者などでは小腸にもCDIを起こすことがわかっている[6,7]．最近の米国の横断研究からは，医療関連感染症において最も

頻度が多い病原菌であることがわかり，改めて予防が強調されている[8]．

❷ 頻度／発生時期

ICU患者における下痢の頻度は，そのICUが収容する患者の背景疾患にもよるが，ICU入室患者の2〜95％とさまざまである．そのなかで抗菌薬関連下痢症の頻度は，最大25％といわれている[9]．抗菌薬下痢症におけるCDIの頻度は既述したが，CDI自体の疾患頻度は，米国では年々増加している[10]．

1）CDI以外の下痢

CDIではない抗菌薬下痢症の発症時期について，明確なデータはないが抗菌薬使用開始後に起こるのが通常である．症状の期間については，14％の患者で少なくとも1日程度の下痢が認められ，89％の患者では下痢のエピソードが4日未満続くという報告がある[9]．CDI以外の抗菌薬関連下痢症は，基本的には抗菌薬中止により症状は改善する．

2）CDIによる下痢

一方CDIは，使用中や使用直後1カ月間がハイリスクであるが，抗菌薬終了後3カ月経過しても発症することがあり，**入院以前の抗菌薬使用なども確認しておく必要がある**[11]．また，リスク因子として抗菌薬の使用以外にも，高齢者（>65歳），H_2RAやPPIなどの制酸薬の使用，医療機関への暴露，炎症性腸疾患などの基礎疾患が報告されている[12]．

日本全体におけるCDIの頻度は不明であるが，一施設の報告では欧米に比べて頻度は低いが，手術が必要な重症例や30日死亡率は欧米のデータと比較して高かったというデータはある[13]．

❸ 合併症の生命予後や機能予後への影響

1）CDI以外の下痢

CDIではない抗菌薬下痢症は，基本的に重症になることは稀であり抗菌薬を中止することで症状は改善する．しかし，下痢による脱水で循環動態に影響を与えることや電解質異常をきたすことがあるため軽視はできない．また，治療上抗菌薬の中止が困難な場合には，止痢薬などを使用することも考慮されるが，ICUでは副作用の観点からも使用しづらいのが現状である．

2）CDIによる下痢

　　CDIは，疾患そのものによる死亡率は5〜10％程度だが，全死亡率は15〜20％に及ぶ．緊急手術や死亡の独立因子としてWBC＞15,000/m³，急激な低アルブミン血症，急性腎不全が報告されている[5]．重症CDIでは，中毒性巨大結腸症をきたすことがあり，内科的治療での治癒は難しい．その場合，全結腸切除を行わないと救命できないことがあり，例え救命できても人工肛門での生活を余儀なくされることがある．

❹ 具体的な予防策

1）抗菌薬の使用を見直す

　　最も重要かつ簡便なことは，**抗菌薬の使用そのものや使用期間を可能な限り減らすこと**である．

　　ICUの患者は重症であることが多く，抗菌薬が開始される閾値は低い．それはやむを得ないことであるが，抗菌薬開始後，漫然と投与されている状況をよく経験する．筆者は，感染症科として他科からのコンサルトを受けて診療しているが，ICUにいる患者のことで相談を受けることも多い．バイタルサイン等を勘案しながらではあるが，治療開始後72〜96時間で培養情報は多くが入手できるため，それを元に抗菌薬を見直す，もしくは併用している抗菌薬を中止し，なるべく不必要な抗菌薬暴露を減らす努力をしている．漫然と投与されている際に，主科と抗菌薬継続の有無で議論になるときには，継続するメリットがある一方で，①抗菌薬関連下痢症を含めた副作用，②CDIの発症，③耐性菌獲得のリスクというデメリットについても伝え，抗菌薬を必要時にのみ使用するよう推奨することに努めている．

2）CDIの感染予防

　　CDIについては，接触感染対策を守り，医療従事者が*Clostridium difficile*を媒介しないように努める．米国のガイドラインでは，①聴診器などの医療器具を他の患者と共有しない，②処置時にはコンタクトバリアプレコーションを施行する，③処置後は石鹸もしくはアルコールによる手指消毒を行うことなどが推奨されている[14]．

3）プロバイオティクス

　　最後に紹介するのが，プロバイオティクスである．プロバイオティクスは，アメリカ食品医薬品局（Food and Drug Administration：FDA）や世界保健機関では腸内環境を改

表2 ● FDAによりプロバイオティクスの使用にリスクがあるとされている患者

患者背景	例
免疫抑制下の患者	幹細胞移植後，臓器移植後で免疫抑制薬を使用している，自己免疫疾患で免疫抑制剤やステロイドを使用している，化学療法や放射線治療をしている
構造的心疾患の患者	弁異常や弁置換後，心内膜炎の既往
入院患者	
妊婦	
腸管からプロバイオティクスのトランスロケーションが起こるリスクがある患者	腸管が穿孔している，腸炎がある，明確な腸管機能の低下がある，好中球減少がある，放射線治療後，化学療法後で好中球が低下する可能性がある

善する生きた微生物と定義されている[15]．現在では，プロバイオティクスだけでなくプレバイオティクスやシンバイオティクスなども登場しているが，圧倒的に臨床データがあるのがプロバイオティクスである[16]．

本来腸管には500種類以上の細菌が共存しているとされているが，抗菌薬や免疫抑制薬，手術そして放射線治療などによりそのバランスが崩れる．その調整を行う役割を果たすのがプロバイオティクスであり，身近なものとしてヨーグルトもその1つである．CDIを含む抗菌薬下痢症以外にもノロウイルスなどの市中下痢症，過敏性腸症候群，炎症性腸疾患，アレルギー，齲歯，アトピー性皮膚炎などに臨床応用されている[17,18]．プロバイオティクスは，*Lactobacillus* spp., *Bifidobacterium* spp., *Enterococcus*, *Bacillus*, *Streptococcus* などの細菌や *Saccharomyces boulardii* などの真菌で構成されており，商品により含んでいる細菌の数・種類・量はさまざまである[19,20]．

抗菌薬下痢症におけるプロバイオティクスのエビデンスについては，いくつかのシステマティックレビューでは，下痢の頻度を減らすデータがある[21～23]，一方で頻度は変わらないというデータも報告されており定まったデータがない部分である[24,25]．

CDIの予防についても同様で頻度を減らすという報告もあれば[26]，変わらないとする報告もある[24]．さらに使用している抗菌薬の種類の違いによるプロバイオティクスの効果について評価がされていないこと，CDIの再発については不十分なデータしかない[27]．

また，副作用については，軽度なものとしてガス，鼓腸，しゃっくり，下痢などが報告されている一方で，*Lactobacillus casei* による菌血症や *Lactobacillus* GG による肝膿瘍，*Saccharomyces boulardii* による真菌血症などが報告されている[19]．FDAでは使用に際してリスクがある患者として表2を挙げており，ICUの患者もそのなかに含まれる．

さらに，日本で使用できるプロバイオティクスの一部を表3に示すが，これまでに示したStudyで使用されているプロバイオティクスと含まれている菌，菌量に違いがあり，そのまま日本に応用することは難しいと筆者は考える．

表3 ● 日本で使用可能なプロバイオティクス

表品名	含まれている生菌
ラックビー®, ビフィダー®	*Bifidobacterium* spp.
ビオフェルミン®	*Enterococcus faecalis*, *Bucillus subtilis*
ビオスリー®	*Enterococcus faecalis*, *Clostridium butyricum*, *Bacillus mesenteicus*
ミヤBM®	*Clostridium butyricum*
ビオスミン®	*Enterococcus faecalis*, *Bifidobacterium bifidum*
ビオクラチス®	*Lactobacills casei*

❺ 発症時の戦い方〜対処法・トラブルシューティング〜

　ICUの患者が下痢を認めた時には，抗菌薬関連下痢症，特にCDIにフォーカスをあてながらも包括的なアプローチが重要である．以下にその例を示す．
　①下剤の投与の有無を確認し，中止を検討する
　②体液量や電解質異常の評価を行う
　③中止可能な抗菌薬についてチームで検討する
　④下痢の程度が重度，発熱，腹部症状およびWBC上昇がある，血便がある場合はCD toxin検査や便培養を提出する
　⑤検査が陰性の場合は，他の薬剤や経管栄養の組成などを確認し調整を行う[1]
　⑥CDIの診断がされれば，重症度に応じて治療を開始するとともに接触感染対策等を行う

　CDIの重症度については，確立されたものは存在しないが，さまざまな学会からガイドラインが出ている．共通する指標としてはWBC上昇（>15,000/m^3），Cre上昇，イレウス，中毒性巨大結腸症などなどである[28〜30]．治療については，割愛する．

❻ ICUにおけるプロバイオティクスのルーチン使用は有用か？

　ICUという設定でのプロバイオティクスのエビデンスについて少しだけ紹介する．
　現時点では，死亡率，入院日数についてメタアナリシスではプロバイオティクスのエビデンスは支持されていない[31〜33]．人工呼吸器関連肺炎（ventilator Associated Pneumonia：VAP）の予防については，Morrowらは*Lactobacillus rhamonosus GG*がICUに入院しているハイリスク患者で有用と報告しており[34]，SiemposらのメタアナリシスでもVAPを減らす方向に働くと結論づけている[35]が，2014年のコクランレビューではVAPの減少に関与している可能性があるとしつつもエビデンスレベルの低さについて指摘している[32]．

抗菌薬関連下痢症については，AvadhaniらのメタアナリシスではCDIを含む抗菌薬関連下痢症が減るという報告があり[36]，MorrowらのRCTでCDIの頻度は減るという報告はある[34]が，それ以外の報告では有用性はないとする報告が多い[31〜33,35,37]．また，選択されるプロバイオティクスの商品や量が報告によりさまざまであり一定したものがない．

下痢以外の副作用については，これまでに紹介したメタアナリシスでは検討されていないが，真菌を含む菌血症，感染性心内膜炎，肝膿瘍などの症例報告は多数あり，ICU入院患者の報告も散見される[38]．

日本は超高齢社会であり，ホストが免疫抑制状態であることを勘案するとリスクがあり，エビデンスが明確ではないプロバイオティクスをわざわざ使用するメリットは乏しいと筆者は考える．

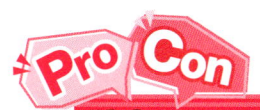

論点のまとめ

ICUにおけるプロバイオティクスのルーチン使用は有用か？

【賛成論】
- VAPの頻度が低下する
- 抗菌薬関連下痢症の頻度が低下する低いエビデンスがある

【反対論】
- 死亡率や入院日数に寄与しない
- CDIを含む抗菌薬関連下痢症について寄与は少ないとする報告が多い
- プロバイオティクスが菌血症・感染性心内膜炎を起こすリスクがある

文献

必読 1) Reintam Blaser A, et al：Diarrhoea in the critically ill. Curr Opin Crit Care, 21：142-153, 2015
→ critical care領域の下痢のアプローチがコンパクトにまとまっている

2) Hammer HF, et al：Carbohydrate malabsorption. Its measurement and its contribution to diarrhea. J Clin Invest, 86：1936-1944, 1990

3) Högenauer C, et al：Mechanisms and management of antibiotic-associated diarrhea. Clin Infect Dis, 27：702-710, 1998

必読 4) Bartlett JG：Clinical practice. Antibiotic-associated diarrhea. N Engl J Med, 346：334-339, 2002
→ 少し古い文献だがコンパクトにまとめられている

5) Leffler DA & Lamont JT：Clostridium difficile infection. N Engl J Med, 372：1539-1548, 2015

6) Freiler JF, et al：Clostridium difficile small bowel enteritis occurring after total colectomy. Clin Infect Dis, 33：1429-31；discussion 1432, 2001

7) Navaneethan U & Giannella RA：Thinking beyond the colon-small bowel involvement in clostridium difficile infection. Gut Pathog, 1：7, 2009

8) Magill SS, et al：Multistate point-prevalence survey of health care-associated infections. N Engl J Med, 370：1198-1208, 2014 ★

9) Thibault R, et al：Diarrhoea in the ICU：respective contribution of feeding and antibiotics. Critical care, 17：R153, 2013 ★

10) 「*Clostridium difficile* spores & latest information from USA」(http://apic.org/Resource_/EliminationGuideForm/59397fc6-3f90-43d1-9325-e8be75d86888/File/2013CDiffFinal.pdf)

11) Hensgens MP, et al：Time interval of increased risk for Clostridium difficile infection after exposure to antibiotics. J Antimicrob Chemother, 67：742-748, 2012 ★

12) Honda H & Dubberke ER：The changing epidemiology of Clostridium difficile infection. Curr Opin Gastroenterol, 30：54-62, 2014

13) Honda H et al：Incidence and mortality associated with Clostridium difficile infection at a Japanese tertiary care center. Anaerobe, 25：5-10, 2014
　→ 日本の数少ないCDIの臨床データである

14) Dubberke ER, et al：Strategies to prevent Clostridium difficile infections in acute care hospitals：2014 update. Infect Control Hosp Epidemiol, 35 Suppl 2：S48-S65, 2014
　→ CDIの予防についてのレビューである

必読 15) Sanders ME：Probiotics：definition, sources, selection, and uses. Clinical infectious diseases, 46：S58-61, 2008

16) 「Prebiotics, Probiotics and Synbiotics」(Lea Ann Cheu, et al, eds), Saunders, 2015

必読 17) Goldin BR & Gorbach SL：Clinical indications for probiotics：an overview. Clinical infectious diseases, 46：S96-100, 2008

18) Williams NT：Probiotics. Am J Health Syst Pharm, 67：449-458, 2010

19) Probiotics revisited. JAMA, 312：1796, 2014

20) Patel R & DuPont HL：New approaches for bacteriotherapy：prebiotics, new-generation probiotics, and synbiotics. Clinical infectious diseases, 60：S108-121, 2015

21) D'Souza AL, et al：Probiotics in prevention of antibiotic associated diarrhoea：meta-analysis. BMJ, 324：1361, 2002 ★

22) Hempel S, et al：Probiotics for the prevention and treatment of antibiotic-associated diarrhea：a systematic review and meta-analysis. JAMA, 307：1959-1969, 2012 ★

23) Videlock EJ & Cremonini F：Meta-analysis：probiotics in antibiotic-associated diarrhoea. Aliment Pharmacol Ther, 35：1355-1369, 2012 ★

24) Allen SJ, et al：Lactobacilli and bifidobacteria in the prevention of antibiotic-associated diarrhoea and Clostridium difficile diarrhoea in older inpatients (PLACIDE)：a randomised, double-blind, placebo-controlled, multicentre trial. Lancet, 382：1249-1257, 2013 ★★★

25) Allen SJ, et al：A high-dose preparation of lactobacilli and bifidobacteria in the prevention of antibiotic-associated and Clostridium difficile diarrhoea in older people admitted to hospital：a multicentre, randomised, double-blind, placebo-controlled, parallel arm trial (PLACIDE). Health Technol Assess, 17：1-140, 2013 ★★★

26) Johnston BC, et al：Probiotics for the prevention of Clostridium difficile-associated diarrhea：a systematic review and meta-analysis. Ann Intern Med, 157：878-888, 2012 ★

必読 27) Evans CT & Johnson S：Prevention of Clostridium difficile Infection With Probiotics. Clinical infectious diseases, 60：S122-128, 2015

28) Surawicz CM, et al：Guidelines for diagnosis, treatment, and prevention of Clostridium difficile infections. Am J Gastroenterol, 108：478-98；quiz 499, 2013

29) Cohen SH, et al：Clinical practice guidelines for Clostridium difficile infection in adults：2010 update by the society for healthcare epidemiology of America (SHEA) and the infectious diseases society of America (IDSA). Infect Control Hosp Epidemiol, 31：431-455, 2010

30) Debast SB, et al：European Society of Clinical Microbiology and Infectious Diseases：update of the treatment guidance document for Clostridium difficile infection. Clin Microbiol Infect, 20 Suppl 2：1-26, 2014

31) Barraud D, et al：Impact of the administration of probiotics on mortality in critically ill adult patients：a meta-analysis of randomized controlled trials. Chest, 143：646-655, 2013 ★

32) Bo L, et al：Probiotics for preventing ventilator-associated pneumonia. Cochrane Database Syst Rev, 10：CD009066, 2014 ★

33) Gu WJ, et al：Lack of efficacy of probiotics in preventing ventilator-associated pneumonia probiotics for ventilator-associated pneumonia：a systematic review and meta-analysis of randomized controlled trials. Chest, 142：859-868, 2012 ★

34) Morrow LE, et al：Probiotic prophylaxis of ventilator-associated pneumonia：a blinded, randomized, controlled trial. Am J Respir Crit Care Med, 182：1058-1064, 2010 ★★

35) Siempos II, et al：Impact of the administration of probiotics on the incidence of ventilator-associated pneumonia：a meta-analysis of randomized controlled trials. Crit Care Med, 38：954-962, 2010 ★

36) Avadhani A & Miley H：Probiotics for prevention of antibiotic-associated diarrhea and Clostridium difficile-associated disease in hospitalized adults--a meta-analysis. J Am Acad Nurse Pract, 23：269-274, 2011 ★

37) Petrof EO, et al：Probiotics in the critically ill：a systematic review of the randomized trial evidence. Crit Care Med, 40：3290-3302, 2012 ★

必読 38) Doron S & Snydman DR：Risk and safety of probiotics. Clinical infectious diseases, 60：S129-134, 2015

第10章 運動・リハビリ

1. ICU神経筋障害（ICU-AW）

畠山淳司，武居哲洋

Point

- ICU-AWはポリニューロパチーとミオパチーのいずれか，または両者の混在する症候群である
- ICU-AWは重症患者の半数近くに発症し，人工呼吸期間・在院日数の延長や，死亡率増加と関連している
- ICU-AWのリスク因子として，敗血症，多臓器不全，高血糖などが挙げられる
- 早期リハビリテーションによるICU-AWの発症予防が期待されている

はじめに

医学の進歩に伴い，敗血症などの重症疾患の死亡率は低下した[1]が，これらの生存者において重篤な運動機能障害が長期間残存していることが明らかになってきた[2]．この長期にわたる筋力低下の一因として，ICU-AW（ICU-acquired weakness：ICU神経筋障害）が関与していると考えられている[3,4]．図1に示すように，ICU-AWはCIP（critical illness polyneuropathy：重症疾患ポリニューロパチー），CIM（critical illness myopathy：重症疾患ミオパチー），あるいは両者が混在するCINM（critical illness neuromyopathy：重症疾患ニューロミオパチー）のいずれかによる，重症患者に発症する急性の左右対称性の四肢筋力低下を呈する症候群の総称である[5]．

1 ICU-AWの診断基準・発症機序

1）診断基準

24時間以上空けて2回以上施行したMRC合計スコア（表1，一口メモ参照）が48点未

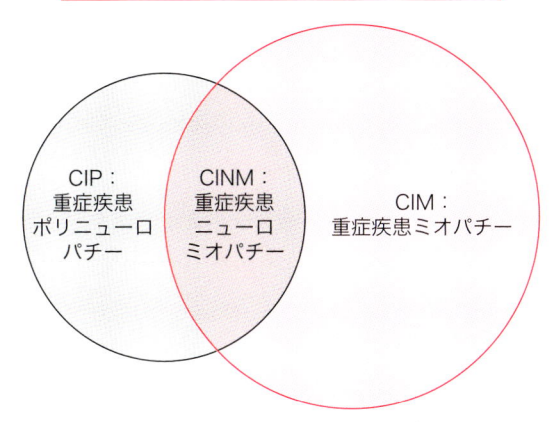

図1 ● ICU-acquired weakness の概念図

ICU-AW
(ICU-acquired weakness：ICU神経筋障害)

- CIP：重症疾患ポリニューロパチー
- CINM：重症疾患ニューロミオパチー
- CIM：重症疾患ミオパチー

満の，重症患者に発症した急性の四肢筋力低下をICU-AWと定義する．ICU-AWを病初期にカテゴリー分類するのは困難であり，神経電気生理学検査や筋生検などから，CIP・CIM・CINMを鑑別する[5]．**表2**にそれぞれの診断基準を示す．

一口メモ

medical research council（MRC）合計スコア（表1）

上下肢のそれぞれ3つの筋群の筋力を徒手筋力テストで評価し合計するもので，四肢合わせて計60点中48点未満をICU-AWと定義している．ただ，この検査は鎮静薬の影響を受けるため，覚醒状態でなければ正確な判定は困難である．

表1 ● MRC合計スコアの評価対象部位と徒手筋力テスト

徒手筋力テスト	
0	筋収縮なし
1	僅かな筋収縮のみ
2	重力を排除した自発運動が可能
3	重力に抵抗して自発運動が可能
4	重力やある程度の受動的抵抗に逆らう運動が可能
5	受動的抵抗に完全に逆らう運動が可能，すなわち正常
評価対象部位	
上肢	手関節伸展，肘関節屈曲（上腕二頭筋），肩関節外転（三角筋）
下肢	足関節伸展，膝関節伸展（大腿四頭筋），股関節屈曲（腸腰筋）

上記評価対象部位を徒手筋力テストで評価し（1本の肢につき15点満点），四肢スコアの合計（60点満点）がMRC合計スコアである

表2 ● 診断基準

(a) ICU-AW (ICU-acquired weakness) の診断基準

下記の1かつ2かつ［3 or 4］かつ5を満たす
1. 重症病態の発症後に進展した全身の筋力低下
2. 筋力低下はびまん性（近位筋・遠位筋の両者），左右対称性，弛緩性であり，通常脳神経支配筋は侵されない
3. 24時間以上空けて2回以上行ったMRCスコアの合計が48点未満，または検査可能な筋の平均MRCスコアが4点未満
4. 人工呼吸器に依存している
5. 背景にある重症疾患と関連しない筋力低下の原因が除外されている

(b) CIP (critical illness polyneuropathy) の診断基準

1. ICU-AWの基準を満たす
2. 2つ以上の神経において複合筋活動電位の振幅が正常下限の80%未満
3. 2つ以上の神経において感覚神経活動電位の振幅が正常下限の80%未満
4. 神経伝導速度が正常ないしはほぼ正常で，伝導ブロックが存在しない
5. 反復神経刺激における減衰反応がない

(c) CIM (critical illness myopathy) の診断基準

疑診：次のうちどちらかを満たす
　　　①下記の1かつ2かつ［3 or 4］を満たす
　　　②下記の1かつ5を満たす
確診：下記の1かつ2かつ［3 or 4］かつ5を満たす
1. ICU-AWの基準を満たす
2. 2つ以上の神経において感覚神経活動電位の振幅が正常下限の80%以上
3. 2つ以上の筋において針筋電図で短時間・低振幅の運動単位電位が早期ないし正常リクルートメントとともにみられる（線維攣縮の有無は問わない）
4. 2つ以上の筋において直接筋刺激で興奮性低下（神経刺激/筋刺激による活動電位比が0.5以上）がみられる
5. 筋生検でミオパチー所見がみられる

(d) CINM (critical illness neuromyopathy) の診断基準

1. ICU-AWの基準を満たす
2. CIPの基準を満たす
3. CIMの疑診または確診の基準を満たす

MRC：medical research council
（文献5より引用）

2) CIPの発症機序

　高度炎症反応は高サイトカイン血症や高血糖を惹起し，細胞周囲の血管透過性亢進に伴う浮腫，活性酸素種の増加，細胞ミトコンドリアレベルでの酸素化障害などを介して，神経軸索を障害すると考えられる．すなわち，高度炎症反応に伴って全身臓器で起こる多臓器不全の一環として神経軸索が障害されているとする説である[3,4]．

3) CIMの発症機序

　CIMの病態はより複雑である．重症患者では，アポトーシスを誘導するユビキチン-プ

ロテアソーム系などのタンパク分解系シグナル伝達経路が活性化し，筋構成タンパクであるミオシンが急激に減少することが知られている[6]．鎮静薬や神経筋遮断薬による筋不動化も急速に筋構成タンパクを減少させる一因とされる[7]．動物モデルにおいて，ステロイド投与と不動化の組み合わせにより急性ミオパチーが発症する[8]．重症敗血症患者において，細胞ミトコンドリアレベルでの酸素化障害が多臓器不全の機序の1つとして筋細胞にも起こっていることが示唆されている[9]．

4）機能的異常

Filatovら[10]は，ラットのCIMモデルにおいて，膜の電位依存性Naチャネルの不活性化が起こることを示している．彼らのグループは，ラットの重症疾患モデルにおいても電位依存性Naチャネルの異常が可逆性のニューロパチーと関連していることを示唆する報告をしており[11]，Naチャネル不活性化説はCIPとCIMの両者を説明できる1つの機序かもしれない．

❷ ICU-AWの頻度・発症時期

1990年代以降，ICU-AWの疫学に関するコホート研究の報告により，重症患者にどれくらいICU-AWが発症しているのかが明らかになってきた．2007年に報告されたシステマティックレビューでは，敗血症，多臓器不全，長期人工呼吸などの基準を満たす重症患者の46％にICU-AWが発症するとしている[12]．Kochら[13]は，ICU-AWのうちCIP・CIM・CINMの占める割合はそれぞれ2％・30％・38％であったと報告している．筋力低下は，ICU入室後数日〜2週間以内の早期に完成するとされ，単なる廃用性萎縮とは異なる[12]．

❸ 生命予後や機能予後への影響

ICU-AWの発症により人工呼吸期間，ICU在室期間，在院日数は増加する[12〜14]．多施設前向き観察研究から，ICU-AWの発症は人工呼吸器からの離脱遷延の独立したリスク因子であることも示された[15]．さらには，ICU-AWの発症は死亡率増加とも関連することが示されている[14]．

後遺症としての四肢麻痺は，軽症であれば数週〜数カ月で回復するが，重症の場合にはときに年単位の，あるいは永続的な障害を残すことがある．特にCIPはCIMに比して予後が悪く，CIMが数週〜月単位で回復するのに対し，CIPは年の単位で運動機能に後遺症を残すとされる[16]．

❹ リスク因子と具体的な予防策

1) リスク因子

　女性，敗血症，異化亢進，多臓器不全，全身性炎症反応症候群，長期間の人工呼吸管理，不動化，高血糖，糖質コルチコイドの使用，筋弛緩薬の使用などがICU-AW発症のリスク因子と考えられている[3]．ICU-AWの予防に関するシステマティックレビューでは，ステロイド投与とICU-AWの発症に有意な関連を認めなかった[17]．また，神経筋遮断薬もCIMのリスク因子として考えられていたが，近年はむしろ深い鎮静や神経筋遮断薬による長期間の筋の不動化が筋力低下を進行させると考えられている．

2) 予防策

　残念ながらICU-AWに対して有効な治療法は確立していないため，早期リハビリテーション，電気筋刺激，血糖管理などの予防策の有効性が期待されている．

a) 早期リハビリテーション

　Scweickerらによる2施設の無作為化対照試験の結果では，早期リハビリテーション開始は人工呼吸患者の退院時のMRCスコアやICU-AW発症率を低下させなかったが[18]，システマティックレビューでは，意思疎通がとれる患者に限れば早期リハビリテーション開始によりICU-AWの発症が有意に減少した[17]．現時点では，患者を限って施行すればICU-AWの発症を予防する可能性があるが，エビデンスはまだ不十分といえる．

b) 電気筋刺激

　Routsiらの無作為化並行介入試験では，重症患者に1日55分間下肢の電気筋刺激を行う介入により筋力低下が予防できることが報告されたが[19]，この研究のIntention-to-treat解析を行ったシステマティックレビューでは，ICU-AWの発症率に差を認めなかった[17]．Khoらの無作為化試験でも[20]，人工呼吸管理を要する重症患者に1日60分間下肢の電気筋刺激を行う介入により，ICU-AWの発症を予防することはできなかった．

c) 血糖管理

　強化インスリン療法に関する2つの大規模RCTをシステマティックレビューしたところ，強化インスリン療法群でICU-AWの発症が低下した[17]．しかし，重症患者の血糖管理において強化インスリン療法の有用性はすでに否定されており[21]，ICU-AWの発症予防を目標とした至適血糖値は不明である．

❺ 早期リハビリテーションの実際

1) ABCDE バンドル

ABCDE バンドルとは，以下より構成される．

> A：覚醒（**A**wakening）トライアル
> B：自発呼吸（**B**reathing）トライアル
> C：AとBの毎日の実践（**C**oordination）と鎮静薬・鎮痛薬の選択（**C**hoice）
> D：せん妄（**D**elirium）の評価と管理
> E：早期（**E**arly）離床と早期リハビリテーション（**E**xercise）

ICU患者のケアの質を改善させるバンドルである[22]．それでは，実際に早期離床とリハビリテーションはどのように行えばよいのだろうか？

2) リハビリテーション開始基準

早期リハビリテーションの開始基準はいくつか報告されているが[23]，Pohlmanら[24]は，禁忌事項として以下の基準を示している．

> ①平均動脈圧＜65 mmHg，②脈拍数＜40回/分，＞130回/分
> ③呼吸数＜5回/分，＞40回/分，④SpO$_2$＜88%，⑤頭蓋内圧亢進
> ⑥上部消化管出血，⑦心筋虚血，⑧手術を要する状態
> ⑨鎮静薬の増量，⑩気道確保が不十分

この基準に該当しないかを毎朝評価し，これらに該当しない場合，鎮静薬を中止し患者の覚醒を促すことを提案している．

3) リハビリテーションの実際[24]

鎮静薬中止後に，不穏や人工呼吸器との非同調を認めた場合は，リハビリテーションを行わず鎮静薬を再開する．

> ①声掛けで開眼する，②アイコンタクトがとれる
> ③握手ができる，④舌出しができる

の4項目中3項目を満たす場合に覚醒していると判断し，リハビリテーションを開始する．まず，半坐位で能動的関節可動域訓練を行い，徐々に体位を端坐位まで上げていき，日常生活に必要な作業療法をベッド上で行い，端坐位保持が問題ないと判断したら移動訓練を行う．立位保持訓練を経て，最終的には人工呼吸器装着のまま歩行訓練を行う．なお，覚

醒不十分と判断した場合は，受動的な関節可動域訓練のみを行う．

4) リハビリテーション中止基準[24]

リハビリテーション中に以下の基準を満たした場合は，リハビリテーションを中止することが提唱されている．

> ①平均動脈圧＜65 mmHg，②脈拍数＜40回/分，＞130回/分
> ③呼吸回数＜5回/分，＞40回/分，④SpO_2＜88％
> ⑤人工呼吸器との非同調，⑥苦悶様表情
> ⑦新規不整脈の出現，⑧心筋虚血の疑い
> ⑨気道確保不十分（気管チューブ抜去など），⑩転倒

❻ ICUにおけるearly mobilizationは安全に施行可能なのか？

Pro

1) たとえ人工呼吸器を装着していても安全にearly mobilizationは可能

Baileyら[25]は，呼吸器内科ICUにおいて4日以上の人工呼吸管理を要する患者103名に対し，ベッド・椅子上での坐位や歩行などの早期リハビリテーションを開始したところ，有害事象（転倒，チューブ抜去，予定外抜管，収縮期血圧＞200 mmHgまたは＜90 mmHg，SpO_2＜80％）の発生は1,449件の介入のうちわずか14件（0.96％）であり，たとえ人工呼吸管理中であっても早期リハビリテーションは安全に施行できると結論付けている．このほか，外科系ICUや体外式膜型人工肺の管理中の患者であっても早期リハビリテーションが安全に行えたという報告がある[26]．

システマティックレビューでは[23]，有害事象の発生率は4％以下であり，最も多い有害事象は，低酸素血症であったが，多くは3分以内に改善していた．これらの結果を踏まえると，ICU滞在中であっても早期リハビリテーションを行うことに大きな障壁はない．

Con

2) 患者の病態に応じて早期リハビリテーションの適応を考えるべきだ

前述のBaileyら[25]の研究では，人工呼吸器設定でFIO_2＜0.6，PEEP＜10 cmH_2O，かつカテコラミンの使用や起立性低血圧がない患者をリハビリテーションの適応としている．また，リハビリテーションの前後で呼吸器設定をアシスト/コントロール換気に30分間変更し，リハビリテーション前にFIO_2を0.2上げ，リハビリテーション中はSpO_2モニタリングを行い，低酸素血症を防ぐ工夫をしている．また，Bourdinら[27]の研究では，人工

呼吸器装着患者に坐位練習，歩行訓練を行う場合には，覚醒が十分，呼吸循環動態が安定している，腎代替療法を施行していない，といった基準を満たす患者を適応としている．

このように，重症患者全員に早期リハビリテーションを適応とするのは容易でなく，呼吸循環動態が安定している限られた患者に施行せざるを得ない．また，リハビリテーション前後，リハビリテーション中には，適切な合併症予防策を講じるべきである．

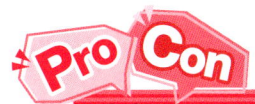

Pro Con 論点のまとめ

ICUにおけるearly mobilizationは安全に施行可能なのか？

【賛成論】
- 早期リハビリテーションに伴う有害事象の発生率は，想像されているより少ない．
- 人工呼吸管理中であっても，安全にリハビリテーションができる．

【慎重論】
- 重症患者全般ではなく，呼吸循環動態が安定している限られた患者に施行すべきである．
- リハビリテーション施行中には，適切な予防策を講じることが重要である．

文献

1) Ferrer R, et al：Improvement in process of care and outcome after a multicenter sever sepsis educational program in Spain. JAMA, 299：2294-2303, 2008
   → 敗血症でSSCGに準じ治療を行うと，死亡率が有意に減少したことを示したbefore-after試験

2) Iwashyna TJ, et al：Long-term cognitive impairment and functional disability among survivors of severe sepsis. JAMA, 304：1787-1794, 2010
   → 重症敗血症の治療後には，認知機能低下や機能障害が数年にわたり継続することを報告した観察研究 ★

3) 必読 Kress JP, et al：ICU-acquired weakness and recovery from critical illness. N Engl J Med, 370：1626-1635, 2014
   → ICU-AWのレビュー

4) Latronico N, et al：Critical illness polyneuropathy and myopathy：a major cause of muscle weakness and paralysis. Lancet Neurol, 10：931-941, 2011
   → ICU-AWのレビュー

5) Stevens RD, et al：A framework for diagnosing and classifying intensive care unit-acquired weakness. Crit Care Med, 37：S299-308, 2009
   → ICU-AWの用語体系や診断基準を記載したレビュー

6) Tiao G, et al：Sepsis is associated with increased mRNAs of the ubiquitin-proteasome proteolytic pathway in human skeletal muscle. J Clin Invest, 99：163-168, 1997

7) Kortebein P, et al：Effect of 10 days of bed rest on skeletal muscle in healthy older adults. JAMA, 297：1772-1774, 2007

8) Massa R, et al：Loss and renewal of thick myofilaments in glucocorticoid-treated rat soleus after denervation and reinnervation. Muscle Nerve, 15：1290-1298, 1992

9) Brealey D, et al：Association between mitochondrial dysfunction and severity and outcome of septic shock. Lancet, 360：219-223, 2002

10) Filatov GN, et al：Hyperpolarized shifts in the voltage dependence of fast inactivation of Nav1.4 and Nav 1.5 in a rat model of critical illness myopathy. J Physiol, 559：813-820, 2004

11) Novak KR, et al：Inactivation of sodium channels underlies reversible neuropathy during critical ill-

ness in rats. J Clin Invest, 119：1150-1158, 2009

12) Stevens RD, et al：Neuromuscular dysfunction acquired in critical illness：a systematic review. Intensive Care Med, 33：1876-1891, 2007
   → ICU-AWのシステマティックレビュー

13) Koch S, et al：Critical illness myopathy is frequent：accompanying neuropathy protracts ICU discharge. J Neurol Neurosurg Psychiarty, 82：287-293, 2011
   → CIPがCIMに比して神経学的な長期予後が悪いことを示した前向きコホート研究

14) Ali NA, et al：Acquired weakness, handgrip strength, and mortality in critically ill patients. Am J Respir Crit Care Med, 178：261-268, 2008
   → ICU-AWの発症は入院期間を延長させ，死亡率上昇にも寄与していることを示した多施設前向きコホート研究

15) De Jonghe, et al：Does ICU-acquired paresis lengthen weaning from mechanical ventilation? Intensive Care Med, 30：1117-1121, 2004
   → ICU-AWの発症が，呼吸器離脱困難の独立したリスク因子であることを示した多施設前向き観察研究

16) Koch S, et al：Long-term recovery in critical illness myopathy is complete, contrary to polyneuropathy. Muscle Nerve, 50：431-436, 2014
   → CIMがCIPやCINMに比して神経学的な長期予後が良いことを示した前向きコホート研究

必読 17) Hermans G, et al：Interventions for preventing critical illness polyneuropathy and critical illness myopathy. Cochrane Database Syst Rev, 1：CD006832, 2014
   → ICU-AWの発症予防に関するシステマティックレビュー

18) Schweickert WD, et al：Early physical and occupational therapy in mechanically ventilated, critically ill patients：a randomised controlled trial. Lancet, 373：1874-1882, 2009 ★★
   → 人工呼吸患者に早期リハビリテーションを行うことで，退院時の運動能力が改善し，せん妄期間が短縮することを示したRCT

19) Routsi C, et al：Electrical muscle stimulation prevents critical illness polyneuromyopathy：a randomized parallel intervention trial. Crit Care, 14：R74, 2010 ★★
   → 重症患者に対する電気筋刺激は，CIPNMの発症を予防しウィーニング期間を短縮することを示したRCT

20) Kho ME, et al：Neuromuscular electrical stimulation in mechanically ventilated patients：a randomized, sham-controlled pilot trial with blinded outcome assessment. J Crit Care, 30：32-39, 2015 ★★
   → 重症患者に対する電気筋刺激は，対照群と比較してICU-AWの発症率に差を認めなかったRCT

21) Nice-sugar study investigators, et al：Hypoglycemia and risk of death in critically ill patients. N Engl J Med, 367：1108-1118, 2012 ★★
   → 重症患者において，強化インスリン療法は死亡率を改善しないことを示したRCT

22) Pandharipande P, et al：Liberation and animation for ventilated ICU patients：the ABCDE bundle for the back-end of critical care. Crit Care, 14：157, 2010
   → ABCDEバンドルのレビュー

23) Adler J, et al：Early mobilization in the intensive care unit：a systematic review. Cardiopulm Phys Ther J, 23：5-13, 2012
   → 早期リハビリテーションの安全性・有用性を示したシステマティックレビュー

24) Pohlman MC, et al：Feasibility of physical and occupational therapy beginning from initiation of mechanical ventilation. Crit Care Med, 38：2089-94, 2010
   → 人工呼吸開始早期からリハビリテーションを開始する有用性を示した2009年のSchweickertらの研究[18]における介入群の二次解析

25) Bailey P, et al：Early activity is feasible and safe in respiratory failure patients. Crit Care Med, 35：139-145, 2007
   → 人工呼吸患者の早期リハビリテーションの安全性と有用性を示した前向きコホート研究

26) Lipshutz AK, et al：Acquired neuromuscular weakness and early mobilization in the intensive care unit. Anesthesiology, 118：202-215, 2013
   → ICU-AWと早期リハビリテーションの安全性・有用性のレビュー

27) Bourdin G, et al：The feasibility of early physical activity in intensive care unit patients：a prospective observational one-center study. Respir Care, 55：400-407, 2010
   → 人工呼吸患者の早期リハビリテーションの安全性と有用性を示した前向き観察研究

第11章 全身

1. ICU患者の発熱

江木盛時

Point

- 体温は，全身状態を把握するうえで重要な指標である
- 血液温度，膀胱温度，食道温度，直腸温度が，深部温度をより正確に反映するとして，その使用が推奨されている
- 鎮静されていない発熱患者に対するクーリングは酸素消費量増大などの有害作用を有する
- 重症患者に対する解熱療法の是非はいまだ明確なエビデンスが存在しない領域である

はじめに

　体温は，全身状態を把握するうえで重要な指標となる．体温は敗血症の診断[1]，近年報告された人工呼吸関連事象（ventilator associated events）におけるIVAC（infection-related ventilator associated condition）[2]の評価などさまざまな病態を把握するうえでも不可欠な指標である．実際，低体温あるいは発熱を契機に新たな診察，検査，治療が開始されることは稀ではない[3]．

❶ 発熱の発生機序・発生要因

　発熱は，外因性の刺激に対して産生された内因性IL-1やTNF-αなどが，中枢神経の終板血管器官に作用し，プロスタグランジンE2の合成とアラキドン酸カスケードを介してシクロオキシゲナーゼ2を産生することによって生じる[4]．発熱は，感染の存在を示唆する重要な指標であるが，手術[5]，輸血[6]，薬剤投与[7,8]，急性拒絶[9]など感染症以外の要因でも発熱は生じる（表1）．重症患者の発熱の原因は単一でないことも多い．

表1 ● 発熱を生じうる非感染性病態

中枢神経系	脳梗塞・脳出血・くも膜下出血
循環器系	心筋梗塞・心外膜炎
呼吸器系	肺梗塞・無気肺・ARDS
消化器系	虚血性腸炎・消化管出血・膵炎・肝炎・肝硬変・副腎不全
血管系	深部静脈血栓
その他	薬剤熱・造影剤使用・悪性腫瘍・輸血・拒絶反応・手術

(文献1より引用)

❷ 発熱の発生頻度

　日韓両国の25施設で行われた二国間多施設前向き観察研究であるFACE studyでは，38.5℃以上の発熱はICU患者の40.5%で生じ，39.5℃以上の発熱は11.5%の患者で生じた[10]．ICU患者における発熱の頻度はきわめて高いといえる．

❸ 発熱が重症患者に与える影響

　発熱は，患者不快感，呼吸需要および心筋酸素需要の増大[11]，中枢神経障害などを引き起こす．同時に発熱は，抗体産生の増加，T細胞の活性化，サイトカインの合成，好中球およびマクロファージの活性化を惹起させる防御反応でもある．

❹ ICU患者の体温測定法

　発熱を予防することは発熱を生じるあらゆる合併症を予防することであり，現実的には不可能である．しかし，体温を正確に測定して，体温の変化を認知することで，発熱を生じる合併症の存在を正確にかつ早期に認知することが可能となる．

　体温は測定部位で正確性が異なるため，可能な限り信頼度の高い測定部位を使用する必要がある．脳・肺・心臓・肝臓・腎臓など主要臓器の温度が生体活動には重要であり，深部体温測定が推奨される[3]．現在のところ深部体温のゴールドスタンダードは血液温度であると提唱されているが，血液温度測定には肺動脈カテーテルの挿入が必要であり，日常的には測定できない．American College of Critical Care Medicine（ACCM）とInfectious Diseases Society of America（IDSA）のガイドラインでは，**血液温度・膀胱温度・食道温度・直腸温度が，深部温度をより正確に反映する**として，その使用を推奨してい

表2 ● 重症患者の体温測定方法

測定法		特徴
中枢温度測定	血液温度	・ゴールドスタンダード（正確性高い） ・スワンガンズカテーテルを使用，侵襲的
	直腸 食道温度	・長期留置に不向き ・正確性高い
	膀胱温度	・重症患者では長期留置可能 ・正確性高い
	鼓膜温度	・測定手技により誤差 ・正確性低い
末梢温度測定	腋下温	・測定手技により誤差 ・正確性低い
	皮膚温度 末梢血管温度*	・環境温度の影響を受けやすい ・正確性低い

*末梢動脈カテーテルで測定される血液温度

る[3]．一方，鼓膜温度，腋下温度，末梢血管温度（末梢動脈カテーテルで測定される血液温度）は，信頼性が低く，ICUでの使用は推奨されていない．表2は，各体温測定法の特徴をまとめた表である．膀胱温度は，尿道カテーテルを挿入する患者のほぼすべてに留置可能であり，正確性が高いため，重症患者での体温測定に適している．

❺ 重症患者に対する解熱療法

解熱療法は不快感，呼吸需要および心筋酸素需要の軽減，中枢神経障害予防を目的に頻繁に施行されている[10]．しかし，解熱処置により上述した自己防衛反応が抑制される可能性もある．また，解熱薬には胃腸障害，肝障害，腎障害などの副作用もある[12]．

❻ 薬物解熱と冷却解熱

発熱患者に解熱処置を考慮する際，その方法は大きく「薬物解熱」と「冷却解熱」に分けられる．解熱療法によって体温低下すると，患者の脈拍や酸素消費量低下が期待できる（図1, 2）．また，分時換気量や不快感軽減も期待されるため，重症患者の解熱療法は一般的に施行されていると考えられる．

ICU合併症の予防策と発症時の戦い方　291

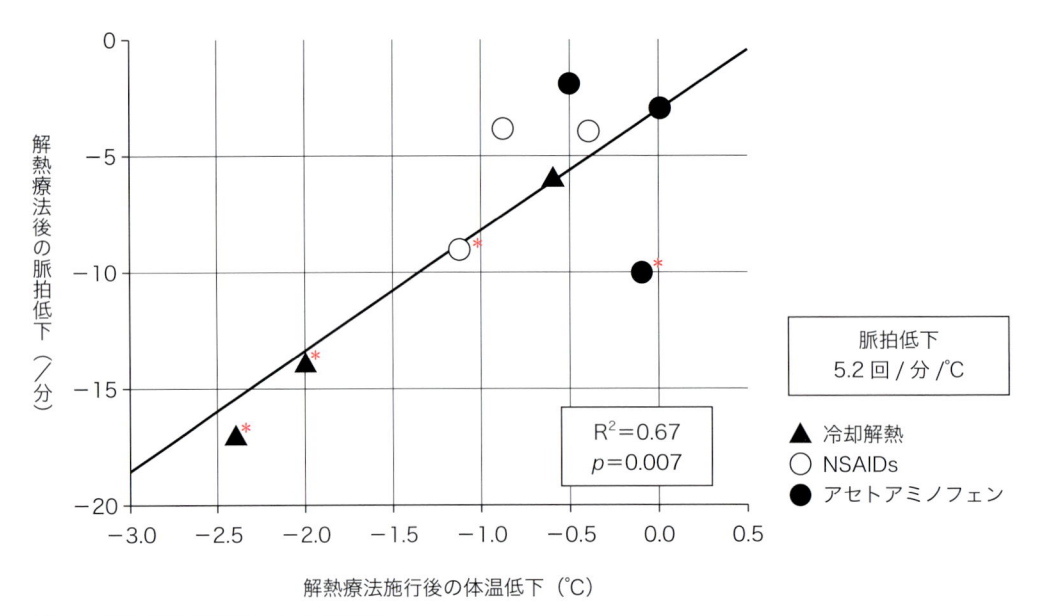

図1 解熱効果が脈拍に与える影響
過去に報告された解熱療法による解熱が脈拍数に与える影響を検討した．解熱療法により体温が1℃低下すると脈拍が5.2回/分低下することが期待できる
＊：解熱療法による有意な脈拍低下を示した研究
（文献13を参考に作成）

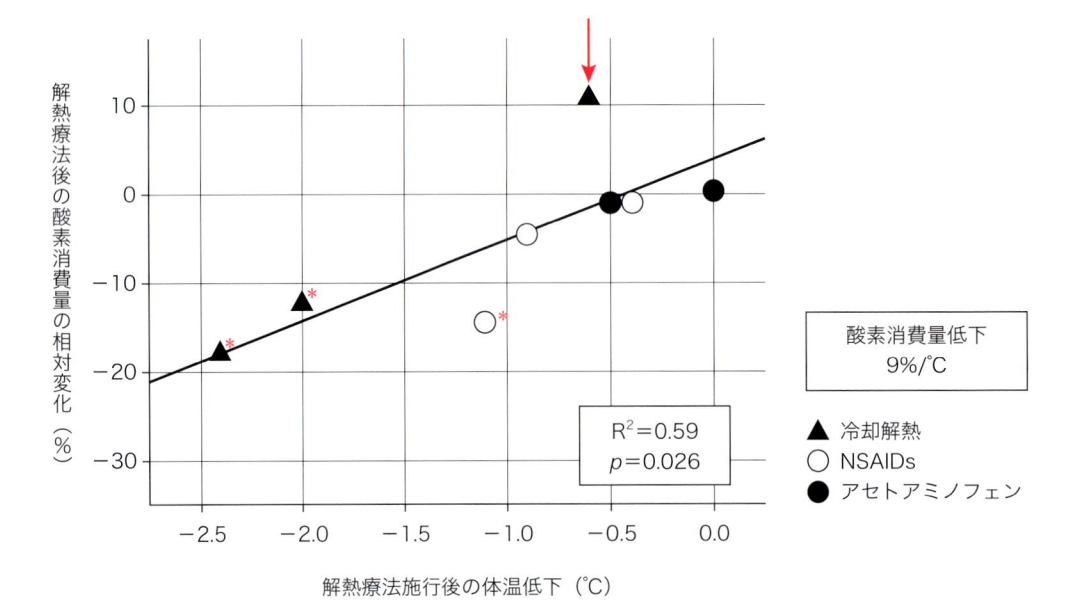

図2 解熱効果が酸素消費量に与える影響
過去に報告された解熱療法による解熱が酸素消費量に与える影響を検討した．解熱療法により体温が1℃低下すると酸素消費量が9%低下することが期待できる
＊：解熱療法により有意な酸素消費量の低下を示した研究
←：クーリングの施行により酸素消費量が増加することもある
（文献13を参考に作成）

1）薬物解熱

薬物解熱では，NSAIDsあるいはアセトアミノフェンの投与が使用される．両者はプロスタグランジンE合成阻害を介して，視床下部の体温のセットポイントを低下させることで解熱効果を得る．このため，鎮静下あるいは麻酔下でなくても，体温低下が期待できる．

2）冷却解熱

冷却解熱は，体表クーリングや氷囊を体幹部にあてる表面冷却が使用される．鎮静は，寒冷反応を抑制し，冷却解熱を併用することで効果的な体温低下をもたらすとされている[14,15]．しかし，患者が鎮静下でない場合，患者の体温のセットポイントは変化しないので，冷却解熱は寒冷反応（シバリング・立毛筋収縮）を惹起する．寒冷反応を生じた場合，特に表面冷却での解熱は困難となり，むしろ，酸素消費量や分時換気量は増加する（図2：クーリングによる体温低下が10%の酸素消費量増加をもたらすこともありうる[16]）．**解熱療法の有効性が，患者の酸素消費量・脈拍・分時換気量あるいは寒冷反応に伴う不快感の軽減である場合，鎮静下でない状態での冷却解熱は逆効果**であり，避けるべきである．

❼ 解熱療法が予後に与える影響

解熱療法が患者予後に与える影響を検討した研究は未だ多くない．

Schortgenらは，昇圧薬投与，人工呼吸および鎮静を要する敗血症患者200名を対象とした多施設無作為化試験を行い，入室後48時間において積極的にクーリングする群を非クーリング群と比較して，クーリング開始後2時間後の体温が有意に低下し（36.8±0.7℃ vs 38.4±1.1℃：$p<0.01$）（図3），ショックからの回復が有意に増加し（$p=0.02$），14日死亡率が有意に低下する（19% vs 34%，$p=0.01$）ことを示した[17]．しかし，両群間で，ICU死亡率（35% vs 43%）および病院死亡率（43% vs 48%）に有意差はなかった．

HEAT studyは，感染が疑われる集中治療患者700名を対象とし，38℃以上の発熱が生じていればアセトアミノフェン1gを静注する治療戦略とプラセボ投与を比較した多施設無作為化試験である[18]．治療薬（アセトアミノフェン or プラセボ）は中央値で8〜9回投与され，アセトアミノフェン投与群で各日の最高体温の平均が0.25℃低下し（38.4℃ vs 38.6℃，$p<0.001$），平均体温は0.28℃低下した（37.0℃ vs 37.3℃，$p<0.001$）．HEAT studyの一次アウトカムはICU入室後28日間におけるICU入室を要さない生存日数（ICU-free days to day 28）であるが，両群間で有意差はなかった（中央値：23日 vs 22日，$p=0.07$：アセトアミノフェン群 vs プラセボ群）．2次アウトカムである死亡率（$p=0.84$），ICU滞在日数（$p=0.65$），病院滞在日数（$p=0.98$），肝障害による薬剤投与の中止率（$p=0.40$）に有意差は存在しなかった．

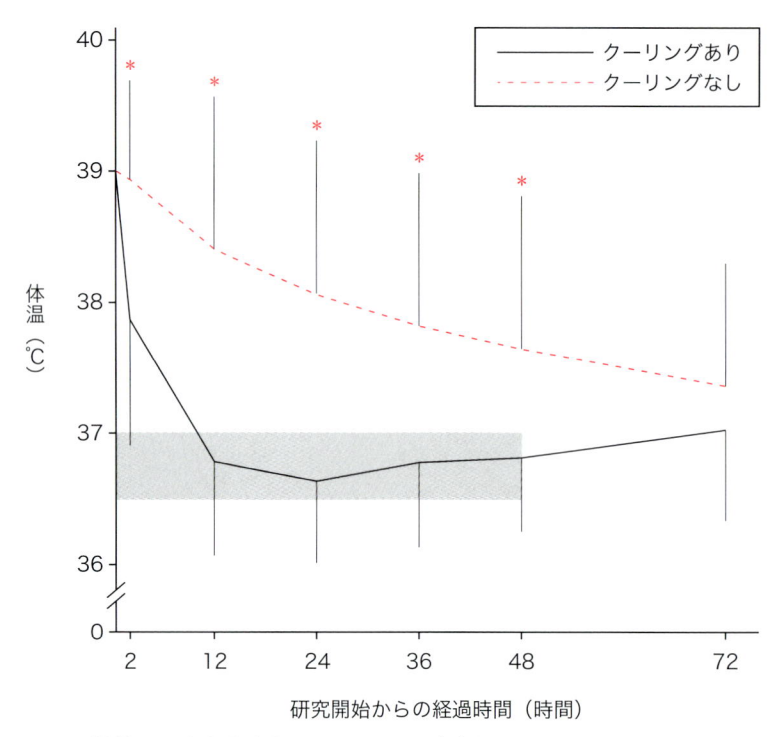

図3　鎮静下の敗血症患者でのクーリングが体温に与える効果

昇圧薬投与，人工呼吸および鎮静を要する敗血症患者200名を対象とした多施設無作為化試験の結果．入室後48時間において積極的にクーリングする群を非クーリング群と比較して，クーリング開始後2時間後の体温が有意に低下した．**対象患者が，鎮静下であることが重要である**
＊：$p<0.01$
（文献17より引用）

❽ 重症患者に対する解熱療法の推奨度

　前述のごとく，重症患者の発熱に対する解熱療法に関し，いまだ明確な推奨は存在しない．しかし，重症患者に対する発熱および解熱療法に関する研究は現在，急性期医療のトピックの1つとなりつつあり，多くの情報が得られるようになってきている．

　重症患者に対する解熱療法の効果を検討した大規模RCTが報告されるまでは，解熱療法は，患者の状況に応じて行うしかないが，発熱および解熱療法には前述のごとく功罪が存在するため，"**「38.5℃になったら解熱療法開始」といったルーチンの解熱療法**"**は避けるべき**である．

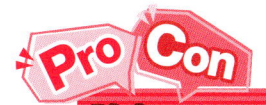

論点のまとめ

発熱へのルーチンワークはすべきか否か

【賛成論】
- 解熱療法により，酸素消費量が減少し，脈拍や分時換気量が減少する．また，不快感が軽減する．
- 発熱により脳障害が増悪する可能性が示唆されている．
- 鎮静下で人工呼吸を要する敗血症患者では，表面冷却により血管収縮薬の使用量が減少する．
- 感染を疑われ発熱を生じている患者では，アセトアミノフェン投与は予後を悪化させない．

【反対論】
- 発熱は，抗体産生を増加させ，リンパ球の活性化を生じさせ，微生物の増加速度を抑制させる適応反応である．
- 感染を疑われ発熱を生じている患者では，アセトアミノフェン投与は予後を改善させない．
- 適切な解熱の開始基準，解熱期間，解熱方法が未だ明らかでない．
- 体温だけを指標に解熱療法を行うべきか未だ明らかでない．

文献

1) Bone RC, et al：Definitions for sepsis and organ failure and guidelines for the use of innovative therapies in sepsis. The ACCP/SCCM Consensus Conference Committee. American College of Chest Physicians/Society of Critical Care Medicine. Chest, 101：1644-1655, 1992

2) Magill SS, et al：Developing a new, national approach to surveillance for ventilator-associated events. Crit Care Med, 41：2467-2475, 2013

3) O'Grady NP, et al：Guidelines for evaluation of new fever in critically ill adult patients：2008 update from the American College of Critical Care Medicine and the Infectious Diseases Society of America. Crit Care Med, 36：1330-1349, 2008

4) Boulant JA：Role of the preoptic-anterior hypothalamus in thermoregulation and fever. Clin Infect Dis, 31 Suppl 5：S157-S161, 2000

5) Badillo AT, et al：Optimizing the use of blood cultures in the febrile postoperative patient. J Am Coll Surg, 194：477-87；quiz 554-556, 2002

6) Kennedy LD, et al：A prospective, randomized, double-blind controlled trial of acetaminophen and diphenhydramine pretransfusion medication versus placebo for the prevention of transfusion reactions. Transfusion, 48：2285-2291, 2008 ★★

7) Roush MK & Nelson KM：Understanding drug-induced febrile reactions. Am Pharm, NS33：39-42, 1993

8) Tabor PA：Drug-induced fever. Drug Intell Clin Pharm, 20：413-420, 1986

9) Hawksworth JS, et al：New directions for induction immunosuppression strategy in solid organ transplantation. Am J Surg, 197：515-524, 2009

10) Lee BH, et al：Association of body temperature and antipyretic treatments with mortality of critically ill patients with and without sepsis：multi-centered prospective observational study. Crit Care, 16：R33, 2012 ★

11) Laupland KB：Fever in the critically ill medical patient. Crit Care Med, 37：S273-S278, 2009 ★

12) Plaisance KI & Mackowiak PA：Antipyretic therapy：physiologic rationale, diagnostic implications, and clinical consequences. Arch Intern Med, 160：449-456, 2000

13) 江木盛時, 他：重症患者に対する解熱処置. 日集中医誌, 19：17-25, 2012

14) Axelrod P：External cooling in the management of fever. Clin Infect Dis, 31 Suppl 5：S224-S229, 2000

15) Sessler DI：Perioperative heat balance. Anesthesiology, 92：578-596, 2000

16) Gozzoli V, et al：Randomized trial of the effect of antipyresis by metamizol, propacetamol or external cooling on metabolism, hemodynamics and inflammatory response. Intensive Care Med, 30：401-407, 2004 ★★

17) Schortgen F, et al：Fever control using external cooling in septic shock：a randomized controlled trial. Am J Respir Crit Care Med, 185：1088-1095, 2012 ★★★

18) Young P, et al：Acetaminophen for fever in critically ill patients with suspected infection. N Engl J Med, DOI：10. 1056/NEJMoa1508375, 2015 ★★★

第11章 全身

2. ICU患者のスキントラブル（MDRPU）

萩原祥弘

Point
- 医療関連機器による皮膚の圧迫創傷（MDRPU）は一定数存在し，疼痛や二次的な感染源となりうることからも予防に努めなければならない
- 医療機器を装着する際は，患者各々に適切なサイズを選び，適度な固定性を保つべきである
- MDRPU予防の1つとして，医療機器と皮膚との接触面のドレッシング材を用いた保護が推奨されている
- 1日1回以上は医療機器と皮膚と接触部を点検しMDRPUの早期発見に努めるべきである

はじめに

ICU入室患者は長期のベッド上での不動化や低栄養の進行，昇圧薬の高容量の使用により，褥瘡発生のハイリスク群となりうる．褥瘡全体の推定発生率は日本褥瘡学会の調査によると大学病院で1.16%，一般病院で1.60%とされている一方で[1]，ICUにおける有病率は4%〜49%，発生率は3.8%〜12.4%とよりcommonな病態ととらえられる[2]．褥瘡に関しては各々の施設で「褥瘡予防・管理ガイドライン」[3]に基づいた積極的な取り組みがなされてきた一方で，**新たに医療関連機器に伴う圧迫創傷（医療関連機器圧迫創傷：medical device related pressure ulcer：MDRPU）に注目が集まってきている．**

① MDRPUの定義，頻度

MDRPUは深部静脈血栓症予防ストッキングや非侵襲的陽圧換気マスクなどの医療関連機器との接触面で引き起こされ，必ずしも「骨と皮膚表層との間の軟部組織の組織損傷」

表1 ● MDRPUを起こしうる医療関連機器

● 深部静脈血栓症予防ストッキング	● 中心静脈カテーテル
● 頸椎カラー	● 橈骨動脈カテーテル
● 気管挿管チューブ	● ECMOカニューレ
● 気管切開チューブおよびそのホルダー	● 連続的圧迫装置
● NPPVマスク	● 体表加温管理システムのパッド
● 鼻カニューレ	● 尿道カテーテル
● 経鼻胃管	● 直腸用カテーテル
● パルスオキシメトリープローブ	● シーネ

(文献6を参考に作成)

表2 ● MDRPUとその他の褥瘡の部位別割合

部位	MDRPU	MDRPU以外
頭頸部，顔面	70.3%	7.8%
その他，多部位	21.9%	5.8%
足関節，足，踵部	20.3%	16.9%
臀部・尾骶骨部	7.8%	67.5%
仙骨部	1.6%	16.9%

(文献4より引用)

ではないとされている．MDRPUは近年認識が高まってきた概念であり国内での症例を集積した報告は未だに少ないが，海外の報告では**発生頻度は褥瘡全体のうち10％〜34.5％を占める**といわれている[4〜6]．重症患者の病態安定化に使用している医療関連機器が創傷を作り，患者に痛みや二次的な感染巣の温床を生み出していることからも，MDRPUは重大なICU合併症である．

❷ MDRPUを発生させる医療関連機器と好発部位

　集中治療領域ではモニタリング，治療，保護，予防を目的として**さまざまな医療関連機器が用いられ患者に装着されるが，それらすべてがMDRPUを起こす危険性を孕んでいる**ことを認識しなければならない（表1）．また，MDRPUは直下に骨のない組織であっても医療関連機器の接触面やその周辺部位に一致して生じるため，踵部・仙骨部・大腿骨転子部などの解剖学的好発部に発生する褥瘡と比較して発生部位は多種多様である（表2）．Blackらの報告では**好発部位は顔面（43％）で，特に耳介部（35％）の頻度が高かった**（図1）．損傷の度合いについては，NPUAP-EPUAPによる褥瘡の国際的定義に基づくと

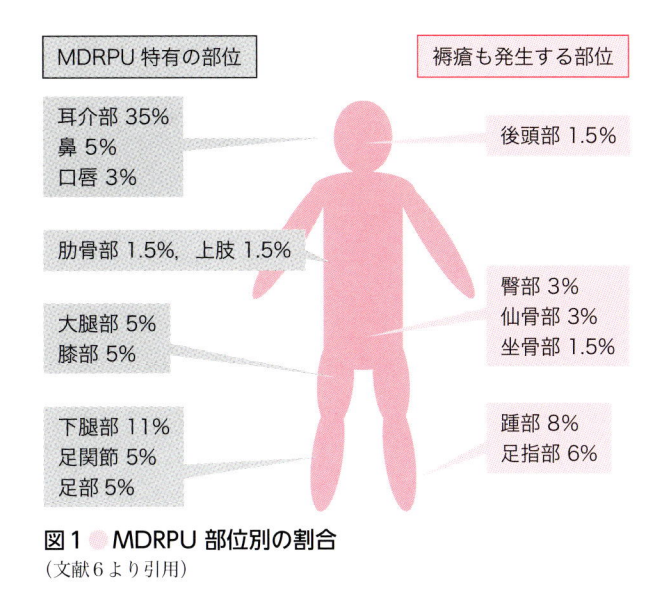

図1 ● MDRPU 部位別の割合
(文献6より引用)

MDRPU 特有の部位
- 耳介部 35%
- 鼻 5%
- 口唇 3%
- 肋骨部 1.5%, 上肢 1.5%
- 大腿部 5%
- 膝部 5%
- 下腿部 11%
- 足関節 5%
- 足部 5%

褥瘡も発生する部位
- 後頭部 1.5%
- 臀部 3%
- 仙骨部 3%
- 坐骨部 1.5%
- 踵部 8%
- 足指部 6%

　MDRPUで最も多い分類はカテゴリー1で35%，カテゴリー2は32%，カテゴリー3は3%，分類不能は24%であった[6]．特に頭頸部や耳鼻部は皮下組織が少ないため，より組織損傷レベルが上がりやすいとされている．

　機器別に見てみると，頸椎カラー装着期間が5日以内ではMDRPUが33%の患者で認められ，5日以上の装着では44%に及ぶとDavisらは報告している[7]．NPPVに関しては，ドレッシング材による保護を行わなかった場合96.7%がMDRPUを発症し，装着から約18時間足らずで最初のMDRPUが形成されるとWengらは報告している[8]．そのほかにも，気管挿管チューブやバイトブロックの圧迫により生じる口唇部・口腔内潰瘍（図2A，B），橈骨動脈カテーテルの接続部の圧迫による生じる手関節部潰瘍（図2C），酸素マスクによる耳介部潰瘍（図2D），皮膚創部の過剰な圧力による縫合で形成される潰瘍（図2E）など，**MDRPUは患者に接する医療機器であれば必ず発生リスクを有しているといえる．**事実，Blackらは医療関連機器装着により皮膚損傷の発生リスクは2.4倍に上昇すると報告している[6]．

❸ MDRPUの発生機序

　ICUの重症患者では蘇生目的の大量輸液や心不全や腎不全に伴う体液貯留の影響を受けて浮腫形成傾向となる．これら浮腫により皮膚組織は引き延ばされ脆弱となり圧損傷を受けやすくなる．また，高容量の昇圧薬や浮腫による外的圧迫に伴う皮膚組織の虚血状態，低栄養による皮膚の菲薄化なども相まってMDRPU発症に影響を及ぼすと考えられる．また深鎮静や意識障害に伴う不動化や重症疾患多発神経障害（critical illness polyneurop-

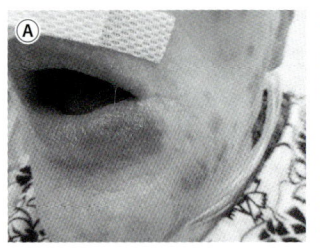

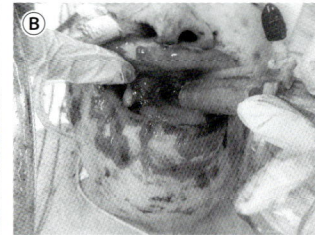

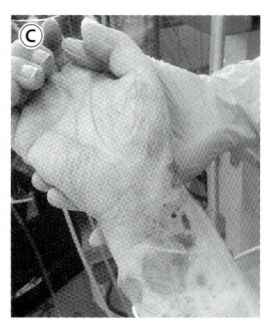

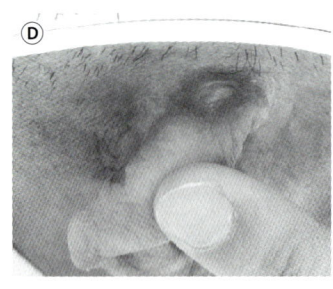

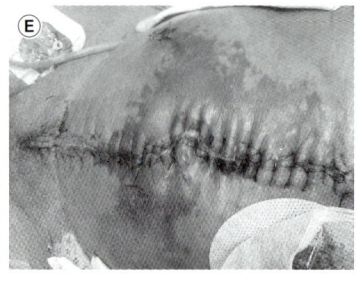

図2 MDRPUの具体例
A：気管挿管チューブの圧迫により生じた口唇部潰瘍
B：気管挿管チューブ・バイトブロックの圧迫により生じた口腔内潰瘍．潰瘍部からの出血コントロールに難渋した
C：橈骨動脈カテーテルの圧迫により生じたMDRPU
D：酸素マスクの圧迫により生じた耳介部潰瘍
E：過剰な圧力の縫合により形成されるMDRPU
（Dは文献8より転載）（p.12 Color Atlas ❾参照）

athy：CIP）に伴う知覚鈍麻などICU特有の問題も発生因子として作用している．デバイスの確実性を確保するために**厳重に固定してしまいがちだが，これ自体が圧力を強めて，観察もしづらくしてしまうため注意が必要**である．MDRPU発生の危険因子に関しては一般的な褥瘡のそれと差はないとされており，ブレーデンスケールを用いた危険予測値にも差は認めなかったとされている[6]．

❹ MDRPUの影響

MDRPUはそれ自体の疼痛もさることながら，毎日の創部処置を要して早期離床の障壁になったり，二次的な感染巣となり全身状態の悪化を招いたり，ICU滞在日数やICU生存退院率の増加など予後悪化を引き起こす可能性をある．

表3 ● 集中治療領域でのMDRPU予防に向けたbest practices

実施項目
● 患者に適した医療機器のサイズを選択する
● ハイリスク部位をドレッシング材も用いて保護する（例：鼻根部）
● 少なくとも1日1度は医療機器と皮膚との接触部を点検する 　（機器を一時的に外すことが許容される患者状態に限り）
● 褥瘡が発生している，もしくは発生が予見される部位への医療機器の固定を避ける
● 皮膚創傷の予防，適切な医療機器使用に関してスタッフに教育する
● 皮膚創傷発生のリスク，医療機器接触面の浮腫には注意を払う
● 不動化状態や寝たきりの患者の下に，医療機器が直接置かれないよう確認する

（文献9より引用）

❺ MDRPUの予防

　では，ICU合併症であるMDRPUをいかにして予防すべきか．米国褥瘡諮問委員会（National Pressure Ulcer Advisory Panel：NPUAP）では集中治療におけるMDRPUの最善の予防策として表3のような7項目をあげている[9]．まず，**医療機器は適切なサイズをもって適度な固定性を保つべきである**[4,10]．次に**医療機器と皮膚との接触面をドレッシング材も用いて保護する**．

1）ドレッシング材の有用性

　このドレッシング材の有効性を示した報告は数多く存在しており，Boeschらの報告では気管切開チューブ固定部にソフトシリコン・ポリウレタンフォーム材であるメピレックス®ライトを使用しMDRPU発症率を8.1%から3.4%に減少させた[10]．またNPPVマスク装着患者に対して，対照群と介入群（ハイドロコロイド材貼付群，ポリウレタンフィルム材貼付群）に分けて皮膚損傷発生率を比較したところ，それぞれ発生率96.7%，40%，53.3%と対照群―介入群間で有意差を認めたという報告もある[7]．ハイドロコロイド材に関しては手術中の経鼻気管挿管チューブによる皮膚潰瘍予防にも効果を示した報告もある[11]．これらドレッシング材は医療機器―皮膚接触面での湿気・摩擦・ずれを減少させ，圧力を分散させる目的で使用され，実際日本版「褥瘡予防・管理ガイドライン」や国際ガイドラインである「Pressure Ulcer Prevention & Treatment Quick Reference Guide」内でその推奨が明記されている[3,12]（日本版はNPPVマスクに限り推奨）．

2）接触の除去とチェック

　最も効果の期待できる予防は可能な限り早急に圧迫源となる医療機器を除去することではある[12]が，実際はそれを許容できない場面の方が多い．そのため，**少なくとも各勤務**

1回（8〜12時間ごと）は医療機器と皮膚と接触部を点検する必要がある．MDRPUの新規発生の徴候，現在使用している予防用ドレッシング材が適切かの確認と同時に，皮膚の清潔・乾燥を保ち浮腫傾向には注意を払う．

❻ 発生時の対応策

　MDRPUが発症した際，まず考慮するのが**圧迫源の解除**である．頸椎カラーやNPPVマスクなど圧力を減圧することが困難な機器以外であれば，可能な限り固定方法や固定位置の変更を検討すべきである．発症したMDRPUの評価については，従来の褥瘡評価スケールであるDESIGN-R® [13]（表4）を使用してもよいと日本褥瘡学会学術集会コンセンサスで報告されている．全身管理に努めながら，DESIGN-R® の評価に基づいた外用薬やドレッシング材の選択，物理療法を進めていき，これら保存的治療に抵抗性の場合は外科的治療も考慮する．

❼ 予防・治療の実際

1）予防策

　以下，当院で行っている予防・治療策を紹介する．
①**マスク接触面**：シリコンジェルシートを鼻根部に貼付しNPPVマスク接触面の保護を行っている（図3A）．
②**動脈カテーテル接続部**：橈骨動脈カテーテル接続部の皮膚接触面にポリウレタンフォームドレッシング材を貼付し，固定も行っている（図3B）．
③**カニューレ接触部**：ECMOカニューレ固定にあたり，気管切開カニューレホルダーを組み合わせて固定して，カニューレによる皮膚接触面の圧迫を防いでいる．場合によってはポリウレタンフォームドレッシング材を貼付し圧力の分散に努めている（図3C）．

2）対応策

　頸椎脱臼骨折に対してハローベストシステム固定により保存的加療を行っていた症例を紹介する．装着から6週間後に後頸部のベスト接触面に4 cm×3 cmの壊死組織を伴うMDRPUを認めた（図4A）．スルファジアジン銀外用薬塗布による保存的治療に反応しなかったため，壊死組織に外科的デブリードマンを行った（図4B）．その後陰圧閉鎖療法を行い肉芽増生を促進（図4C）し，8週間後には大きさ・深さとも縮小（図4D），創傷治癒に向かった（図4E）．

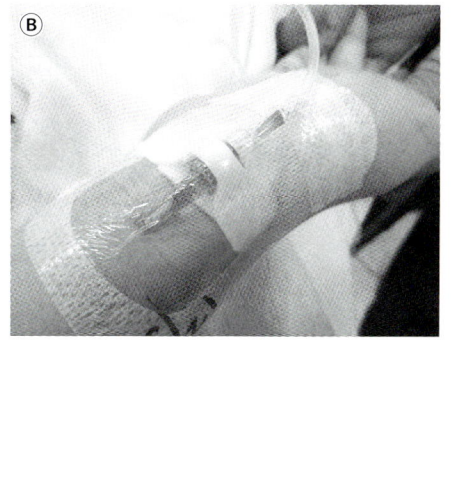

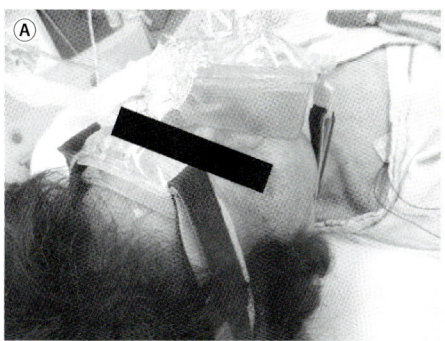

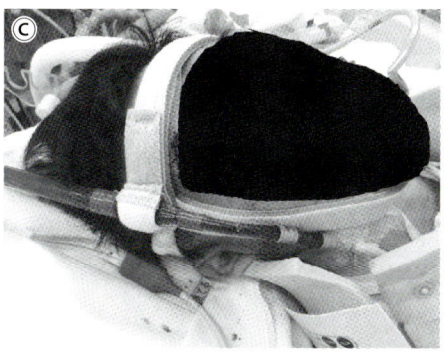

図3 ● 医療機器接触面の保護
(p.13 Color Atlas ❿参照)

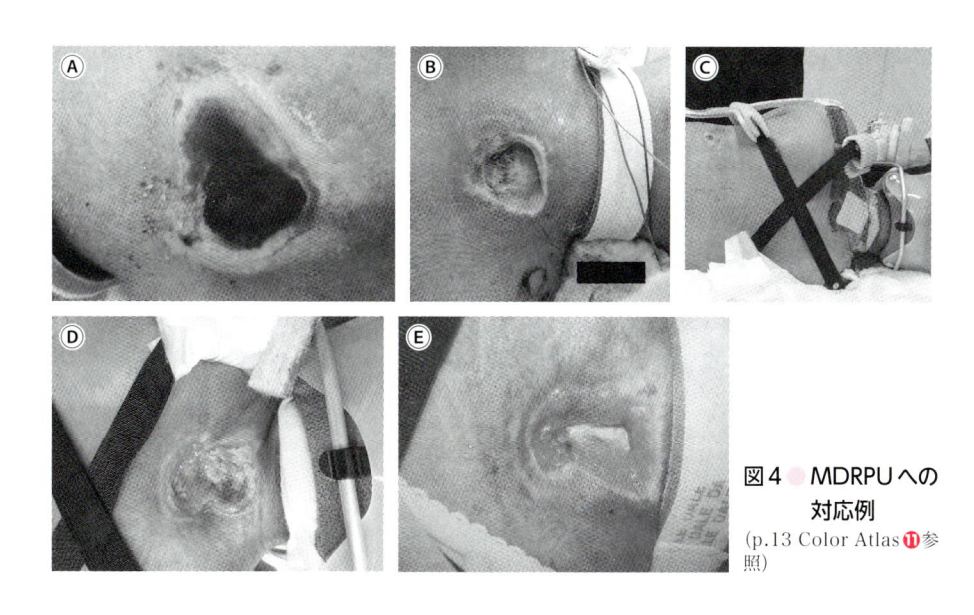

図4 ● MDRPUへの対応例
(p.13 Color Atlas ⓫参照)

● おわりに

　すでにICUでは看護師や褥瘡ケアチームが中心となってMDRPUや褥瘡予防に取り組んでいる病院が多いと思われる．これらの取り組みに看護師のみならず医師，リハビリスタッフ，呼吸ケアチームも積極的にかかわり，チーム医療のもとMDRPUの予防策・早期発見のためのチェック機構をシステムとして構築していく必要があるだろう．

ICU合併症の予防策と発症時の戦い方　303

表4 ● DESIGN-R®

DESIGN-R® 褥瘡経過評価用　　カルテ番号（　　　）　患者氏名（　　　）　月日 / / / / / /

Depth：深さ　創内の一番深い部分で評価し，改善に伴い創底が浅くなった場合，これと相応の深さとして評価する

d	0	皮膚損傷・発赤なし	D	3	皮下組織までの損傷
	1	持続する発赤		4	皮下組織を越える損傷
	2	真皮までの損傷		5	関節腔，体腔に至る損傷
				U	深さ判定が不能の場合

Exudate：滲出液

e	0	なし	E	6	多量：1日2回以上のドレッシング交換を要する
	1	少量：毎日のドレッシング交換を要しない			
	3	中等量：1日1回のドレッシング交換を要する			

Size：大きさ 皮膚損傷範囲を測定：[長径（cm）×長径と直交する最大径（cm）]*3

s	0	皮膚損傷なし	S	15	100 以上
	3	4 未満			
	6	4 以上　16未満			
	8	16 以上　36未満			
	9	36 以上　64未満			
	12	64 以上　100未満			

Inflammation/Infection：炎症/感染

i	0	局所の炎症徴候なし	I	3	局所の明らかな感染徴候あり（炎症徴候，膿，悪臭など）
	1	局所の炎症徴候あり（創周囲の発赤，腫脹，熱感，疼痛）		9	全身的影響あり（発熱など）

Granulation：肉芽組織

g	0	治癒あるいは創が浅いため肉芽形成の評価ができない	G	4	良性肉芽が，創面の10%以上50%未満を占める
	1	良性肉芽が創面の90%以上を占める		5	良性肉芽が，創面の10%未満を占める
	3	良性肉芽が創面の50%以上90%未満を占める		6	良性肉芽が全く形成されていない

Necrotic tissue：壊死組織 混在している場合は全体的に多い病態をもって評価する

n	0	壊死組織なし	N	3	柔らかい壊死組織あり
				6	硬く厚い密着した壊死組織あり

Pocket：ポケット 毎回同じ体位で，ポケット全周（潰瘍面も含め）[長径（cm）×短径*1（cm）]から潰瘍の大きさを差し引いたもの

p	0	ポケットなし	P	6	4 未満
				9	4 以上　16未満
				12	16 以上　36未満
				24	36 以上

部位［仙骨部，坐骨部，大転子部，踵骨部，その他（　　　）］　　合計*2

*1："短径"とは"長径と直交する最大径"である
*2：深さ（Depth：d,D）の得点は合計には加えない
*3：持続する発赤の場合も皮膚損傷に準じて評価する
（文献13より転載）

© 日本褥瘡学会/2013

文献

1) 日本褥瘡学会実態調査委員会：第3回（平成24年度）日本褥瘡学会実態調査委員会報告1療養場所別褥瘡有病率, 褥瘡の部位・重症度（深さ）. 褥瘡会誌, 17：58-68, 2015

2) ES Shahin, et al：Pressure ulcer prevalence and incidence in intensive care patients：a literature review. Nursing in Critical Care, 13：71-79, 2008
   → ICU患者における褥瘡の頻度，発生率を研究した文献レビュー

必読 3) 褥瘡予防・管理ガイドライン（第4版）褥瘡ガイドブック第2版, （日本褥瘡学会／著）照林社, 2015
   → 日本の最新のガイドライン

4) Apold J & Rydrych D：Preventing device-related pressure ulcers：using data to guide statewide change. J Nurs Care Qual Jan-Mar, 27：28-34, 2012

5) VanGilder C, et al. Results of the 2008-2009 International Pressure Ulcer Prevalence Survey and a 3-year, acute care, unit-specific analysis. Ostomy Wound Manage, 55：39-45, 2009

必読 6) Black JM, et al：Medical device related pressure ulcers in hospitalized patients. Int Wound J, 7：358-365, 2010
   → アメリカのネブラスカ大学病院での入院患者2,500人から，MDRPUの頻度，特徴，危険因子などを解析した研究. MDRPUの内容が非常にわかりやすくまとまっている

7) Davis JW, et al：Clearing the cervical spine in obtunded patients：the use of dynamic fluoroscopy. J Trauma, 39：435-438, 1995

8) 医療関連機器圧迫創傷MDRPUを知っていますか（http://www.jspu.org/pdf/mdrpu.pdf）

9) Best Practices for Prevention of Medical Device-Related Pressure Ulcers in Critical Care（http://www.npuap.org/wp-content/uploads/2013/04/BestPractices-CriticalCare1.pdf）

10) Boesch RP, et al：Prevention of tracheostomy-related pressure ulcers in children. Pediatrics, 129：e792-e797, 2012

11) Iwai T, et al：Use of a hydrocolloid dressing to prevent nasal pressure sores after nasotracheal intubation. Br J Oral Maxillofac Surg, 49：e65-e66, 2011

12) National Pressure Ulser Advisory Panel：Pressure Ulcer Prevention & Treatment Quick Reference Guide, 2014（http://www.npuap.org/resources/educational-and-clinical-resources/prevention-and-treatment-of-pressure-ulcers-clinical-practice-guideline/）

13) 日本褥瘡学会：DESIGN-R® 褥瘡経過評価用（http://www.jspu.org/jpn/member/pdf/design-r.pdf）

索引

数　字

100カウントダウン	119
1回換気量	65
3D-CAM	119

欧　文

A，B

ABCDEバンドル	116, 285
abdominal compartment syndrome	157
ABO不適合輸血	196
ACS	157
acute kidney injury	146
ADND	128
aEEG	127
AHTR	196
AKI	133, 146, 148, 152
AmpC産生菌	252
amplitude integrated EEG	127
analgesia-first sedation	112
antiepileptic drug-responsive neurological deficit	128
APRV	68
ARDS	247
ASAC	106
behavioral pain scale	109
BPS	109
BZD系薬剤	120

C

CA-ASB	236
CAM-ICU	119
CA-UTI	235
chronic thromboembolic pulmonary hypertension	186
CIM	280
CINM	280
CIP	280
CIWA-Ar	121
CK	146
CO_2ナルコーシス	118
CPIS	42
CPOT	109
CRBSI	219, 251
critical-care pain observation tool	109
crush syndrome	146
CTEPH	186
CVC穿刺	41

D～G

D-dimer	190
deep vein thrombosis	185
de-escalation	244
D・O・P・E	18
DSM-5	116
DVT	185
$ECCO_2$-R	68
ECMO	68, 88, 249
EIT	65
Epi-ROD	125
FNHTR	198
gastrointestinal intolerance	263
GCS	187
GCSE	125
generalized convulsive status epilepticus	125
graduated compression stockings	187

H～J

HFOV	68
HIT	210
HITTs	214
IAH	157
ICU-acquired delirium	115
ICU-acquired weakness	106, 107, 115
ICU-AD	115
ICU-AW	106, 280
ICU関連せん妄	115
ICU神経筋障害	280
intermittent pneumatic compression	187
intraabdominal hypertension	157
intrapulmonary percussive ventilator	58
IPC	187
IPV	58
IVAC	42
J-PADガイドライン	34
JRC（日本蘇生協議会）蘇生ガイドライン2015	130

L～P

LZD	257
manual hyperinflation	58
mechanical insufflation-exsufflation	59
MH	58
MI-E	59
MRSA	251
NAVA	70
NCSE	125
NISHOTs	195
NRS	109
numeric rating scale	109
Overdose	118
PAD（pain, agitation, and delirium）ケアバンドル	109
PADガイドライン	116
PE	185
PEEP	64, 66
PICS	106, 108
post-intensive care syndrome	106
posttraumatic stress disorder	106
PTSD	106, 108

pulmonary embolism ... 185	圧挫症候群 ... 147, 152	気道閉塞 ... 28
R～U	アルコール離脱せん妄 ... 121	急性腎障害 ... 133, 146
RASS ... 110	アンチバイオグラム ... 244	急性膵炎 ... 245
recruitment maneuver ... 58	胃蠕動促進薬 ... 264	急性溶血性輸血副作用 ... 196
Refeeding syndrome ... 267	ウィーニング ... 73	強化インスリン療法 ... 268
Richmond agitation-sedation scale ... 110	永続性心房細動 ... 81	胸腔ドレナージ ... 79
RM ... 58	**か 行**	経肺圧 ... 67
RRT ... 154	開口法 ... 22	筋弛緩薬 ... 69
SAS ... 110	咳嗽介助 ... 59	緊張性気胸 ... 19
SBT ... 46, 72	化学性肺臓炎 ... 20	空気感染予防策 ... 255
SDD/SOD ... 246	過活動型せん妄 ... 118	クレアチニン ... 152
sedation-agitation scale ... 110	覚醒遅延 ... 107, 108	クレアチンキナーゼ ... 146
Sellick 手技 ... 21	確定治療 ... 242	計画外抜管 ... 33
TACO ... 195	下側（荷重側）肺障害 ... 55	頸胸部皮下気腫 ... 23
TRALI ... 195, 200	下大静脈フィルター ... 192	経皮的気管切開術 ... 31
UFH ... 187	片肺換気 ... 19	血栓形成 ... 89
V, W	褐色尿 ... 150	解熱療法 ... 289
VAC ... 42	カテーテル ... 222	高カリウム血症 ... 150
VA-ECMO ... 191	カテーテル関連血流感染症 ... 219, 251	抗凝固療法 ... 91
VALI ... 64	カテーテル関連尿路感染症 ... 235, 253	喉頭肉芽腫 ... 24
VAP ... 42, 251, 262	カテーテル関連無症候性細菌尿 ... 236	喉頭浮腫 ... 36
VAP バンドル ... 72	カテーテル先端培養 ... 219	広範囲熱傷 ... 248
VAS ... 109	カフリークテスト ... 36	誤嚥 ... 20
venoarterial extra corporeal membrane oxygenation ... 191	肝機能障害 ... 176	誤嚥性肺炎 ... 247
venous thromboembolism ... 185	環境調整 ... 117	コリスチン ... 259
ventilator associated pneumonia ... 262	間欠的空気圧迫法 ... 187	**さ 行**
ventilator hyperinflation ... 58	感染症 ... 89	嗄声 ... 24
VH ... 58	感染性合併症 ... 195	歯牙損傷 ... 21
VILI ... 55, 62	感染臓器 ... 244	歯牙保存液 ... 23
visual analogue scale ... 109	寒冷反応 ... 293	事故抜去 ... 28
VRSA ... 251	器械的排痰補助 ... 59	持続性心房細動 ... 81
VTE ... 185	気管支喘息 ... 19	持続脳波モニタリング ... 125
Wells スコア ... 190	気管切開 ... 27, 109	至適PEEP ... 68
	気管挿管 ... 18	自発呼吸 ... 69
和 文	気管チューブ ... 18	自発呼吸トライアル ... 46, 72
あ 行	気管裂傷 ... 23	出血 ... 89
アセトアミノフェン ... 293	気管-腕頭動脈瘻 ... 28	術後創部感染 ... 251
	気胸 ... 19, 23	消化管不耐 ... 263
	基質特異性拡張型βラクタマーゼ（ESBL）産生菌 ... 252	消化態栄養剤 ... 265
	気道狭窄 ... 28	静脈血栓塞栓症 ... 185
		初期治療 ... 242
		食道挿管 ... 18
		除細動 ... 82

人工呼吸器関連肺炎
　　　　　　30, 42, 108, 251, 262
人工呼吸器関連肺傷害 62
人工呼吸器離脱困難 72
人工呼吸惹起性肺傷害 55
人工肺 94
腎障害 148
腎代替療法 154
深部静脈血栓症 185
深部体温 290
心房細動 80
心房粗動 82
ステロイドの反復投与 37
成分栄養剤 265
接触感染予防策 255
全身痙攣重積状態 125
全身性炎症反応症候群 80
せん妄 115
せん妄 mimicker 118

た 行

体位交換 56
体温測定法 290
体外式膜型人工肺 88
代謝性アシドーシス 150
耐性 118
たこつぼ型心筋症 96
多剤耐性菌 49
多職種協働 122
脱血不良 89
脱抑制 118
ダプトマイシン 257
弾性ストッキング 187
致死性不整脈 150
中心静脈圧 157
中毒性 176
チューブエクスチェンジャー
　　　　　　　　　　　37
長期持続性心房細動 81
鎮静 106
鎮痛 106
低活動型せん妄 121
テイコプラニン 257
適応外処方 122

てんかん関連臓器機能障害 125
てんかん重積状態 125
てんかん発作 125
頭部挙上位 56
特異体質性 176

な 行

軟部組織感染症 251
尿細管障害 153
脳神経蘇生ガイドライン 130

は 行

パーキンソン症候群 122
敗血症 147
肺血栓塞栓症 20
肺塞栓症 185
肺内パーカッションベンチレーター 58
ハイフローネーザルカニューレ療法 65
肺胞過伸展 62
肺胞虚脱再開通 62
肺保護換気戦略 64
肺リクルートメント法 58
発熱 289
発熱性非溶血性輸血副作用 198
反回神経麻痺 24
バンコマイシン 251
非感染性合併症 195
非痙攣性てんかん重積状態 125
飛沫感染予防策 255
標準予防策 255
被裂軟骨脱臼 24, 25
頻拍誘発性心筋症 82
腹臥位管理 57
腹臥位療法 68
腹腔内圧上昇 157
腹部コンパートメント症候群 157
プラトー圧 65
閉塞性無気肺 54
ヘパリン 211
ヘパリン起因性血小板減少症 210

ベンゾジアゼピン challenge test 128
発作性心房細動 81
ポリニューロパチー 280

ま 行

慢性血栓塞栓性肺高血圧症 186
マンニトール 154
ミオグロビン 146, 148, 151
ミオグロビン尿症 150
ミオパチー 280
未分画ヘパリン 187
無気肺 53
メチシリン耐性黄色ブドウ球菌 251

や 行

薬物解熱 291
薬物性肝障害 176
輸血関連急性肺障害 200
輸血関連循環過負荷 202
輸血副作用 195
溶血 89
用手的肺過膨張法 58
用手的排痰法 59

ら 行

リネゾリド 252
輪状甲状靭帯切開 27
輪状軟骨圧迫 20, 21
ループ利尿薬 154
冷却解熱 291
レビー小体型認知症 119

わ 行

ワルファリン 187

◆ 編者紹介

萩原祥弘（Yoshihiro Hagiwara）
東京都立多摩総合医療センター 救命救急センター

昭和大学医学部卒業．初期臨床研修修了後，昭和大学医学部 救急医学講座 助教を経て，現職．救命センター・ICUでの重症患者管理に従事し，診療のみならず教育・研究にも力を注いでいます．人工呼吸，ECLSを専門とし，昨年度は院内ECMOチームを立ち上げ，Karolinska大学での短期研修を経験しました．合併症0（ゼロ）のECMO管理を目指すとともに，早期社会復帰に向けたECMO下でのearly mobilizationを積極的に取り組んでいます．

清水敬樹（Keiki Shimizu）
東京都立多摩総合医療センター 救命救急センター

1995年に広島大学医学部を卒業．公立昭和病院で三宅康史先生（現：昭和大学医学部救急医学・教授）に出会い，頭部外傷手術，胸腹部外傷手術のトレーニングを受けて救命救急の道を歩み始めた．さいたま赤十字病院救命救急センターを経て，2013年から東京都立多摩総合医療センター 救命救急センター 部長/センター長として若手救急医・集中治療医の指導・教育の役割も担っている．

現在は広範囲熱傷，ECMO管理，伊豆諸島におけるヘリ搬送などにも積極的に取り組んでいる．「ICU実践ハンドブック」，「ER実践ハンドブック」（いずれも羊土社）などの編著書がある．救命救急および集中治療をともに目指したい若手レジデントや上級医の皆さん，圧倒的な症例数を誇る当センターで黒術衣をまとった熱いスタッフがお待ちしています．e-mail: tm_kenshui@tmhp.jp

---

Surviving ICU シリーズ

ICU合併症の予防策と発症時の戦い方
真剣に向き合う！現場の知恵とエビデンス

2016年3月1日 第1刷発行

編 集	萩原祥弘，清水敬樹
発行人	一戸裕子
発行所	株式会社 羊 土 社
	〒101-0052
	東京都千代田区神田小川町2-5-1
	TEL　03（5282）1211
	FAX　03（5282）1212
	E-mail　eigyo@yodosha.co.jp
	URL　http://www.yodosha.co.jp/
装 幀	関原直子
印刷所	広研印刷株式会社

© YODOSHA CO., LTD. 2016
Printed in Japan

ISBN978-4-7581-1204-8

本書に掲載する著作物の複製権，上映権，譲渡権，公衆送信権（送信可能化権を含む）は（株）羊土社が保有します．
本書を無断で複製する行為（コピー，スキャン，デジタルデータ化など）は，著作権法上での限られた例外（「私的使用のための複製」など）を除き禁じられています．研究活動，診療を含み業務上使用する目的で上記の行為を行うことは大学，病院，企業などにおける内部的な利用であっても，私的使用には該当せず，違法です．また私的使用のためであっても，代行業者等の第三者に依頼して上記の行為を行うことは違法となります．

JCOPY ＜（社）出版者著作権管理機構 委託出版物＞
本書の無断複写は著作権法上での例外を除き禁じられています．複写される場合は，そのつど事前に，（社）出版者著作権管理機構（TEL 03-3513-6969，FAX 03-3513-6979，e-mail：info@jcopy.or.jp）の許諾を得てください．

羊土社のオススメ書籍

Dr.竜馬の やさしくわかる 集中治療 循環・呼吸編
内科疾患の重症化対応に自信がつく！

田中竜馬／著

敗血症，肺炎，COPDなど，よくみる内科疾患が重症化したときの考え方を，病態生理に基づいて解説！
集中治療の基本が面白いほどよくわかり，重症化への適切な対応が身につく！

■ 定価(本体3,800円+税)　■ A5判
■ 351頁　■ ISBN 978-4-7581-1784-5

Dr.竜馬の 病態で考える 人工呼吸管理
人工呼吸器設定の根拠を病態から理解し，ケーススタディで実践力をアップ！

田中竜馬／著

「患者にやさしい人工呼吸管理」を行いたい方は必読！病態に応じた人工呼吸器の設定や調節，トラブルの対処が根拠から身につきます．軽妙な語り口でスラスラ読めて，専門書では難しい…という初学者にもオススメ！

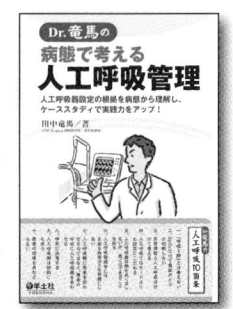

■ 定価(本体5,000円+税)　■ B5判
■ 380頁　■ ISBN 978-4-7581-1756-2

M&Mで改善する！ ICUの重症患者管理
何が起きたか？なぜ起きたか？今後どうすべきか？ 同じエラーをくり返さないために

讃井將満／編

重大事例検討会"M&Mカンファレンス"を誌上に再現！ICUで出会う重大なトラブルを網羅し，原因の究明と再発防止，適切な治療・管理のポイントが身につきます．また，M&Mの概要，進め方，導入法も学べます．

■ 定価(本体4,300円+税)　■ B5判
■ 181頁　■ ISBN 978-4-7581-1744-9

救急ICU 薬剤ノート
希釈まで早わかり！

清水敬樹／編

救急・ICUで頻用する180の薬剤が使いこなせる！「何で溶かして何分で投与する？」といった超具体的な希釈・投与方法がわかり，計算なしでも投与ができます．エキスパートからのアドバイスも盛りだくさん！

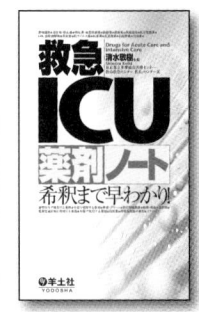

■ 定価(本体4,500円+税)　■ B6変型判
■ 375頁　■ ISBN 978-4-7581-1764-7

発行　羊土社 YODOSHA
〒101-0052　東京都千代田区神田小川町2-5-1　TEL 03(5282)1211　FAX 03(5282)1212
E-mail：eigyo@yodosha.co.jp
URL：http://www.yodosha.co.jp/

ご注文は最寄りの書店，または小社営業部まで

羊土社のオススメ書籍

救急・ICUの体液管理に強くなる
病態生理から理解する輸液、利尿薬、循環作動薬の考え方、使い方

小林修三, 土井研人／編

急性期の体液管理について, 各病態ごとに, 病態生理をふまえながらしっかり解説！輸液のほか, 利尿薬や循環作動薬の解説も充実！病態に応じた使い分けや処方例も掲載. 呼吸・循環を中心とした全身管理に役立つ！

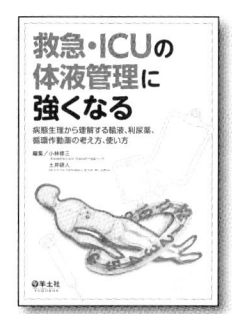

- 定価（本体4,600円＋税）　■ B5判
- 367頁　■ ISBN 978-4-7581-1777-7

教えて！ICU Part 2
集中治療に強くなる

早川 桂／著

レジデントノート誌の人気連載の単行本化, 待望の2巻目！
教科書では教えてくれない, ICUの現場で必ずぶつかる疑問や, 日頃気になっているアレコレについて, 研修医目線でやさしく噛み砕いて教えます！

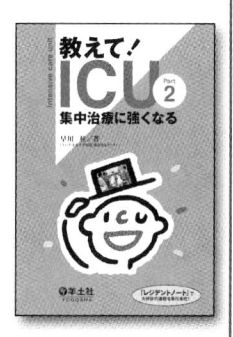

- 定価（本体3,800円＋税）　■ A5判
- 230頁　■ ISBN 978-4-7581-1763-0

自信がもてる！せん妄診療はじめの一歩
誰も教えてくれなかった対応と処方のコツ

小川朝生／著

悩める病棟医は必携！せん妄かどうかをしっかり見極め、正しい対処法の基本を丁寧に解説した入門書．
患者に応じた抗精神病薬の使い方、ケーススタディも多数掲載！

- 定価（本体3,300円＋税）　■ A5判
- 191頁　■ ISBN 978-4-7581-1758-6

先生、誤嚥性肺炎かもしれません
嚥下障害、診られますか？
診断から治療まで、栄養療法や服薬指導を含め全部やさしく教えます

谷口 洋／編

誤嚥性肺炎の患者さんを「とりあえず絶食」にしていませんか？その前にできることが, 実はたくさんあります！検査・治療の基本はもちろん, チーム医療に役立つ栄養・リハビリ・服薬の知識と的確な指示のコツも解説！

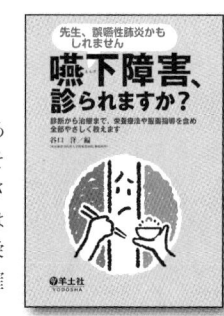

- 定価（本体3,400円＋税）　■ A5判
- 231頁　■ ISBN 978-4-7581-1776-0

発行　羊土社 YODOSHA
〒101-0052　東京都千代田区神田小川町2-5-1　TEL 03(5282)1211　FAX 03(5282)1212
E-mail：eigyo@yodosha.co.jp
URL：http://www.yodosha.co.jp/

ご注文は最寄りの書店、または小社営業部まで

Surviving ICU シリーズ

外傷の術後管理のスタンダードはこれだ！
損傷別管理の申し送りからICU退室まで

清水敬樹／編　□定価(本体4,900円+税)　□B5判　□269頁　□ISBN 978-4-7581-1206-2

ICUから始める早期リハビリテーション
病態にあわせて安全に進めるための考え方と現場のコツ

中村俊介／編　□定価(本体4,600円+税)　□B5判　□255頁　□ISBN 978-4-7581-1205-5

ICU合併症の予防策と発症時の戦い方
真剣に向き合う！現場の知恵とエビデンス

萩原祥弘, 清水敬樹／編　□定価(本体4,800円+税)　□B5判　□309頁　□ISBN 978-4-7581-1204-8

重症患者の痛み・不穏・せん妄 実際どうする？
使えるエビデンスと現場からのアドバイス

布宮 伸／編　□定価(本体4,600円+税)　□B5判　□190頁　□ISBN 978-4-7581-1203-1

重症患者の治療の本質は栄養管理にあった！
きちんと学びたいエビデンスと実践法

真弓俊彦／編　□定価(本体4,600円+税)　□B5判　□294頁　□ISBN 978-4-7581-1202-4

敗血症治療
一刻を争う現場での疑問に答える

真弓俊彦／編　□定価(本体4,600円+税)　□B5判　□246頁　□ISBN 978-4-7581-1201-7

ARDSの治療戦略
「知りたい」に答える、現場の知恵とエビデンス

志馬伸朗／編　□定価(本体4,600円+税)　□B5判　□238頁　□ISBN 978-4-7581-1200-0

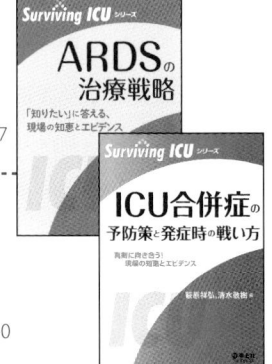

発行　羊土社 YODOSHA　〒101-0052　東京都千代田区神田小川町2-5-1　TEL 03(5282)1211　FAX 03(5282)1212
E-mail: eigyo@yodosha.co.jp
URL: http://www.yodosha.co.jp/

ご注文は最寄りの書店、または小社営業部まで